经方祖药通释与应用丛书

经方用药附余19味治验录

吕志杰　主编

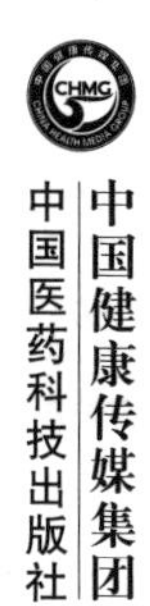

中国健康传媒集团
中国医药科技出版社

内 容 提 要

本书所述 19 味药，都是目前临床上常用的中药品种，却也是经方未用之药。其中 8 味首载于《本经》、1 味首载于《名医别录》、10 味首载于汉代之后的诸家本草著作。本册广收博采古今有关文献，去粗取精，精心编撰，合理编辑，切合实用，这是各医家以 19 味之单味药治病，或以某味药为主的小方治疗各科疾病的宝贵经验，学以致用，必能提高临床水平。本书适合从事《中药学》之教与学的人员参考，特别适合中医临床工作者学习。

图书在版编目（CIP）数据

经方用药附余 19 味治验录 / 吕志杰主编 .— 北京：中国医药科技出版社，2023.7
（经方祖药通释与应用丛书）
ISBN 978-7-5214-3870-3
Ⅰ.①经… Ⅱ.①吕… Ⅲ.①中医临床—用药法 Ⅳ.①R28

中国国家版本馆 CIP 数据核字（2023）第 073226 号

美术编辑 陈君杞
版式设计 也 在

出版 **中国健康传媒集团** | 中国医药科技出版社
地址 北京市海淀区文慧园北路甲 22 号
邮编 100082
电话 发行：010-62227427 邮购：010-62236938
网址 www.cmstp.com
规格 $710 \times 1000\text{mm}\ ^{1}/_{16}$
印张 $11\ ^{1}/_{2}$
字数 225 千字
版次 2023 年 7 月第 1 版
印次 2023 年 7 月第 1 次印刷
印刷 三河市万龙印装有限公司
经销 全国各地新华书店
书号 ISBN 978-7-5214-3870-3
定价 39.00 元

吕志杰教授简介

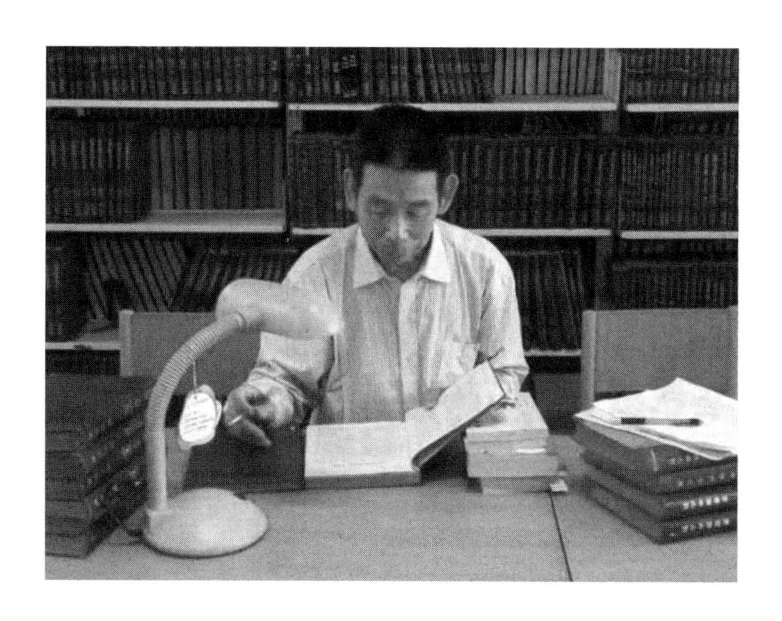

吕志杰，1952 年生，河北省廊坊市文安县人。河北中医药大学教授、主任医师、硕士研究生导师、第六批与第七批全国老中医药专家学术经验继承工作指导老师、国家级中医优秀临床人才指导老师、河北省名中医。1977~1988 年在河北省中医院内科从事临床工作；1988~2012 年在河北中医学院（现河北中医药大学）从事《金匮要略》教学并坚持临床；退休后 2012~2021 年为海南省中医院特聘专家（在此期间每年利用几个月时间回到河北中医学院做学术讲座、为本科生开设选修课、在国医堂专家门诊出诊）；2022 年起担任河北中医学院（现河北中医药大学）国医堂特聘专家。

吕志杰教授近半个世纪以来，热心临床、精心教学、潜心著述，专注于仲景医学的研究。临床擅长以经方、经方与时方合用治疗热性病、内科病、妇科病等。注重教书育人、为人师表，参编全国高等中医药院校教材 5 种。荣获省厅级科技成果奖 4 项。发表专业论文上百篇，编著、主编专著 20 余部，如《仲景方药古今应用》《伤寒杂病论研究大成》《中医经典名医心悟选粹》等。

吕志杰教授于“不惑”之年出版了第一部专著《金匮杂病论治全书》，如今主编本套丛书已年逾“古稀”，心心念念的还是中医事业。为了弘扬中医事业，老骥伏枥，壮心不已，著述不休，临证不止，授徒施教，服务民众，鞠躬尽瘁。

编委会

主　编　吕志杰

副主编　李际强　范秉均

编　委　（以姓氏笔画为序）

王珺潇　吕铭新　朱小静　苏小饼

李　军　李本强　张伟伟　张健毓

陈小蕾　武健琦　林佳虹　罗　莉

周　帆　葛美娜　谢晋红

经方祖药通释与应用丛书

路志正题

序

中医界同道在反复研究了中医临床大家的成才之路后，一致认为“读经典，勤临证，拜明师，有悟性”是中医临床家成才的基本条件。中医经典是中医理论和实践的源泉，学中医不学经典，就等于无本之木，无源之水。“纸上得来终觉浅，绝知此事要躬行”（陆游语），经典中的知识，如果不用于临床，躬行于实践，无异于坐而论道，纸上谈兵。但中医经典文辞古奥，义理幽深，怎样才能读懂，又如何用于临床？如果单纯自学，往往困难重重，步履维艰。如有明师指点，常会使人有醍醐灌顶、豁然开朗之感，进而就可能达到登堂入室、事半功倍的效果。至于“悟性”，我的理解应当指的是一个人的思考能力和思辨能力，经典上讲一，你能举一反三，闻一知十；老师讲此，你能由此及彼，触类旁通。

医家之有仲景，犹儒家之有孔孟；医学之有《伤寒》《金匮》，犹儒学之有四书、五经。不读孔孟著作，你肯定成不了国学大师；不读仲景之书，你绝对成不了国医圣手。学习张仲景的《伤寒论》和《金匮要略》，运用书中的辨证思路和经方祖药（指《神农本草经》所载之药），对于中医临床家的成才尤为重要。

半个多世纪以来，吕志杰教授潜心于读书、临证、讲学、笔耕，他酷爱经典，善用经方，学验俱丰，名闻遐迩。他主编的《经方祖药通释与应用丛书》分为五册：第1册是《经方祖药通释》，第2册是《经方类解与医案心悟》，第3

册是《祖药良方治验录》，第 4 册是《经方用药附余 19 味治验录》，第 5 册是《仲景方药临证思辨录》。第 1 册着重求索《神农本草经》原旨，研究经方用药的本源，并探索 252 首经方运用 164 味中药的方法与规律。第 2、3、4 册汇集古今医家及本书编著者对经方祖药的临证应用经验和感悟。第 5 册是本丛书参编者，上至国医大师、名家教授，下及乡村医师、青年才俊之运用经方祖药的论文。

总之，本套丛书是古今名家良师研读《伤寒》《金匮》的心得和运用经方祖药经验之集成，是临证如何思考、思辨的举例示范，更是当代老、中、青临床学者共同耕耘的成果与结晶。

凡欲学好中医者，都须学经典以夯基，拜良师以解惑。“然师岂易得？书即师也”（张之洞语），一本好书就是一名良师。本丛书可谓一套好书。在此书即将付印之际，欣然为之序。

郝万山

辛丑冬月　北京

前　言

张仲景撰集的《伤寒杂病论》(后世分为《伤寒论》《金匮要略方论》两书)之方，我们称为“经方”；经方所用的大多数药物源自《神农本草经》(以下简称《本经》),《本经》是中药学的本源，故我们将《本经》之药，称为“祖药”。本套《经方祖药通释与应用丛书》着重从经方与其用药两大方面进行理论和临床研究，根据侧重点的不同，分为5册，5个分册之名称与内容简介如下

《经方祖药通释》(第1册)　本册分概论、分论及附录。概论对《本经》、经方之由来与发展，以及二者的关系深入探索。分论旨在从三个方面进行深入研究：一是对文字古奥的《本经》原文探微索隐(先是转录名家注释，后为编者之编者按)；二是探索仲景书之252首经方运用164味中药的规律；三是对经方与祖药的“血缘关系”进行系统研究。这些研究成果，是编者几十年潜心经典，勤于临证，学用结合，深思领悟，缜密构思，精心通释之结晶。其成文，再由弟子们认真校阅后提出修改建议，并征求同道的意见，集思广益，数易其稿，精益求精，终成本集。附录为“论用好经方的十九大关系及案例”。

《经方类解与医案心悟》(第2册)　国学大师章太炎评价说：“中医之成就，医案最著。”学经方，读医案，此乃成

为良医的捷径之一。本册分概论、分论及附录。第一章概论对经方与医案之相关要点进行了系统讨论。第二章至第二十七章，即分证部分以经方为纲，每首经方一般有5项内容：原文温习、经方歌诀、医案精选、临证指要、实验研究。“原文温习”：每首经方在仲景书中涉及的原文多少不一，多者几十条，少者一二条，对原文多者只选录主要的若干条，其余的以“编者按”综述研究。“经方歌诀”：将重点的经方以切合仲景书本义为原则，以学以致用为旨归，独立思考而编成。“医案精选”：是从古今名医及本套丛书编著者的医案中优中选优而来。每首经方选录的古今医案少者几则，多者十几则、几十则，每则“经方医案”之原作者的“按语”称为“原按”，本丛书编著者加上的称为“编者按”，以利读者提高读案效果。“临证指要”：此乃于许多经方医案之个案中求索共性，寻找规律，概括总结出古今医家运用经方之要点，以为读者临证之指要。“实验研究”：是半个世纪以来，专家、学者们借助现代化的研究方法，从探索单味中药的研究，到逐步重视对经方复方之研究，取得的累累硕果。本册该项内容参考了经方实验相关研究文献，尤其是近三年的研究进展，归纳总结后摘其要点，以展示经方祖药治病的科学内涵和无穷魅力。最后附录“经方度量衡现代应用考究”。

《祖药良方治验录》（第3册） 本册分概论、分论。概论对祖药良方的定义、起源、治病要义等做了简要论述。祖药之义如前述，而本册“良方”之义有三：一是指单方，即一味药（单行）或两味药之方。二是指小方，《素问·至真要大论》曰：“君一臣二，制之小也……”由此界定，三味之方为小方，而四五味之方也可归于小方范畴。三是专药之方，如此治验之方由较多药味组成，但必是祖药之某一味药为君，而这味药在方中起到了关键、主导作用。上述“良方”三义之核心要义，即都必须是祖药之方，或祖药为主之方，但又不是“经方”，以此与第2册的“经方医案”做区分。分论是将仲景全书之经方所用药物164味，按照功效分为16类，即16章。每章对每味药的功效与主治都是先列内容提要，此乃参阅诸家本草，含英咀华，述其专长。而本册重点内容是博采古今文献中名家及现代医者以祖药良方治病的独到经验，摘录下来，精心编辑，对内容多者，分科按病症归类，以便于学习。对选录的内容加了“编者按”，以此与读者心心相通，提高学习效果。学习本册内容，利于掌握古今名家、医者运用祖药良方的宝贵经验。

《经方用药附余19味治验录》（第4册） 本册对19味之每味药都有概述、临床验方、临床应用及结语四项。本册所述19味药，是目前临床上常用的中药品种，却都是经方未用之药。其中 8 味首载于《本经》、1 味首载于《名医别录》(简称《别录》)、10 味首载于汉代之后的诸家本草著作。本册的编写，广收博采古今中医药文献，查阅《中医杂志》“专题笔谈”专栏内容，将这 19 味药的相关文献，力图去粗取精，精心编撰，合理编辑，切合实用。这是名家、医者以 19 味之单味药治病，或以其某味药为主药治疗各科疾病的宝贵经验，读者学以致用，必能提高临床水平。

《仲景方药临证思辨录》(第 5 册) 本册旨在请参编本书之每个分册的主编、副主编、编委以及多年来与编者交往密切的专家教授，将自己多年来研究仲景书之方药为主的理论心得、临床经验、运用经方的验案(加按语)，撰写成专题论文，编入本册。编者主编的这套丛书，虽然以通释仲景方药与其应用为主，但论方药离不开理法，离不开审病辨证。因此，这一册分为四章。第一章为“方药基础思辨录”。处方用药的基础涉及方方面面，首先是为医之道思辨，随后为传承典籍、审病辨证、平脉辨舌、治病法则等思辨，以上分为五节，每节选录论文若干篇。第二章为“经方运用思辨录”。该章内容为运用经方的理论心得与临床经验，分为七节，第一节为经方理论研究，随后六节为热病、危急重症与奇症、癌症、内科病、妇科病、儿科病等多种病症的临床经验。第三章为“祖药运用思辨录”。该章内容是对经方所用之药(祖药)的药论与临床经验。第四章为“针药并用思辨录”。该章求索仲景书针药并用内容，并选录数家名医教授的临床经验。

总之，编者主编的这套丛书，是多年来在研究中医药学之经典理论的基础上，着重研究经方与祖药的成果。这些成果是与医界同仁老、中、青三代同心协力，各尽所能，精诚合作的结果。古圣先贤发明了经方祖药，这些发明奠定了中华民族取乎自然的独特疗法，这些无与伦比的济世疗法，将在本套丛书中得到展现，以利于更好地传承和弘扬。特别说明的是，为保留医案原貌，对旧单位、旧名称以及现已禁用的药品，如虎骨等未予删改，读者在临证时注意换算并使用代用品。

本套丛书的主编单位是：我工作几十年的河北中医药大学与退休后特聘我工作 10 年的海南省中医院。参编者除来自河北、海南之外，还分别来自：北京、天津、山东、广东、内蒙古、湖南、湖北、江苏、浙江、陕西、新疆等地。人员构成：上至国医大师、名医教授，下至县、乡同仁，共同完成本套丛书的编著。

坦露点心境：我自青少年、中年到步入老年，一向身体很好，没有不良嗜好与习惯，唯酷爱读书，追求编著佳作。数十年的青灯黄卷，笔耕不辍，致使我的身体严重透支。在这套丛书的编著过程中，曾因劳累过度，不得不中断写作，休息数日后又振作精神继续工作。之所以如此，缘于我已将自己的生命与心爱的中医事业联系在一起。我曾赋《甲午抒怀》一首，尾联是“自许百年扬国粹，相携同道力同任”。愿同道们为了中医事业的传承与弘扬而共勉！

最后特别说明，本丛书呈请路志正国医大师题写书名、郝万山教授作序，谨此致以衷心的感谢！并向本丛书引录的文献所涉及之古今良医与诸位原作者致敬！

吕志杰

2023年春

编写说明

宋刻《伤寒论·序》引录“晋皇甫谧序《针灸甲乙经》云：‘伊尹以元圣之才，撰用《本经》以为《汤液》。汉张仲景论广《汤液》，为十数卷，用之多验。’是仲景本伊尹之法，伊尹本神农之经，得不谓祖述大圣人之意乎”？上述史料为证，仲景书经方用药之本源是《本经》。编者统计结果如下。仲景书经方252首用药共164味，其大多数（135味）首载于《本经》。《本经》收录药物365种（味），仲景书经方用之者不足三分之一。由此可知，《本经》中的大部分药物经方尚未用之，但其部分药物在后世广泛应用。再者，中药于汉代之后日益增多，到了明代，李时珍撰集的《本草纲目》中收载的药物为1892种，是《本经》的5倍多。而明代前后诸家本草所记载并应用的新中药品种数目就更多了！

《经方用药附余19味治验录》所述19种药物，是目前临床上常用的中药品种，却都是经方未用之药。其中8味首载于《本经》、1味首载于《别录》、10味首载于汉代之后的诸家本草著作。

编者几十年来潜心研究经典，博采古今本草学著述，以丰富自己，提高临床技能。在《中医杂志》“专题笔谈”专栏，连载了当代诸多医者常用几十种中药的临床经验，很切合实际，故收集起来，其中多数选录于本丛书第3册，19味选录于本册。本册不仅选录了《中医杂志》中“专题笔谈”专栏的内容，还广收博采古今相关文献，撷英拾萃，精心编撰，合理编辑，以便于学习。

19味药中，每味药都有概述、临床验方、临床应用及结语四项内容。“概述”论述了每味药之基原、药材特点、性味、归经、功能、经文引录、名家药论精选等。“临床验方”是以古代经验方为选录重点。“临床应用”为本册的主要内容，是精心选录现代名家与临床工作者们运用每味药之宝贵的临床经验，多数有验案佐证，但为了精减本册篇幅，只选录了部分验案。每味药之治病经验，有的是单味应用，这回归了《本经》时代之境界，体现了单味药治病之魅力，而多数是复方治病经验，但该方起主要作用的是某味专药，可以使读者获得专药治专病的独到经验。“结语”乃是对每味药的临床功用，精心归纳，提炼要点。

本册的撰辑，编者的弟子等其他人员做了辅助工作，提出了有益的修改意见，为集体智慧的结晶与成果。

吕志杰

2023 年 3 月

目录

玄　参 …… 1
菟丝子 …… 11
淫羊藿 …… 20
牛　膝 …… 26
桑寄生 …… 34
僵　蚕 …… 38
蔓荆子 …… 48
白　芷 …… 51
黄　精 …… 57
骨碎补 …… 65
补骨脂 …… 70
鸡血藤 …… 79
威灵仙 …… 86
仙鹤草 …… 97
红　藤 …… 104
马齿苋 …… 111
豨莶草 …… 128
郁　金 …… 135
白花蛇舌草 …… 142

附录

中医病症索引 …… 161
西医病症索引 …… 165

玄　参

玄参，又名元参、黑参等，为植物的根，立冬前后采挖。全国南方、北方多地均产，以浙江产量大、质量好。其药材质坚实，不易折断。断面呈乌黑色，微有光泽，无裂隙。无臭或微有焦煳气，味甘，微苦咸，嚼之柔润。玄参苦咸而凉，主入肾经，并入心、肺、脾、胃。功能滋阴，降火，除烦，解毒。善于“消咽喉之肿，泻无根之火”（《品汇指要》），润便秘之结。

玄参首载于《本经》，书中曰：“味苦微寒，主腹中寒热积聚，女子产乳余疾，补肾气，令人目明。”《别录》中说：“味咸，无毒。主暴中风，伤寒身热，支满，狂邪，忽忽不知人，温疟洒洒，血瘕，下寒血，除胸中气，下水，止烦渴，散颈下核，痈肿，心腹痛，坚癥，定五脏，补虚明目，强阴益精。”

《本草正义》（以下简称《正义》）对《本经》《别录》详加辨论说：“玄参禀寒水性质，所主皆邪热之病。《本经》主腹中寒热积聚，盖言其寒热不和，因而气血积聚，然终以治热病为是，非能治寒也。主产乳余疾者，则新产血耗，虚阳易炽，玄参清热凉润，是其所宜。观于此可知产后用温药，非古人正旨。补肾气，能令目明，则色黑入肾之效也。《别录》主暴中风伤寒身热，狂不知人，温疟烦渴，皆邪热为患也。主支满，除胸中气，亦气升火升之证也。血瘕坚癥，则血热瘀结之病，气寒清热，色黑入血，而味苦又能泄降，故可治癥瘕而除心腹痛。若虚寒凝滞之癥瘕腹痛，则非其治。下水者，亦清热泄降之效也。颈下结核，皆肝胆之火，灼痰凝络，玄参能清木火之郁，故为治瘰疬结核之主药。痈肿者，皆热邪之壅于肌肉也。定五脏而补虚明目，强阴益精，则极言其祛除邪热，奠定真阴之功效耳。《别录》本有‘下寒血’三字，则义不可通，必有讹误，删之。”《正义·发明》中进一步说：“玄参禀至阴之性，专主热病。味苦则泄降下行，故能治脏腑热结等证。色黑入血，味又腥而微咸，故直走血分而通血瘀。亦能外行于经隧，而消散热结之痈肿。又色黑入肾，味苦归心，故上之则疗胸膈心肺之热邪，下之则清膀胱肝肾之热结。能制君相浮溢之火，疗风热之咽痛，泄肝阳之目赤，止自汗，盗汗，治吐血衄血。寒而不峻，润而不腻，性情与知母、黄柏、生地黄近似，而较为和缓，流弊差轻。”《正义》之正讹说：“玄参禀赋阴寒，能退邪热，而究非滋养之品。《别录》所称补虚益精等，已觉言之过甚。乃《日华子诸家本草》（以下简称《日华》）竟称为补劳损，而景岳直谓其甘能滋阴，濒湖且谓与地黄同功，俗医遂用之于阴虚劳怯，则无根之火，岂宜迎头直折，速其熄灭？且当时并不显见其害，甚至浮游之火，受其遏抑，而咳呛等证，亦或少少见瘥。味者方且归功于滋阴降火，百不知一线生阳，已渐消灭，从此不可救药矣。此阴柔之害，杀人于无形之中，其罪亦与肆用知、柏者相等，则‘滋阴’二字误之也。仲淳、石顽仅禁用之于脾虚泄泻，尤其显而易见，抑亦未矣。”

在历代各家之中，最善于用玄参者，首推近代临床大家张锡纯，他在《医学衷中参西录》中说：“玄参色黑，味甘微苦，性凉多液，原为清补肾经之药……又能入肺以清肺家燥热，解毒清火，最宜于肺病结核，肺热咳嗽。《本经》谓其治产乳余疾，因其性凉而不寒，又善滋阴，且兼有补性，故产后血虚生热及产后寒温诸证，热入阳明者，用之最宜。愚生平治产后外感实热，其重者用白虎加人参汤，以玄参代方中知母，其轻者用拙拟滋阴清胃汤（玄参两半，当归三钱，生杭芍四钱，茅根二钱，甘草钱半）亦可治愈。诚以产后忌用凉药，而既有外感实热，又不得不以凉药清之，惟石膏与玄参，《本经》皆明载治产乳，故敢放胆用之。”

现代药理研究，玄参有镇静、降压、强心、扩张血管、降糖、解热、抗真菌及溶血等作用。古今医家运用玄参的经验摘录如下。

一、临床验方

1. 伤寒发汗吐下后，毒气不散，表虚里实，热发于外，故身斑如锦文，甚则烦躁谵语，兼治喉闭肿痛 玄参、升麻、甘草（炙）各半两，上锉如麻豆大，每服抄五钱匕，以水一盏半，煎至七分，去滓服。（《类证活人书》玄参升麻汤）

2. 三焦积热 玄参、黄连、大黄各一两。为末，炼蜜丸梧子大。每服三四十丸，白汤下。小儿丸粟米大。（《丹溪心法》）

3. 阳明温病，无上焦证，数日不大便，当下之，苦其人阴素虚，不可行承气者 玄参一两，麦冬（连心）八钱。水八杯，煮取三杯，口干则与饮令尽。不便，再作服。（《温病条辨》增液汤）

4. 急喉痹风，不拘大人小儿 玄参、鼠黏子（半生半炒）各一两。为末，新汲水服一盏。（《太平圣惠方》）

编者按：鼠黏子，即牛蒡子。

5. 瘰疬初起 元参（蒸）、牡蛎（醋煅，研）、贝母（去心，蒸）各四两。共为末，炼蜜为丸。每服三钱，开水下，日二服。（《医学心悟》消瘰丸）

6. 解诸热，消疮毒 玄参、生地黄各一两，大黄五钱（煨）。上为末，炼蜜丸，灯心草、淡竹叶汤下，或入少许砂糖亦可。（《补要袖珍小儿方论》）

二、临床应用

（一）内科病

1. 真性红细胞增多症 真性红细胞增多症是一种慢性、进行性骨髓活动普遍亢进的血液病，发病原因目前尚未明确。其临床特征为红细胞增多、中性粒细胞增多、血小板增多和脾肿大等。多发于中老年人。其常见的主要危害为容易导致心、脑血管的血栓及梗死。西医采用白消安、环磷酰胺、羟基脲及静脉放血等方法治疗，虽然可以缓解病情，但药物的毒副作用及反复大量放血治疗，使患者有所顾虑。重用玄参治疗该病可以取得满意疗效，如治李某，男，64岁。因鼻衄不止，头痛头晕，某医院诊为“真性红细胞增多症”，给予羟基脲及静脉放血治疗。因患者顾虑有副作用要求服中药。患者述头昏头痛，指趾麻木，四肢肌肉酸痛，倦怠乏力，经常鼻衄、齿衄。诊见面色紫红，双目及颈胸部皮肤红丝赤缕，手掌红而灼热瘙痒，胸闷便结，口干不欲饮，舌质红绛、苔黄起刺，脉洪数。血压140/108mmHg，红细胞 6.1×10^{12}/L，白细胞 23.0×10^{9}/L，血小板 430×10^{9}/L，血红蛋白180g/L。中医辨证属热毒血瘀，拟清营凉血、解毒祛瘀为治疗方法。方用玄参60g，生地黄15g，连翘15g，牡丹皮10g，赤芍30g，黄连10g，大黄10g，水煎服，每日1剂。服药2周后出血已止，头痛头晕明显减轻。4周后复查血压130/90mmHg，白细胞 17.3×10^{9}/L，红细胞 4.7×10^{12}/L，血红蛋白160g/L，血小板 320×10^{9}/L。3个月后诸症消失。半年后，血常规实验室检查正常。继以玄参30g、生地黄15g代茶饮，长期服用，随访2年余未复发。（张子臻，李刚.《中医杂志》2009；6：534）

原按：真性红细胞增多症属中医“蓄血”“瘀证”的范畴，病性为本虚标实。年老体衰，“阴气自半”，为病之本，忧思恼怒，情志不遂，郁而化火酿毒，或外感温热邪毒为病之标。热毒火邪，蕴伏营血，阳明热盛，弥漫三焦，“邪热久羁，无由以泄，血为热搏，留于经络，败为紫血”。玄参功善清热解毒、滋阴降火，散结消痈。验之临床，大剂量应用本药将病情控制后，缓解期坚持服用2年余，诸症悉除，未见滋腻碍胃，苦寒伤中之虞。

编者按：重用玄参对“真性红细胞增多症”这种疑难杂症有如此之特效，这体现了专药治病，应重视并加以研究。

2. 老年性便秘　玄参乃滋阴降火、解毒散结之佳品，对温病热入营分、咽喉肿痛、痈肿疮毒、瘰疬痰核颇有功效。根据多年的临床经验，常以玄参为主药，自拟玄参莱枳汤（玄参50g，炒莱菔子50g，枳实15g，水煎，分两次温服，每日1剂）治疗老年性便秘疗效较佳，现举例介绍如下。王某某，男，67岁，2002年10月5日初诊。患者大便干结1年，近半年来加重，伴头晕目眩，面色无华，无力排便，便后乏力，腹部胀满，大便三五日一行，且每次排便费时约1个小时。曾用酚酞片、麻仁滋脾丸、开塞露等治疗，但疗效不佳，服用玄参莱枳汤半个月后，便秘已除，大便每日一次，续服10剂，病情稳定而停药，随访半年，未再复发。（司占海.《中医杂志》2010；5：440）

原按：老年性便秘乃肾水不足，津液亏损，肠燥失润，气机郁滞，通降失司而致。玄参、（炒）莱菔子、枳实相伍，相辅相成，共奏滋阴润燥，润肠通便，行气导滞之功。故治疗老年性便秘效佳。

编者按：玄参滋水行舟治阴虚性便秘的可靠疗效，编者临床也深有体会。

3. **男性乳腺增生** 玄参，味甘、咸，性寒，入肺、胃、肾经。为清凉滋润解散之品。近年来重用本品治疗多例男性乳腺增生患者，屡获良效，现举例介绍如下。唐某，男，50岁。患者平素家庭不睦，近又遇烦心之事，自觉胸闷憋气，乳房胀痛。查双乳肿胀硬痛，乳核大如鸽卵，口干心烦，急躁易怒，舌红苔黄，脉弦数。证属肝气不舒，因气郁化火，津凝为痰，结为肿块。治宜清肝调气，化痰散结止痛。取丹栀逍遥散化裁。方为玄参120g，牡丹皮10g，栀子10g，当归10g，白芍15g，瓜蒌30g，柴胡10g，薄荷10g，延胡索10g，生甘草6g，3剂。每日1剂，水煎服。服上方3剂，胸闷乳痛消失，诸症均减，遂停药，又过20余日，乳房肿块消失，随访20余年未复发。（宋如琢.《中医杂志》2010；1：61）

原按：玄参的软坚散结之功许多本草著作皆有记载，如《本经》中谓："主腹中寒热积聚。"《别录》中说："止烦渴，散颈下核痈肿坚癥，定五脏。"《药性论》中说："散瘤瘿瘰疬。"《日华》中说："止健忘，消肿毒。"临床使用体会到本品用于治疗男性乳腺增生非重用不能建奇功，所治病例服药3剂，胀痛等症状首先改善，而乳房肿块却在服药后15~20天消失。但玄参终属寒凉之品，临证之时应掌握主证为阴虚内热，或肝经郁火患者，若属体质虚寒或痰浊中阻者当审慎用之。

编者按：上述案例引经据典，辨证重用玄参120g为主药治疗"男性乳腺增生"取得良效，经验诚可贵！在临床上，乳腺增生，男性少见，而女性多见。上述经验提示，若女性乳腺增生或结节等乳腺肿物，可以适当重用玄参治之。

4. **咳嗽变异性哮喘** 咳嗽变异性哮喘临床症状主要表现为干咳、无痰或少痰、咽痒，甚者可见胸闷、气喘等症，并具有病情迁延难愈、反复发作等特点。以大剂量玄参治疗多例患者均取得了较好疗效，举例如下。王某，女，52岁。2002年12月13日初诊。自述近2个月来一直咳嗽，以阵发性干咳、呛咳为主，无痰或少量白黏痰。曾使用抗生素及止咳药未见显效。刻下患者仍频繁干咳无痰，常在夜半睡眠或晨起时因咽痒即发，呈阵发性剧烈咳嗽，持续约半个小时，咳甚时自觉胸闷气紧，鼻燥咽干，不欲饮，舌边尖红、苔薄黄、少津，脉细数。胸部X线片及血常规检查均未见异常，支气管激发试验（+）。此前曾有4次类似咳嗽发作史。诊为咳嗽变异性哮喘，证属燥伤肺津、肺气失宣，方以桑杏汤加减。方为桑叶、杏仁、连翘、黄芩、僵蚕各12g，沙参、天花粉、麦冬各25g，川贝母（冲服）、甘草各6g，水煎温服。服上方3剂后，未见明显效果，咳嗽仍时轻时重。思虑良久，抓住患者咽痒即剧咳这一特点。遂以沙参麦冬汤加玄参50g，咳嗽顿止，又服3剂以资

巩固，随访年余未复发。（彭暾，刘向明，邓开智.《中医杂志》2010；3：248）

原按：我们抓住本病咽痒、干咳之临床特点，重用利咽要药玄参50~60g，大多患者在服大剂量玄参后咽痒好转，咳嗽停止。玄参性凉、味苦咸，具有滋阴降火之功，善治阴虚肺火咽痛之症。《医学衷中参西录》中谓："玄参，清肺家烁热，解毒消火，最宜于肺病结核，肺热咳嗽。"虽《本草经疏》中有"血虚腹痛，脾虚泄泻，并不宜服"之说，但临床应用大剂量玄参除个别患者偶有胃肠不适或轻微腹泻外，并无其他明显副作用。

编者按：玄参性凉、味苦咸，对阴虚内热咽痒即咳为主症者，诚为良药。但"脾虚泄泻"及阳气虚证候者不宜服之。

5. **消渴　咽干**　玄参功能清热解毒、养阴。常用于治疗温热病邪入营，咽喉肿痛、疮毒。以本药100g为主治疗消渴病（糖尿病）之阴虚夹痰瘀、200g为主治疗咽喉干燥之命火亢进（慢性咽喉炎）皆取得佳效（验案略）。（刘宇富.《中医杂志》2010；4：344）

编者按：上述经验提示，对阴虚燥热证候，重用玄参100~200g。编者认为，玄参用量多少之"火候"，应以大便日一两次为准，三次以上则适当减量。

（二）外科病

1. **药物过敏性皮炎**　玄参于《本草纲目》中有"滋阴降火，解斑毒，利咽喉，通小便血滞"之记载。多年来重用玄参40g为主治疗药物过敏性皮炎，效果显著。（倪俊.《中医杂志》2011；1：61）

2. **跌打扭伤肿痛**　干品玄参具有滋阴凉血、清热解毒功效，常用于治疗热病伤阴、舌绛烦渴、湿毒发斑、津伤便秘、骨蒸劳热、目赤咽痛等病证。鲜品玄参治疗外伤肿痛确有独特的止痛消肿作用。具体方法为取新鲜玄参块根适量，捣烂如泥，外敷于伤肿之处，顿感清凉，10分钟左右即可以止痛，12小时左右消肿。适用于跌打损伤、各种扭伤未出血之肿痛。使用时也可以加仙人掌（去刺）共捣外敷，以增加黏性和效力。新鲜玄参块根肉质多汁，其止痛机制一为清热止血，二为祛瘀。（彭才圣.《中医杂志》2010；3：249）

3. **带状疱疹**　玄参具有滋阴凉血，化瘀解毒功效。现代药理研究证实，其有镇静、抗炎、抗病毒、提高机体免疫力等作用。在临床上用玄参为主药治疗带状疱疹，处方用法为水煎，一煎内服，二煎药液蘸涂患处。内服每日2次，外涂半小时1次。三五剂后可痊愈。（臧海洋.《中医杂志》2010；5：441）

原按：带状疱疹，中医称缠腰火丹，多因湿热毒邪侵犯胁下经络引发。《正义》中记载："玄参，味，辛而微咸，故直走血分而通血瘀。亦能外行于经隧，而消散热结之痈肿……"在临床实践中针对湿热瘀毒之病机，重用玄参以清热解毒通瘀止痛，促使疾病彻底痊愈，且能减少神经痛后遗症的发生。

4. **痤疮** 玄参功在清热养阴，解毒散结。近年来，以玄参为主药，通过适当配伍，自拟祛斑荣颜汤（玄参15~100g，蒲公英30g，鱼腥草、墨旱莲各20g，连翘、黄芩、竹叶各10g，甘草5g）为主方，适当加减，治疗各型痤疮，一般服药30剂，多能取得良效。（朱树宽.《中医杂志》2010；8：721）

原按：痤疮乃临床常见病，目前中西医尚无特效疗法。其所以顽固难愈，一是热毒炽盛，二是毒瘀互结。玄参清热凉血、解毒散结，确是临床治疗痤疮的有效良药。唯在应用时需注意治疗丘疹型痤疮，玄参取小量30g以清热凉血。治疗脓疱性痤疮，玄参需用中等剂量60g以解毒消肿。治疗结节性痤疮，玄参需重用至100g左右，以化瘀消斑，方为妥当。

编者按：临床上辨证论治，对选择的方药预想着应该有疗效，若不理想者，为何？用量不当就是原因之一。上述对痤疮“三型”之小量、中量、大量之经验值得参考。

5. **血栓性外痔** 受到玄参内服解毒散结之功启发，用玄参外洗治疗血栓性外痔，功效颇佳。如治程某，男，26岁，突发肛门剧痛伴肛门异物感2天来诊，诊见截石位3点处肛缘可以见到一暗紫色圆形隆起，触之疼痛碍手，诊为血栓性外痔，遂重用玄参60g，配以红花15g，苍术20g，大黄20g，每日1剂，水煎外洗，共用3剂症状消失。（印德炜.《中医杂志》2010；3：249）

6. **前列腺增生症** 《本经》中载：“玄参，主腹中寒热积聚……”陈修园注释曰：“所以治腹中诸疾者，以其启肾气上交于肺，得水天一气，上下环转之妙用也。”受此启发，在临床中凡有前列腺增生症的患者均在辨证论治的基础上加用玄参30~90g，确可以提高疗效。（皮后炎.《中医杂志》2010；7：630）

（三）儿科病

1. **小儿呼吸系统感染** 小儿呼吸系统感染是高发病。临床在辨证论治基础上加入玄参，治疗小儿急性上呼吸道感染、急性支气管炎、支气管肺炎等，取得良好效果。小儿纯阳之体，热病最多。玄参用于小儿呼吸道感染，既可以清热解毒以治标，又能养阴滋肾以固本，且性情柔润，不腻不峻，甚合小儿脏器娇嫩之特性。用玄参治疗小儿呼吸系统感染，在控制患儿病情、改善症状、提高抵抗力、减少日后发病上，每每取得良好效果。（李金全，梁翠萍.《中医杂志》2009；6：534）

编者按：银翘散乃“辛凉平剂”，是《温病条辨》第一方，为温病初起，邪在上焦，病位在咽者而设。该方加减法之一是“项肿咽痛者，加马勃、玄参”。在上焦篇对银翘散的加减法，有数条对玄参的加减运用。应系统学习，以掌握其应用要点。编者临床上对呼吸道感染、咽炎、咽痒性咳嗽与咽痛者，常以银翘散加玄参、僵蚕、蝉蜕，收效良好。

2. 鹅口疮 玄参有滋阴清热，泻火解毒之功。以玄参为主，取水煎液外涂治疗鹅口疮。治疗方用玄参 10g，金银花 6g，甘草 3g，加水煎煮，滤取水煎液放温后，用消毒棉签蘸药液外涂患处，每日 3 次。病例秦某，男，2 个月。因腹泻、发热 6 天，入住本院，给予退热、补液、抗生素治疗 10 余天，泻止热退，但口腔颊黏膜、舌、齿龈、上腭等处见数十个点状和小片状白色乳凝块样物，不易拭去，会诊后取白膜少许镜检可以见到菌丝和孢子，系白色念珠菌感染所致。用上方水煎液涂患处，每日 3 次，3 日后痊愈。（王振华.《中医杂志》2010；7：631）

原按：鹅口疮多因体质虚弱，热病之后，气阴两虚，外邪乘虚而袭，虚火上炎，火热结聚，熏蒸于口而发。玄参善滋阴降火，适用于上焦浮火之证。据现代药理研究，玄参煎液对多种皮肤真菌有抑制作用，金银花亦有抗真菌的作用，三药配伍用于治疗鹅口疮，效果满意。

（四）头面五官病

1. 眼底出血 在临证中，重用玄参治疗眼底出血取得较好疗效。举例介绍如下。刘某，男，32 岁，2005 年 3 月初诊。左眼视力丧失半年，右眼视力明显下降，感觉眼前有多个小黑点游动，某医院诊断为视网膜静脉周围炎，眼底出血。住院治疗 1 个月，视力有所恢复，后发生眼底第 2 次出血，出血后，双眼视力全部丧失，经过治疗视力又有所好转，能在 1 米左右距离看清人或物的形状、位置。第 3 次出血后，双眼失明，经多方治疗，视力未能恢复。眼前近距离看到人影。查其两眼外观无异常改变，头微痛，别无所苦，舌质红、苔白，脉沉弦。综合脉症，证属肝肾俱虚，络脉瘀滞，伏风于内，治宜培补肝肾，疏散伏风，处方为玄参 60g，独活 15g，骨碎补 10g，服药 3 剂后，视力明显改善，在 1 米距离可以看出物品，守方继服 20 剂之后，视力恢复。（罗新南.《中医杂志》2009；6：535）

编者按：《本经》称玄参为“补肾气，令人目明”；《别录》称玄参为“补虚明目，强阴益精”。上述经验，验证了经典之祖训，但应辨证用之，疗效颇佳。

2. 口咽干燥 在长期临床工作中，诊治口咽干燥患者多例，且多为中老年患者。常以玄参治之，收效较好，介绍如下。处方为玄参 150g，冷水漂洗干净，大火蒸 30 分钟备用。用时取一片含口中，徐徐咽下汁水，并嚼烂食之。分 3~5 日服完。此药入口即生津，咽干之症随之缓解。张元素云：“玄参，乃枢机之剂，管领诸气上下，清而不浊……治空中氤氲之气，泻无根之火，以玄参为圣药。”由此观之，玄参确是治疗口咽干燥之佳品。（张振朋.《中医杂志》2009；6：535）

编者按：上述以玄参治口咽干燥之妙，在于用法之巧。

3. 三叉神经痛 在临床中重用玄参治疗三叉神经痛屡获奇效。三叉神经痛多久病不愈，属本虚标实，肝肾亏虚，虚火上炎，风火痰瘀之邪上阻脉络为病。古人称其“善泻浮游之火，有清上撤下之功”。《辨证录·牙齿痛门》中说：“吾实有统治火之法，方用治牙仙丹，玄参一两，生地黄一两，水煎服。”又说：“不知火之有余，无非水之不足也，滋其阴，其阴阳之火无不相戢矣，况玄参尤能泻浮游之火，生地黄亦能止无根之焰，二味又泻中有补，故虚实咸宜，实治法之巧，而得其要者也。”《药品化义》中说：“如纵欲耗精，真阴亏损，致虚炎上炎，以玄参滋阴抑火。凡头痛，热毒，耳鸣，咽痛，喉风，瘿瘤，伤寒阳毒，心下懊侬，皆无根浮游之火为患，此有清上澈下之功。”从两家名言体悟凡属阴虚火旺上扰之患，如三叉神经痛，虚火牙痛，牙周炎，顽固性口腔溃疡等，均重用玄参配以生地黄治之，常获良效。本方配黄连以增清火解毒之功；取升麻升阳散火解毒，宣散郁火于上；配当归、白芍养血活血，护肝体以抑火；取川芎、延胡索活血化瘀而止痛；配地龙、全蝎祛风通络，解痉止痛。诸药协调，清上澈下，祛风养血，化瘀止痛，疗效颇佳。（张程，张太康.《中医杂志》2010；1：60）

编者按：认真阅读上述治疗“三叉神经痛”之主药的先贤药论，以及对“牙仙丹”之加味，符合中医理法。三叉神经痛为难治之病，却说“屡获奇效……常获良效”，是否言之过实？尚待验证。

4. **头痛** 毛某某，男，30岁，干部。1990年9月就诊。患者于1990年7月因感冒致头痛发热，咳嗽，咽喉肿痛。经对症治疗症状减轻，但1个多月来头痛时作。近期头痛加重，夜晚做噩梦，失眠，口苦口干，并见口腔溃疡，小便黄。舌苔黄，脉细数有力。取玄参60g，煎汁500ml，温饮，2天而愈。（卢长瀏.《新中医》1992；2：150）

5. **慢性鼻窦炎** 玄参为清热类药，临床上主要用于治疗热入营血、热伤津液及喉痹肿痛等症。临床治疗慢性鼻窦炎，辨证以玄参为主药治之，每获良效。本病由于风热火毒之邪上犯鼻窍，鼻窍热毒内盛使然，故以大剂量玄参清热解毒为用。现代药理研究表明，玄参有抑制金黄色葡萄球菌、伤寒沙门菌、皮肤真菌及扩张血管，促进局部血液循环和消除炎症的作用。（易桂生.《中医杂志》2010；1：60）

6. **慢性唇炎** 在临床辨证治疗中，重用玄参治疗慢性唇炎多例，疗效显著。慢性唇炎属中医“唇风”范畴。其主要病机为脾虚血亏，风热传脾，燥热内生所致。治宜补气养血，疏风清热，凉血润燥为主。因其关键在于脾热血燥，故重用玄参来滋阴凉血润燥，清无根之火。佐以疏风清热解毒、凉血化瘀、补气养血之品而收全功。（郎维卓.《中医杂志》2010；1：61）

7. **急性结膜炎** 玄参色黑，味甘、微苦，性凉多液，能入肺以清肺家燥热，解毒降火。在临床上常用玄参配伍他药治疗急性结膜炎，效果良好。急性结膜炎，俗称“火眼”“红眼”，系由细菌或病毒引起的传染性眼病，以结膜充血，多黏液脓性分泌物，灼热、怕光、流泪等为主要表现，发病后 3~14 天即达高潮，1~2 周痊愈。一般不留有后遗症。重症结膜炎，可因继发角膜浸润、溃疡而影响视力。中医根据临床表现将本病分为天行赤眼、暴风客热，并认为是风邪热毒犯肺所致。肺有郁热者易于发病，且本病有传染性。一般初起为风热相搏，治宜疏风泄热。如病毒入里则须加解毒凉血之品。若伴口渴，尿赤，便秘，为里热瘀结，治应泻火通腑。（赵秀君.《中医杂志》2010；2：150）

8. **咽炎** 急、慢性咽炎属中医学喉痹范畴。急性咽炎发病时咽部疼痛较重，伴随声音嘶哑、咳嗽等症状；慢性咽炎咽部疼痛症状较轻，但病情时间较长，而且时常发病影响学习工作和生活。咽部检查可发现局部充血水肿，淋巴滤泡增多，用玄参为主治疗本病常能取得良好疗效。如治李某，男，42 岁，教师。由于工作较忙，咽部常年疼痛不适，近期加重，声音嘶哑，曾服抗生素出现过敏反应，要求服中药治疗。咽部检查呈暗红色，稍有水肿，舌苔微黄，脉缓。处方：玄参 60g，青果 50g，胖大海 50g。每次玄参 6g，青果 2 枚，胖大海 2 枚，开水冲泡后多次饮用。1 周后患者症状消失。太阴肺经、阳明胃经、少阴肾经均经过咽部，玄参归肺、胃、肾经，且玄参解毒养阴凉血，对改善咽炎症状有明显针对性，故能起到很好效果。（朱衡社.《中医杂志》2010；2：151）

9. **牙痛** 崔正旺传授一方，专治风火上攻之牙痛，临床效果满意。方中以玄参清热解毒为主药，伍生地黄育阴潜阳泻相火，佐加细辛、升麻，升阳解毒，川牛膝导热下行，一升一降，引雷龙之火归本源。现举例介绍如下。陈某，男，58 岁。自述牙龈肿痛 1 周余。曾予静脉滴注抗生素（不详）治疗 3 天，疗效甚微，仍疼痛不已，寝食难安。刻诊头面焮痛，牙龈左侧鲜红肿甚，无溃烂，二便尚可，舌红、苔黄，脉洪滑数。证属风火上扰。治以清热凉血，泻火解毒。处方为玄参 30g，生地黄 12g，细辛 3g，升麻 9g，黄连 9g，白芷 12g，川芎 12g，甘草 3g。3 剂，水煎服，每日 1 剂。服 1 剂后肿痛减，3 剂后诸症悉平。（崔应珉.《中医杂志》2010;5:440）

原按：《正义》谓玄参："禀至阴之性，专主热病，味苦则泄降下行，故能治脏腑热结等证。味又辛而微咸，故直走血分而通血瘀。亦能外行于经隧，而消散热结之痈肿。"《辨证录·牙齿痛门》中记载："吾实有统治火之法，方用治牙仙丹，玄参一两，生地黄一两，水煎服。"《本草纲目拾遗》中载细辛："下禀少阴，上交于心，功于疏风散寒，开窍止痛。"《本草衍义》亦有："治头面风痛，不可缺此。"《本草新编》解升麻："入足手足阳明二经，能辟疫气，散肌肤之邪热，止头、齿、咽喉诸痛。"方中汇集治疗风火牙痛要药，故收效佳。

10. **鼻衄** 在临床中以玄参为主配伍其他养阴凉血之麦冬、生地黄，治疗鼻衄，疗效颇佳。如治马某某，男，22 岁。2002 年 5 月 23 日初诊。自述近 2 年来鼻腔反复流血，多在春、夏、秋气候炎热干燥之季发生，轻则自止，重则需经西医止血药及鼻腔堵塞法治疗后方止，亦只能解一时之急，遂求治于中医。诊见鼻腔干燥，口干不欲饮，大便微干结，舌嫩红、苔薄黄，脉细数。诊断为鼻衄，证乃阴虚血热。予以养阴、清热、凉血之法。处方为玄参30g，麦冬30g，生地黄30g。开水浸泡代茶饮，每日1剂，连服10天。随访1年未复发。（马帮义.《中医杂志》2010；5：441）

编者按：上述所用方药，即增液汤三味重用，养阴凉血，通便泻火，则鼻衄自止。

11. 口疮 口疮是最常见的口腔黏膜疾病，临床多数给予消炎止痛类药物局部治疗，甚者配合肾上腺皮质激素及其他免疫抑制剂、免疫增强剂全身治疗。鉴于后者副作用偏大，况且口疮有自限性，故临床较少选用。现有治疗口疮的外用中成药如青黛散、珠黄散等主要是针对胃火上炎、心脾积热等实火证型。对阴虚火旺型口疮，辨证处方，并予玄参颗粒剂，适量外涂含服，每日3~4次，数日后可愈。小儿与成人均有疗效（病例略）。（张风敏.《中医杂志》2010；8：721）

结　语

综上所述可知，玄参用之得当，可治内、外、妇、儿及头面五官多种病证。所以然者，前面概述中《正义》与张锡纯之书阐述得至为切实，无须编者赘述。强调一点，对于玄参治疗头面五官病证疗效之机制，张元素论述得更为透彻，他说："玄参乃枢机之剂，管领诸气上下，清而不浊……治空中氤氲之气，泻无根之火，以玄参为圣药。"由于玄参性凉多液，润肠通便之功甚佳，故诸病阴液亏虚而便秘者，用之切当，而阳虚之体，脾虚便溏者，不可用之。

菟丝子

菟丝子为植物的种子，于7~9月种子成熟时取之。菟丝子有大、小两种，小者产于东北、华北多地，其药材气无，味微苦涩，以颗粒饱满者佳。大者产于云南、贵州、四川、陕西等地。《本草从新》中说："菟丝子入煎剂，微炒研破，若入丸，须另研细末。"菟丝子性味辛甘而平，入肝肾经，并入心、脾。功能补肝肾，益精髓，明目。《本草汇言》中说："菟丝子，补肾养肝，温脾助胃之药也。但补而不峻，温而不燥，故入肾经，虚可以补，实可以利，寒可以温，热可以凉，湿可以燥，燥可以润。非若黄柏、知母，苦寒而不温，有泻肾经之气；非若肉桂、益智子，辛热而不凉，有动肾经之燥；非若肉苁蓉、锁阳，甘咸而滞气，有生肾经之湿者比也。如《本经》中称为续绝伤，益气力，明目精，皆由补肾养肝，温理脾胃之征验也。"

菟丝子首载于《本经》，书中曰："味辛平。主续绝伤，补不足，益气力，肥健。汁去面皯。久服明目轻身，延年。"《别录》中说："甘，无毒，养阴强肌，坚筋骨，主茎中寒，精自出，溺有余沥，口苦燥渴，寒血为积。"

《正义》中说："菟丝蔓生，施于草上，柔细且长，而极坚韧，子又多脂，故为养阴通络上品。其味微辛，则阴中有阳，守而能走，与其他滋阴诸药之偏于腻滞者绝异。缪仲醇谓五味之中，辛通四气，经言辛以润之，菟丝子之属是也。与辛香燥热之辛，迥乎不同，所解极为剀切。《本经》续绝伤，补不足，益气力，肥健，于滋补之中，皆有宣通百脉，温运阳和之意。不仅以物质主治而含有天然之气味性情，此吾国药物之学，不言理化而实得理化学之最上乘者。汁去面皯，亦柔润肌肤之功用。久服则阴液足而目自明，阳气长而身自轻，皆有至理，弗疑为仙佛家欺人之语。《别录》所谓养阴强肌，坚筋骨，亦阴阳两调之义。茎寒精滑，则元阳不运而至阴不摄也。溺有余沥，则肾阳不布而大气不举也。若夫口苦燥渴，明为阴液之枯涸。寒血成积，亦为阳气之不宣。唯此善滋阴液而又敷布阳和，流通百脉，所以治之。以视地黄辈之专于补阴，守而不走者，固有间矣。"

古今医家运用菟丝子的经验摘录如下。

一、临床验方

1. 补肾气，壮阳道，助精神，轻腰脚 菟丝子一斤（淘净，酒煮，捣成饼，焙干），附子（制）四两。共为末，酒糊丸，梧子大。酒下五十丸，日三服。（《扁鹊心书》菟丝子丸）

2. 腰痛 菟丝子（酒浸）、杜仲（去皮，炒断丝）等份。分细末，以山药糊丸

如梧子大。每服五十丸，盐酒或盐汤下。(《是斋百一选方》)

3. **丈夫腰膝积冷痛，或顽麻无力** 菟丝子（洗）一两，牛膝一两。同用酒浸五日，曝干，为末，将原浸酒再入少醇酒作糊，捣和丸，如桐子大。空心酒下二十丸。(《经验后方》)

4. **腰膝风冷，益颜色，明目** 菟丝子一斗。酒浸良久，沥出曝干，又浸，令酒干为度，捣细罗为末。每服二钱，以温酒调下，日三，服后吃三五匙水饭压之，至三七日，更加至三钱服之。(《普济方》)

5. **劳伤肝气，目暗** 菟丝子二两。酒浸三日，曝干，捣烂为末，鸡子白和丸梧子大。每服空心以温酒下三十丸。(《太平圣惠方》)

6. **膏淋** 菟丝子（酒浸，蒸，捣，焙）、桑螵蛸（炙）各半两，泽泻一分。上为细末，炼蜜为丸，如梧桐子大。每服二十丸，空心用清米饮送下。(《奇效良方》菟丝丸)

7. **小便赤浊，心肾不足，精少血燥，口干烦热，头晕怔忡** 菟丝子、麦冬等份。为末，蜜丸梧子大。盐汤每下七十丸。(《本草纲目》)

8. **心气不足，思虑太过，肾经虚损，真阳不固，溺有余沥，小便白浊，梦寐频泄** 菟丝子五两，白茯苓三两，石莲子（去壳）二两。上为细末，酒煮糊为丸，如梧桐子大。每服三十丸，空心盐汤下。常服镇益心神，补虚养血，清小便。(《太平惠民和剂局方》茯菟丸)

9. **脾元不足，饮食减少，大便不实** 菟丝子四两，黄芪、白术（土拌炒）、人参、木香各一两，补骨脂、小茴香各八钱。饴糖作丸。早晚各服三钱，汤酒使下。(《方脉正宗》)

10. **消渴** 菟丝子不拘多少，拣净，水淘，酒浸三宿，控干，乘润捣罗为散，焙干再为细末，炼蜜和丸，如梧桐子大。食前饮下五十粒，一日二三服；或作散，饮调下三钱。(《全生指迷方》菟丝子丸)

11. **痔，下部痒痛如虫啮** 菟丝子熬令黄黑，末，以鸡子黄和涂之。(《肘后备急方》)

12. **眉炼癣疮** 菟丝子炒，研，油调敷之。(《山居四要》)

13. **梦遗** 菟丝子，可以重用，亦可一味专用。遇心虚之人，日夜梦，精频泄者，用菟丝子三两，水十碗，煮汁三碗，分三服，早、午、晚各一服即止，且永不再遗。此乃心、肝、肾三经齐病，水火两虚所致。菟丝子正补心、肝、肾之圣药，况又不杂之别味，则力尤专，所以能直入三经以收全效也。如夜梦不安，两目昏暗，双足乏力，皆可用之一二两，同人参、熟地黄、白术、山茱萸之类，用之多建奇功。(《本草新编》)

二、临床应用

（一）内科病

1. 阵发性室上性心动过速 多年来以菟丝子为主药（20~30g）治疗阵发性室上性心动过速，疗效颇佳。可有效地减少复发。菟丝子一药，《本草新编》中谓其“正补心、肝、肾之主药”。其减慢心率作用在中医书籍虽没有记载，但现代药理研究证实，菟丝子含有树脂苷、糖类及维生素 A 样物质，对心脏有增强收缩作用。故凡属脾肾两虚，损及心阳，心失温养而致的心悸，都以菟丝子为主补肾益心，壮其神气而获效。（张耀.《中医杂志》2000；10：584）

编者按： 目前治疗“心动过速”，很少用到菟丝子。学习古人论述与上述经验及现代研究，可以受到启发，治疗心病不可忽略了菟丝子“补肾益心”之功效。

2. 类风湿关节炎 受程良玉老中医启示，用菟丝子为主治疗类风湿关节炎，疗效满意。如治李某，男，43 岁。1991 年 5 月 9 日就诊。患类风湿关节炎 6 年，经用布洛芬、吲哚美辛片及中药雷公藤等治疗均收效不显。刻诊见双手指关节肿大变形、屈伸不利、疼痛，握物困难，晨起时痛甚。有时双膝、踝关节胀痛。舌质暗红、苔白厚腻，脉弦滑。实验室检查：血沉 16mm/h，抗链球菌溶血素“O”＜500U，类风湿因子（+）。中医辨证为热痹，治拟祛风除湿清热，通络止痛。方用白虎桂枝汤加地龙、胆南星、忍冬藤、威灵仙、全蝎，连服 30 剂无效。后于方内加菟丝子 30g，水煎服，每日 1 剂。服药 8 剂后，关节疼痛明显减轻，手指屈伸较诊前灵活。效不更方，将原方中菟丝子改为 50g。连服 30 剂，肿消痛止，复查类风湿因子（–），病告痊愈。随访 2 年未见复发。（兰友明，兰义明，鲍雪娇.《中医杂志》2000；10：584）

原按： 类风湿关节炎属中医痹证范畴。对重症患者，在辨证处方中加入菟丝子，每获良效，对于轻症患者，单味菟丝子水煎服，即能获效。每日用量为 30~50g，30 天为 1 个疗程。临床观察治疗类风湿关节炎 50 例，均收效显著，未见明显不良反应。对类风湿因子转阴亦有明显促进作用。

编者按： 上述用菟丝子治“类风湿关节炎”取得良效，很值得学习。类风湿关节炎与《金匮要略》所述“历节病”类同，该病确实难治！上述治例用西药、雷公藤，以及经方、虫类药治之“无效”的情况下，加入菟丝子并重用 30~50g，取得“肿消痛止”的疗效。此乃菟丝子治病求本，补肝肾而强筋骨之功也。

3. 再生障碍性贫血　骨髓增生异常综合征 根据多年的临床观察，重用菟丝子治疗贫血，常获疗效，现举 2 例如下。

例 1：韩某某，女，38 岁。患慢性再生障碍性贫血 2 年。1 年前住院治疗，使用十一酸睾酮、再障生血片等疗效不显。1992年3月5日就诊。患者诊见头昏心慌，牙衄不止，面色苍白，神疲乏力，每20天输血400ml，舌淡苔白，脉细无力。查血常规血红蛋白35g/L，白细胞1.9×10⁹/L，血小板32×10⁹/L，网织红细胞0.2×10⁹/L。辨证处方用药为菟丝子30g，鹿角胶10g，五味子10g，骨碎补10g，地骨皮10g，党参10g。连服3个月。复查血红蛋白60g/L，白细胞2.2×10⁹/L，网织红细胞0.5×10⁹/L。续服5个月，复查血红蛋白100g/L，白细胞4.2×10⁹/L，血小板58×10⁹/L，网织红细胞0.7×10⁹/L。诸症消失，随访3年未复发。

例2：陈某某，女，49岁。患骨髓增生异常综合征3年。经西医治疗1年，每个月需输血治疗。1993年12月15日初诊。患者面色萎黄，头晕乏力，气短声微，视物模糊，心动加剧，纳谷不馨，少寐多梦，舌淡苔薄黄，脉细数。查血常规血红蛋白34g/L，白细胞1.8×10⁹/L，血小板40×10⁹/L，网织红细胞0.1×10⁹/L。采用经验方龙葵子10g，龙眼肉30g，怀牛膝20g，鸡血藤10g，肉苁蓉10g，菟丝子30g，伸筋草30g。服药3个月，乏力纳差明显减轻，复查血红蛋白60g/L，白细胞1.1×10⁹/L，血小板45×10⁹/L，网织红细胞0.4×10⁹/L。间断服药1年半，复查血红蛋白76g/L，白细胞1.8×10⁹/L，血小板86×10⁹/L，网织红细胞0.5×10⁹/L。现能做家务和户外活动。随访2年情况良好。（靳旭红.《中医杂志》2000；10：585）

原按：血液病系久病血伤入络，继之坏骨痨髓，肾精枯竭，无以化血。菟丝子入肝、肾经，择其补髓添精，强筋健骨之功，更有性味较平，温而不燥，补而不滞之优势，故可重用、久用菟丝子，同时配伍续骨健骨药物，使之深入直达骨髓，刺激骨髓，外周血可呈现网织红细胞计数上升，血红蛋白随之亦见上升。

编者按：血液的生化、运行、贮藏与脾、心、肝密切相关，也与肾关联。以脾藏营、心主血、肝藏血、肾藏精（精血互生）而生髓。血液病以虚为主者，菟丝子四脏并补，“善补阴液而又敷布阳和，流通百脉”（《正义》），是难得之药，故治疗上述难治之病获取不错疗效，足应重视用之。

4. 习便性便秘　通过临床观察，发现菟丝子用量超过20g，会导致大便稀烂、次数增多，无腹痛，同时肠鸣音亢进。菟丝子能补肾阴阳，补阴而不滋腻。用菟丝子治疗习惯性便秘63例，方为菟丝子25g，生地黄15g，槟榔8g，水煎服，每天1剂。菟丝子补肝肾，益精血，强腰膝，对于治疗老年性习惯性便秘，伴肝肾阴虚临床疗效确切，槟榔促进胃肠移动，使排便功能正常，达到标本兼治的目的。如对于宗气虚弱、排便无力者，可加适量黄芪，疗效更确切。本方对大便干结难解、带有白色黏液的便秘患者，疗效欠佳。（张月玲.《中医杂志》2000；1：585）

编者按：《素问·灵兰秘典论》中说：“大肠者，传导之官，变化出焉。”人之排便正常，主要是消化系统功能健全，但也与其他脏腑功能密切相关。对虚性便秘，菟丝子补阴和阳，“守而能走”，且“子又多脂”，滋润肠道，补益诸脏，故为补虚治本以通便之良品。用之量大，才能彰显其功。所述“基本方”不仅为菟丝子之功，生地黄滋阴润肠，用之量大，亦能通便。方用槟榔，为动力之药，是为之佐使也。

5. 糖尿病性神经病变 菟丝子为补肝肾之要药，临床应用常与之配伍治疗不孕、尿频、遗精、白内障、腰痛等。近年来在辨证基础上重用菟丝子等补肾填精药，配伍活血化瘀之品治疗糖尿病性神经病变，收效较佳。本组11例病例均为2型糖尿病，男6例，女5例，年龄51~76岁，病程8~14年。全部病例均伴有不同程度的手足麻木，手指或足疼痛，4例伴有下肢感觉减退，4例伴有糖尿病性肾病，3例伴有冠心病，3例伴有白内障，1例伴有神经源性膀胱。应用处方为菟丝子30g，车前子30g，枸杞子15g，五味子10g，丹参30g，川牛膝15g，炙甘草10g，水煎服，每日1剂。10天为1个疗程，连用2~3个疗程。结果患者缓解7例，好转4例。在临证中体会到，糖尿病性神经病变并非气血瘀滞、经络痹阻一种病机所能概括的，而消渴日久，肾精亏耗，经络失养，不通则麻木疼痛是其又一个重要病机。故在辨证基础上重用菟丝子等补肾填精之品扶正固本，佐用活血通络药物治疗，使肾与经络精血充盈，气血调和，则诸症悉除。（吕宏生.《中医杂志》2000；10：585）

6. 黄褐斑 在临床实践中以菟丝子为主组方煎汤内服，治疗青年面颊黄褐斑27例，疗效显著。黄褐斑亦称肝斑，是发生于面部的常见色素沉着性皮肤病。用菟丝子治疗黄褐斑，是在阅读《本经》时受到的启发。《本经》中云：“菟丝子……汁去面皯……”经临床验证，菟丝子除具有补肝肾，益精髓，明目功效外，尚有宣通百脉，柔润肌肤消斑之功用。（邓永健.《中医杂志》2000；10：587）

（二）妇科病及男科疾病

1. 不孕症（黄体功能障碍） 菟丝子性甘微温，入肝肾，临床用之固肾补精。常用于治疗黄体功能障碍所致的不孕症，临床疗效确切。（张月玲.《中医杂志》2000；10：585）

2. 子宫发育不良 多年来，治疗凡是因子宫发育不良而致的月经过少、痛经、不孕等病，一直喜用菟丝子配伍其他药物辨证治疗，每获良效。中医学中所说的肝肾不足、精血衰少与西医学所称的性腺功能低下是导致子宫发育不良的重要原因。既往医家认为菟丝子是平补药，功能补肝肾、益精气。现代药理研究证实菟丝子能加强性腺功能，增加子宫重量，具有雌激素样活性，对下丘脑—垂体—性腺（卵巢）轴功能有兴奋作用。这亦是喜用菟丝子治疗子宫发育不良的原因。（吴普法.《中医杂志》2000；10：586）

2. 黄带 妇女黄带可见于阴道炎、宫颈炎、子宫内膜炎、盆腔炎等多种妇科疾病，治不得法，往往缠绵难愈。多年来应用大剂量菟丝子和清化湿热之品，治疗黄带患者每获良效。基本方为菟丝子 30~50g，怀山药 30g，生薏苡仁 30g，苍术、白术各 12g，黄柏 10g，车前子 12g，炒栀子 10g。上方于月经结束后服用 5~10 剂为 1 个疗程。带下味臭者加蒲公英、红藤；少腹疼痛者加延胡索、小茴香；小便涩痛者加鹿衔草；外阴瘙痒者另用苦参、百部、蒲公英、黄柏、蛇床子煎汤坐浴。近来观察 46 例，经他法治疗仍缠绵难愈的黄带患者，经用上方治疗，全部病例在服药期间症状均明显减轻，观察 3 个月有 42 例痊愈。（张梓凤.《中医杂志》2000；10：586）

原按：患者由于房劳、流产等原因，常导致任脉亏虚，带脉失约，湿热之邪乘虚侵入终成黄带之证，本证不论兼见于何种疾病，其病机是一致的。故傅青主认为治黄带法宜“补任脉之虚，兼清肾中之火”，立方易黄汤（山药、芡实、黄柏、车前子、银杏），然易黄汤对缠绵难愈的黄带往往难以取效，宗其意，以大剂量菟丝子为主要药物，因其善入奇经，能峻补任脉之虚，而达固束带脉之功，且具有扶正不助邪的作用，是治病求本之法。本方与其他治带之方相比，其特点就在于运用大剂量的菟丝子，一药之差，疗效迥异。有些辗转来诊的黄带患者，已屡用健脾祛湿、清热解毒之品而乏效，往往在原方基础上增一味菟丝子而疗效大增。

编者按：上述经验对“缠绵难愈的黄带患者”，向古人学习而不固守古法，以菟丝子为主药组方治之，能取得较好疗效，值得学习。《傅青主女科》对“带下”分五色带（白带下、青带下、黄带下、黑带下、赤带下），精准辨证，分立处方。其经验宝贵，值得学习。

3. 乳汁缺乏 菟丝子为补肾填精之药，在妇科临床中常被用为保胎、催生之剂，效果良好。据临床体会，菟丝子用于产后乳汁缺乏，疗效尤为显著。如产妇聂某某，35 岁，初产一男婴后乳汁稀少，曾服益气养血通乳剂月余无显效。后方中加入菟丝子 15g，沙苑子、枸杞子、女贞子各 10g，数剂后乳汁大增，能基本满足婴儿需要。后将此经验传给同事验证，屡获良效。菟丝子可治乳汁缺乏，在文献中缺少记载。女子须待肾气充盛之后方能冲、任脉通，平时则化为经血应时溢泄，孕时则闭藏胞宫育养胎儿，产后则化为乳汁上溢以哺子。可见经、乳同源，皆为肾精化生而成。菟丝子既能补肾，亦可治肾虚所致的乳汁缺乏。总之，菟丝子对于妇女来说，用于胎前有利受孕，用于妊期可以安胎，用于产时能够助产，用于产后可治缺乳，实为孕育全过程中不可缺少的圣药。（孙凌志.《中医杂志》2000；10：581）

编者按：上述经验对乳汁缺乏者另辟蹊径，在“通乳”的处方中，加入菟丝子，增强了疗效。其理论思索言之在理。菟丝子为妇人经带胎产诸病圣药，详见后文朱良春先生的经验。

4. 闭经和阴道干涩症 根据多年的临床经验，用菟丝子治疗闭经和阴道干涩症，疗效甚佳。闭经多因气血不足，肝郁肾虚，寒凝气滞导致冲任不调，胞脉不通而发病。不论何种原因导致的闭经，均可重用菟丝子20~30g为主药宣通百脉，促使月经来潮。

已婚妇女阴道干涩，或老年性阴道炎阴道干涩疼痛者，均可用菟丝子30g研末调麻油搽外阴及阴道，5天为1个疗程。如患者谭某，26岁，长期阴道干涩不适，婚后同房时仍然如此。16岁月经初潮，月经延后，余无不适，因得此症心中不安，情绪低落，脉弦，舌尖红。采用此法治疗2个疗程，症状消失，后随访未见复发。用此法治疗多例均获痊愈。（刘敏华.《中医杂志》2000；10：587）

原按：《正义》中云菟丝子“为养阴通络上品……有宣通百脉，温运阳和之意”。又曰菟丝子“多脂……其味微辛，则阴中有阳……其燥可润”。用菟丝子治疗闭经正取其调和阴阳，流通百脉的作用。阴阳两补，调和冲任，使胞脉通畅，月经来潮。又因菟丝子性润而多液，不温不燥，补而不腻，是一种平补阴阳的药物。故治疗因为肾阴不足而阴道干涩者，用菟丝子研末补肾阴又润肌肤，所以获效。

5. 精液异常 孙某，男，29岁，结婚4年未育。于1993年4月就诊（其妻月经正常，妇科检查和B超检查均无异常）。精液常规检查精子量6ml，计数0.8×10^8/L，畸形、死精占55%，活动力差，1小时不液化。平素纳呆食少，晨起常解清稀大便，肢冷畏寒，腰腿酸痛，困倦乏力，舌质淡红、苔薄白，脉沉细。证属肾阳虚衰，先后以金匮肾气丸、右归丸、赞玉丹及助阳诸药服之，陆续治疗7个月，终未收功。又去外地治疗5个月，亦未见效。后遇一医，嘱将菟丝子炒黄为末，兑适量白面蒸饼服，每日3次，每次70g。患者服之，无一日间断。3个月后纳食增加，身健体胖，诸症全无。再次检查精液精子量4.5ml，计数1.1×10^8/L，半个小时液化，活动力一般，活动率55%，仍有死精和畸形。又继服2个月余，其妻子受孕，生一男孩，体健。（祝远之.《中医杂志》2000；10：584）

原按：菟丝子出土缠绕豆类等植物吸其精质而长成。《本经》中列为上品“主续绝伤，补不足，益气力，肥健”。《药性论》中谓“治男女虚冷，添精益髓，去腰痛膝冷”。《本草从新》谓“止泻进食”。可见补益肝肾之功堪称良将。

6. 妇人经带胎产诸病及男科病 菟丝子性味甘辛，有补肾益精、养肝明目之功。常用于治疗腰膝酸痛、遗精、消渴、尿有余沥、目暗等症。朱良春先生以该药治疗妇科病及男科病经验丰富，引录如下。

（1）闭经。《正义》中云：“菟丝子养阴通络上品……皆有宣通百脉，温运阳和之意。”朱良春常重用菟丝子20~30g治疗闭经，取其宣通百脉之功，促使月经来潮。常用方为菟丝子20g加四物汤、淫羊藿、制香附、川牛膝。

（2）子宫发育不良。菟丝子能补肝肾、益精气，现代药理研究证实，菟丝子能加强性腺功能，增强子宫重量，具有雌激素样活性，对下丘脑—垂体—性腺（卵巢）轴功能有兴奋作用。朱良春在辨证的基础上重用菟丝子治愈多例因子宫发育不良而不孕的患者。

（3）黄带。黄带多因经脉亏虚，带脉失约，湿热之邪乘虚而入所致，“补任脉之虚，兼清肾中之火”乃常规大法，然而对缠绵难愈的黄带往往难于取效。朱良春则重用菟丝子30g以上，疗效大增。朱良春认为菟丝子善入奇经，能峻补任脉之虚，而达固束带脉之功。

（4）乳汁缺乏。对此，文献中鲜有记载，但朱良春认为经、乳同源，皆为肾精所化生，对产后缺乳症，除用补气血通乳汁药外，应加入补肾精药菟丝子，可使乳汁大增。所以，菟丝子一药对于妇女来说，胎前有利于调经受孕，妊娠期可以安胎，产后可治缺乳，实为妇科不可缺少的圣药。

（5）不育症。精子数稀少　杨某，男，32岁。结婚3年未育。其妻月经正常，妇科和B超检查，性激素水平测定均无异常。精液常规检查精液量2.5ml，活动度差，精子数极少，液化时间长，诊断为不育症。患者平素腰膝酸冷，舌质淡红，脉沉细，此属肾阳虚衰之证，曾服用壮阳中药半年但未育，求助于朱良春。处方为菟丝子30g，淫羊藿、熟地黄各15g，黄芪30g，枸杞子、五味子、覆盆子、车前子、王不留行各10g。服此方加减药3个月后，复查精液常规，报告为精子黏稠，量约5ml，精子活动能力好，成活率约80%，液化时间约为半小时。镜检精子计数1.1×10^8/ml，继服药1个月后来诊，述其妻已停经。经早孕检测其妻已怀孕，足月后产一女婴。

此外，因菟丝子具有补髓填精，强筋健骨之功，朱良春常重用菟丝子，配鹿角胶、骨碎补、鸡血藤等壮骨药物，治疗再生障碍性贫血等血液病，使之深入直达骨髓，刺激骨髓，外周血可见网织红细胞计数上升，血红蛋白亦随之上升。朱良春还用于治疗类风湿关节炎，临床在常规辨证治疗基础上，加菟丝子30~50g，能明显消肿止痛，对类风湿因子的转阴也有明显的促进作用。该药用大剂量还能润肠通便，对老年习惯性便秘有效。

朱良春告之，菟丝子性味较平，具温而不燥、补而不滞之优势，故能重用、久用。但亦发现，菟丝子对个别患者有轻微致呕作用，减少用量或辅以和胃止呕之品，如半夏、陈皮等，即可消失。(《朱良春医集》)

原按：精子数稀少为男性不育症中最常见的原因。精子数稀少为肾气不足所致。患者可自感乏力，头晕耳鸣，腰膝酸软，毛发不荣，有的可见阳痿、早泄、遗精等肾气不足的表现。有些医者常滥用温肾壮阳之品，往往欲速而不达。朱良春认为，肾藏精，主生长发育、生殖，为先天之本，充盛的肾精是精子数充足的基础，故求子必先充实肾精。菟丝子是一味阴阳并补之品，它擅长补肾益精，助阴而不腻，温阳而不燥。《正义》中谓："其味微辛，则阴中有阳，守而能走。"《药性论》中谓："治男女虚冷，填精益髓，去腰痛膝冷。"菟丝子出土缠绕豆类等植物吸其精质而成。《本经》列为上品："主续绝伤，补不足，益气力，肥健。"临床实践证明，大剂量单味菟丝子治疗精子稀少者效佳，为不育症必用之品。朱良春常用菟丝子、淫羊藿、熟地黄、黄芪、枸杞子、覆盆子、车前子、王不留行等施治。

编者按：罗元恺先生说："肾—天癸—冲任—子宫是女性生殖调节的一个轴，肾是其核心。补肾能增进腺功能，促进排卵，改善免疫功能。在妇科疾病的虚证中，肾虚是重要的病机。掌握调补肾之阴阳规律，并加以灵活运用……是治疗妇科疾病较重要的一招。"(《罗元恺妇科学讲稿》第149页）名家见解，可加深用菟丝子治疗妇科、男科病的理解。

结　语

《本草新编》中说菟丝子为："正补心、肝、肾之主药。"心主血、肝藏血、肾藏精，菟丝子善治三脏虚损之病变。例如上述治验说菟丝子治虚性心悸，特别取之为主药，可以治血液病，值得重视。还可以治难治的糖尿病性神经病变，以及类风湿。据《本经》曰其"汁去面皯"，取之内服治黄褐斑的经验，也值得学习。更能体现菟丝子功用专长的，是其治疗妇人病的功效，如子宫发育不良、闭经、阴道干涩症、乳汁缺少、黄带等。此外，还可以治疗男子精液异常。上述病证有一个共同的病性，即虚证，特别是心肝肾的血虚、气虚、阴损及阳的虚证。由于菟丝子具有补而不峻，温而不燥，性润多液的特点，其用量较大，一般是用20~30g，多至50g。有的病情需要服用多日方可取效。

淫羊藿

淫羊藿，又名仙灵脾（《雷公炮炙论》）等，为植物的茎叶，夏、秋采收，分布于全国多地，药材以梗少、叶多、色黄绿、不破碎者为佳。性味辛甘而温，入肝、肾经等。功能补肾壮阳，祛风除湿。

淫羊藿首载于《本经》，曰："味辛寒。主阴痿绝伤，茎中痛，利小便，益气力，强志。"《别录》中说："坚筋骨，消瘰疬赤痈，洗出虫。"

《正义》中说："淫羊藿禀性辛温，专壮肾阳，故主阴痿。曰绝伤者，即阳事之绝伤也。茎中痛，亦肾藏之虚寒。利小便者，指老人及虚寒人之肾阳不振，小溲滴沥者言之，得其补助肾阳而小便自利。非湿热蕴结，水道赤涩者可比，读者慎弗误会。益气力，强志，坚筋骨，皆元阳振作之功，然虚寒者固其所宜。而阴精不充，真阳不固者，万不可揠苗助长也。消瘰疬赤痈，盖亦因其温通气血，故能消化凝结。然疬疡之病，由于阴血不充，肝阳燔灼，而煎熬津液，凝结痰浊者为多，幸勿误读古书，反以助其烈焰，陷人于炮烙之酷刑。洗下部之疮，则辛燥能除湿热，亦尤蛇床子之洗疮杀虫耳。"《正义》中论及其专功趣谈："淫羊藿之得名，陶弘景谓西川北部有羊喜食此藿，一曰百合，故服之使人好为阴阳，其扰动肾阳，已可概见。后人恶其名之不雅，因易名为淫羊藿。惟肾气虚寒者，或可暂用以求阴平阳秘。"

淫羊藿的现代药理研究及相关临床报告如下。

（1）对性功能的影响。淫羊藿有催淫作用，这种作用是因为其可以促进精液分泌亢进，精囊充满后，刺激感觉神经，间接兴奋性欲导致（《中药的药理与应用》1958；260），淫羊藿具有雄性激素样作用，其效力较蛇床子弱，但强于蛤蚧及海马（《日本药理学杂志》1960；56：96）。这佐证了上述古人的经验。

（2）对微生物的影响。淫羊藿煎剂在试管内对脊髓灰质炎病毒有显著的抑制作用，在药物与病毒接触1小时内，即表现灭活作用（《中华医学》1964；5018：521），对其他病毒及细菌亦有抑制作用。上述因脊髓灰质炎病毒导致的小儿麻痹症，临床报道如下。取淫羊藿、桑寄生等量，制成每2ml含生药各1g的注射液，治疗各期小儿麻痹症共246例，据观察，本品对急性期及刚进入恢复期的病例疗效显著，恢复较快。(《中草药通讯》1972；2：28–29）

（3）淫羊藿提取物有镇咳、祛痰与平喘作用。此作用已在临床报道中得到证实。以单味淫羊藿丸观察治疗慢性气管炎1000余例（《湖北医学院：科技资料》1972；1：14），发现其祛痰、镇咳作用较好，但平喘较差。经治疗两个疗程者比一个疗程者的近期控制和显效率有显著提高。制剂及用法是取淫羊藿茎、叶（干品），以其总量的80%煎取浓汁，20%研粉，两者混合为丸。每日量相当于生药1两，两次分服。(《湖北卫生》1972；7：15–18)

（4）降压。药理研究显示淫羊藿与二仙合剂（淫羊藿、仙茅、巴戟天、当归、黄柏、知母）均有降压作用。

近期临床观察与研究成果验证了淫羊藿有补肾抗衰老的功用。摘要如下。一是淫羊藿注射液穴位注射治疗血管性痴呆（VD）60例疗效观察，结论为淫羊藿穴位注射疗效确切，优于单纯西药治疗。VD是由一系列脑血管疾病导致，以认识、记忆功能减退为主，伴语言、视空间辨别技能及情感人格障碍的中枢神经系统进行性损害的疾病，随着社会的不断老龄化，其发病率日益增高。血管性痴呆属中医学“呆症”“文痴”等范畴，肾虚体衰为其病理基础，虚实夹杂、痰浊血瘀、肾虚交互为患是其病理特点。淫羊藿注射液由淫羊藿、黄芪、丹参等组成，有益气补肾、化瘀通络之功，这一治疗原则是针对VD病理特点而设。（宫洪涛等《中医杂志》2004；2：103）二是从淫羊藿激活内源性干细胞探讨“肾藏精”的科学含义。干细胞有两项最基本亦是最重要的功能，就是“自我更新”和“定向分化”。有学者通过具体的实验研究，从补肾中药激活内源性干细胞角度阐述和论证了“肾藏精”的现代科学内涵。（沈自尹，黄建华.《中医杂志》2010；1：8–10）

古今应用淫羊藿的经验摘录如下。

一、临床验方

1. 偏风，手足不遂，皮肤不仁 淫羊藿一斤，锉，以生绢袋盛，于不津器中，用无灰酒二斗浸之，以厚纸重重密封，不得通气，春夏三日，秋冬五日。每日随性暖饮之，常令醺醺，不得大醉。(《太平圣惠方》)

2. 目昏生翳 淫羊藿、生王瓜（即小瓜蒌红色者）等份。为末，每服一钱，茶下，日二服。(《圣济总录》)

3. 牙疼 淫羊藿，不拘多少，为粗末，煎汤漱牙齿。(《奇效良方》固牙散）

二、临床应用

（一）内科病

1. 尿崩症 用淫羊藿治尿崩症，来源于偶然。陈某，女，26岁，1994年6月6日初诊。患者半年前因烦渴伴多尿在某医院诊为“肾性尿崩症”，用垂体后叶粉等治疗，病情不稳定，尤值经期，夜尿显著增多至10L左右，伴头昏、耳鸣、腰酸、手足凉等症状，舌淡紫、苔白燥，脉沉细。辨证为肾阳虚衰、水关失固。处方为淫羊藿100g，每次5g，开水泡20分钟，送服金匮肾气丸2丸，每日2次。孰料患者隔日来诊，称其母嫌药量太轻，擅将淫羊藿一次水煎服，每日分2次送服丸药，当晚多饮、多尿霍然消退。遂依此剂量送服丸药，1周后诸症俱除。乃停西药与丸药，单用淫羊藿50g，煎半小时，每日服1次。1个月后，因行经时其病未发作，改为隔日1次，服75天，疗效巩固，遂停药。1997年8月随访，愈后未发。（宋宪源.《中医杂志》2000；1：10）

编者按：上述治例“偶然”重用淫羊藿100g，一次煎服而“尿崩症”立见功效！如此“利小便”之神效，首载于《本经》。《正义》释之说：“利小便者，指老人及虚寒人之肾阳不振，小便滴沥者言之，得其补助肾阳而小便自利。”总之，淫羊藿对肾阳虚而小便不利者有专攻特效。

2. 糖尿病及其并发症　近年来，在临床辨证论治的基础上，酌加淫羊藿治疗糖尿病及其并发症，收效甚佳。如治李某某，男，33岁。1995年10月6日初诊。45天前因劳累后出现口渴多饮，尿频量多，伴腰膝酸软，神疲乏力，自汗出，心悸气短，少气懒言，舌体胖大，舌质淡；苔薄白而干，脉细弱。实验室检查空腹血糖11.6mmol/L。尿糖定性（++++）。诊断为2型糖尿病，辨证为气阴两虚，治以益气养阴、生津止渴。自拟消渴方（黄芪、太子参、葛根、麦冬、五味子、知母等）治疗10天，效果欠佳。细察病因脉证，患者身体素健，持重劳累，出汗较多。《素问·经脉别论》云“持重远行汗出于肾”。受此启发，即在前方基础上加淫羊藿12g，一则补肾，二则取“阴得阳助泉源不竭”之义，服药15剂，诸症消失。随后检查血糖为8.0mmol/L，尿糖定性（－），随访2年病情稳定。（穆绪超，李东增.《中医杂志》2000；1：10）

编者按：所述治例与上述“尿崩症”治例，其舌脉的共同特点是阳气虚弱，故以淫羊藿治之皆取良效。

3. 慢性萎缩性胃炎　在临床上取淫羊藿有补命门，助肾阳之功效。以先天生后天，后天养先天之理，治疗脾胃虚弱、运化无力引起的气血化生不足之证，疗效颇佳。治如严某，男，56岁。患者于1989年9月底，始感纳食不馨，食量日减，食后胃脘胀满，渐至不思饮食，身体消瘦，头晕目眩，气短乏力，于1990年10月18日初诊。精神疲惫，面色皖白，血压低，舌淡胖大、边有齿痕，脉沉细无力。检查血红蛋白67g/L，诊断为慢性萎缩性胃炎。证属脾胃虚弱，运化无力。治当益气健脾开胃。处方为党参12g，白术10g，茯苓9g，甘草6g，陈皮6g，焦三仙各12g，鸡内金10g，枳壳9g，每日1剂。连服15天，收效不显。又详询病情，患者自述时常有畏寒肢冷。此为后天亏损日久，损伤先天而致肾虚火衰，脾虚运化无力所致。即于原方中加淫羊藿10g，又服15剂，纳食渐增，食谷知香，诸症减轻。服至1个月，血红蛋白升至100g/L，前后服药3个月，症状消失，血红蛋白升至120g/L，改服人参健脾丸和金匮肾气丸调理1年余，随访至1997年未复发。（徐殿

友.《中医杂志》2000；1：40）

原按： 根据临床实践体会，本品温肾益火，性温而不热。对偏于肾阳虚微不能温运脾阳所引起的气血不足之证，在益气健脾的基础上，加用本品能够补火生土，且久服无不良反应。

编者按： 治例诊断为“慢性萎缩性胃炎”，但四诊表现为脾肾阳虚，理当脾肾兼治。

4. **阳事不举　顽痹　心悸　胃痛**　凡肾阳亏虚所致之阳事不举、小便淋漓、经脉挛急、风湿痹痛、老人昏眊、中年健忘诸症，用之恒有佳效。朱良春善用此品，常谓：“淫羊藿温而不燥，为燮理阴阳之佳品。”用大剂量淫羊藿（20~30g）配合熟地黄、仙茅、鹿衔草，治顽痹之大症，取其温肾阳、逐风湿之功；用淫羊藿配合丹参、合欢皮、炙甘草，治阳虚之心悸、怔忡，取心阳根于肾阳之意；用淫羊藿配合高良姜、荔枝核，治多年之胃寒痛，取益火生土之意。至于配合紫石英治妇女宫寒痛经、闭经、不孕，配合黄荆子、五味子、茯苓治水寒射肺之咳喘，配合吴茱萸、川芎治寒厥头痛，均能应手收效。(《朱良春医集》)

编者按： 上述朱良春先生辨证论治重用淫羊藿的经验值得好好学习。

5. **癫狂（精神分裂症）** 临床研制了以淫羊藿为主要成分的康复灵丸，本方具有升发阳气、化痰开窍、振奋精神、提高机体免疫力等作用。对30例精神分裂症康复期患者，进行康复灵丸和抗精神病药物治疗的对照研究，发现本药可代替抗精神病药，具有振奋精神、显著改善症状且无副作用等特点。如治马某某，男，46岁，患精神分裂症8年，一直服用奋乃静，病情多次反复。症见表情呆滞、苔白微腻，脉沉细涩。证属阳虚湿困、血瘀。处方为淫羊藿15g，制附子6g（先煎），干姜6g，桃仁6g，红花6g，川芎6g，陈皮10g。每日1剂，连服30余剂，精神面貌显著改善，性功能恢复，后改用康复灵丸每日9g。巩固治疗1年，病情稳定，可从事一般家务劳动。(梁家�.《中医杂志》2000；1：11）

编者按： 凡病，中医治之都应治病求因、治病求本。上述“精神分裂症”恢复期的表现，与中医所述“癫狂”类似。其病情表现为“阳虚”，故以淫羊藿补肾阳“强志”而取效。

6. **面神经麻痹**　淫羊藿用于治疗面神经麻痹为家传验方，在多年临床实践中运用淫羊藿为君药治疗面神经麻痹能缩短病程，及早康复。如治冯某某，女，45岁。于1996年3月，突然发生口眼歪斜，左半边脸面肌肉松弛，在某医院针灸、理疗治疗半个月病情不见好转，就诊。处方为淫羊藿20g，全蝎4.5g，蜈蚣3条，防风15g。水煎服，每日1剂。患者服用汤剂3剂后，口眼歪斜症状消失，左半边脸面肌肉恢复正常。(董有刚.《中医杂志》2000；1：12）

7. **久咳虚喘**　近年来在临床中以淫羊藿（15g）为主药治疗久病脾肾阳虚证咳

喘 28 例，取得了满意疗效。现代药理研究与临床观察证实，淫羊藿具有镇咳、平喘、祛痰、抗炎、镇静、促进机体免疫功能等作用。（李炼，代建中.《中医杂志》2000；1：12）

8. **股骨头坏死**　淫羊藿功能补肝肾、壮筋骨、祛风湿。《本草备要》言其："补命门，益精气，坚筋骨……" 在几十年临证中，以淫羊藿（30g）为主药治疗股骨头坏死取得了较理想的效果。临证中体会到，股骨头坏死病因在于肝肾亏虚，卫外不固。肝主筋，肾主骨，风寒湿侵袭筋骨，血行不畅，造成筋骨坏死。在处方用药上应重用淫羊藿以滋养肝肾、强筋健骨，并配合祛风散寒、活血通脉等药，方能取得良好的治疗效果。（王建福.《中医杂志》2000；1：13）

（二）妇科病

1. **功能失调性子宫出血　慢性盆腔炎**　淫羊藿辛甘、温，功能补肾壮阳，养益奇经，其化学成分主要是黄酮类化合物、生物碱和挥发油。在妇科临床主要用于治疗肾阳不足、命门火衰所致的月经不调、崩漏、不孕、带下病、围绝经期综合征等。

以淫羊藿合剂治疗肾阳不足、肝经郁滞的功能失调性子宫出血者 108 例，其无排卵者 48 例，黄体不健全及黄体萎缩不全者 60 例。检测指标包括基础体温（BBT）、雌二醇（E_2）、黄体酮（P）、促卵泡成熟素（FSH）等。疗效评定参照最新国内外疾病诊疗标准。淫羊藿合剂Ⅰ号由淫羊藿、紫石英、巴戟天、制香附、续断、生黄芪等组成，用于调节月经周期。淫羊藿合剂Ⅱ号由淫羊藿、鹿角霜、补骨脂、赤石脂、马齿苋、仙鹤草等组成，用于止血。患者的症状表现为经来无期，或量少淋漓不尽，色淡质稀，畏寒肢冷，面色晦暗，腰酸腿软，小便清长，舌质淡、苔薄白，脉沉细。治疗时非出血期口服淫羊藿合剂Ⅰ号，出血期口服淫羊藿合剂Ⅱ号，每次均 50ml，每日 2 次，连用 1 个月为 1 个疗程。经 3 个疗程治疗，根据月经周期、经量、经期的恢复情况及 BBT、黄体酮、子宫内膜病理检查等综合评价，排卵率 78.8%，黄体功能恢复率 84.3%，临床症状明显改善。实验研究提示淫羊藿对女性性腺功能的调节作用主要在垂体、卵巢受体水平，为临床应用淫羊藿治疗功能失调性子宫出血等月经病提供了依据。

对 86 例慢性盆腔炎患者的临床观察表明，由淫羊藿 20g，皂角刺 15g，生黄芪 30g，三棱、莪术各 12g，桂枝 10g，熟大黄 6g 等组成的方剂，每日 1 剂，连用 25 剂为 1 个疗程，能有效地缓解盆腔炎所致的腹隐痛喜暖、腰骶部酸痛、带下清稀、疲劳后易复发等临床症状，患者经 2 个疗程治疗后，盆腔微循环、血液流变学均能明显改善，免疫功能提高，T_4/T_8 比值上升。慢性盆腔炎多表现为正虚寒瘀证，其虚主要为脾肾阳虚，在治疗中加用淫羊藿的患者，阳虚症状及免疫指标能明显改善。需要注意的是炮制对淫羊藿药理作用亦有明显影响，生品无促进性功能作用，但用甘温的羊油炮制后能明显促进性功能，显示了其温肾壮阳的作用。（姚石安.《中医杂志》2000；1：11）

编者按：上述淫羊藿炮制后的作用值得重视。具体炮制法为淫羊藿拣净杂质，去梗，切丝，筛去碎屑。先取羊脂油置锅内加热溶化，去渣，再加入淫羊藿微炒，至羊脂油基本吸尽，取出放凉（按每淫羊藿100斤，用羊脂油25斤比例）。

2. 围绝经期综合征所致高血压、冠心病　临床见到不少绝经前后的妇女，有烦躁、出汗等围绝经期综合征，并有头晕、血压高或心区闷痛，心电图示心肌缺血而诊断为冠心病。用淫羊藿为主的二仙汤化裁治疗此类疾病，能取得良好效果。（陈鼎祺.《中医杂志》2000；1：12）

编者按：上述“围绝经期综合征”正值“女子……七七，经脉虚，太冲脉衰少，天癸竭，地道不通……今五脏皆衰”（《素问·上古天真论》），而以肾气虚衰为本。以淫羊藿补为主药，补肾助阳，乃治病求本也。

结　语

古人以“羊喜食此藿”而“好为阴阳”交合，故得名“淫羊藿”。由此发现该药“补助肾阳”，《本经》曰其主“阴痿”也。临床观察，淫羊藿治疗肾阳虚，或脾肾阳虚所致的尿崩症、糖尿病、久病咳喘、股骨头坏死、慢性萎缩性胃炎、癫证、面瘫（家传验方），以及肾阳不足、命门火衰所致的功能失调性子宫出血、慢性盆腔炎等经、带、胎、产与妇人杂病，皆有满意疗效。还应说明，淫羊藿“不独益肾壮阳，并能通行经络，祛除风寒湿痹……石顽谓一味淫羊藿酒，为偏风不遂要药”（《正义》）。由此可知，痹证阳虚患者，使用淫羊藿具有壮阳与宣痹之功用也。

牛膝

牛膝，《本经》又名百倍，为植物的根，冬季茎叶枯萎时采挖。牛膝“有节如鹤膝，犹如牛膝状，以此名之”（《本草图经》）。全国南方、北方多地均产，因主产于河南怀州（今河南省泌阳县），故后世称“怀牛膝”。产于四川、云南、贵州等地者，后世称之为“川牛膝”。《本草图经》中说：“牛膝，今江淮、闽粤、关中亦有之，然不及怀州者为真。”牛膝药材气味特殊，味微甜而涩，以根粗长，皮细坚实，色淡黄者为佳。

牛膝甘苦酸而性平，入肝肾经。牛膝自古就有生用与熟用（酒制）之分，如《本草纲目》中说：“牛膝，今唯以酒浸入药，欲下行则生用，滋补则焙用，或酒拌蒸过用。”《本草备要》中说：“酒蒸则甘酸而温，益肝肾，强筋骨，治腰膝骨痛，足痿痉挛，阴痿失溺，久疟，下痢，伤中少气；生用则散恶血，破癥结，治心腹诸痛，淋痛尿血，经闭难产，喉痹齿痛，痈疽恶疮。”《药品化义》中说：“生用则宣，主治癃闭管涩、白浊茎痛、瘀血阻滞、癥瘕凝结、妇人经闭、产后恶阻，取其活血下行之功也；酒制熟则补，主治四肢拘挛、腰膝腿痛、骨筋流痛、疟疾燥渴、湿热痿痹、老年失溺，取其补血滋阴之功也。”现代《中医大辞典》中说牛膝“生用散瘀血，消痈肿……熟用补肝肾，强筋骨”。但是，询问药师，都说牛膝有怀牛膝与川牛膝之分，二者都是生者，没有熟牛膝。这是需要认真改进的。

牛膝首载于《本经》，曰：“味苦酸。主寒湿痿痹，四肢拘挛，膝痛不可屈伸，逐血气，伤热火烂，堕胎。”《别录》中说：“平，无毒。疗伤中少气，男子阴消，老人失溺，补中，续绝，填骨髓，除脑中痛及腰脊痛，妇人月水不通，血结，益精，利阴气，止发白。”

《正义》中说：“牛膝疏利泄降，所主皆气血壅滞之病。《本经》谓主寒湿，当以《御览》所引作伤寒。其治湿流关节之痿痹，四肢拘挛，膝痛不可屈伸，固疏通壅滞之专职，要非气血枯竭之拘急不遂，可以并论。然凡属痿痹，本有湿阻、血衰两层。湿阻者，唯在祛邪而使之流通；血衰者，亦必滋养而助其营运，则牛膝曲而能达，无微不至。逐邪者固倚为君，养正者亦赖以辅佐。所以痿弱痹著，骨痛痉挛诸证，皆不可一日无此也。逐血气者，即所以通其壅滞。治伤热火烂，亦所以助其流通。且即此可知牛膝之性，偏于寒凉，故能主热伤、火伤，则寒湿为病，必非其任，上文之误，更显然矣。能堕胎者，滑利下行之力也。《别录》疗伤中少气，亦以湿热壅窒，中气不宣者言之，非正气不充，清阳下陷者所宜。其主男子阴消，亦主热盛伤阴而言，非能补肝肾之真阴也。老人失溺，盖地道不通而为癃闭之病，必非下元不固，遗尿溺床之候。其所谓补中续绝，填骨髓，益精，利阴气诸说，皆壅滞既疏，正气自旺，万不可误认牛膝为填补之品。脑中痛者，多阳邪之上升，牛膝下行为顺，则气火自潜。腰脊痛亦经隧之壅滞，牛膝宣通脉络，则关节自利。又主月水不通，血结等证，则固破瘀导滞之真谛，此皆当就疏通一层着想，则牛膝之真实功用昭昭矣。《别录》又谓其止发白，然通利之品，非养血益阴者可比，必无是理，删之。”

《正义·发明》中说：“牛膝之根，一茎直达，入土最深，长者至二三尺，性又柔润多脂，故滑利下行，是其专职。又味苦性降，清热降火以外，已无余义。古今主治利腰膝，通经络，破瘀活血，消积导滞，滑利二便，皆在此范围之内。张景岳谓其走十二经络，亦即通经活络之意。近又用以治咽喉口舌诸疮及胃火齿痛，皆有捷效，则皆实热壅塞，气火上升，取其开泄宣通，导之下达耳。但其性直下，虽能通经络而利机关，亦惟股膝足胫诸证，最为捷应，而手臂肩背之病，亦非怀庆牛膝所能呈功，则以根茎下达，固不能横行而上升也。”

综上所述，应澄清以下两点。首先，牛膝之专功特效为引诸药下行。如此见解，最早是金元四大家之一朱丹溪提出来的，他说：“牛膝，能引诸药下行，筋骨痛风在下者，宜加用之。”此后，诸家本草著作多论及如此“专功特效”。论之最为翔实者，当为张锡纯，他说：“牛膝，原为补益之品，而善引气血下注，是以用药欲其下行者，恒以之为引经。故善治肾虚腰疼腿疼，或膝疼不能屈伸，或腿痿不能任地。兼治女子月闭血枯，催生下胎。又善治淋疼，通利小便，此皆其力善下行之效也。然《别录》中又谓其除脑中痛，李时珍又谓其治口疮齿痛者何也？盖此等证，皆因其气血随火热上升所致，重用牛膝引其气血下行，并能引其浮越之火下行，是以能愈也。愚因悟得此理，用以治脑充血证，配伍代赭石、龙骨、牡蛎诸重坠收敛之品，莫不随手奏效，治愈者不胜计矣。为其性专下注，凡下焦气化不固，一切滑脱诸证皆忌之。”第二，从以上《正义》中所论牛膝为“疏利泄降”之品，生用并无补益之功，酒制后成为熟品才具有补肝肾等作用。当今多谓怀牛膝偏于补，川牛膝偏于泄，如此说法，为人云亦云而不求甚解，古无依据。

古今医家应用牛膝的经验摘录如下。

一、临床验方

1. 小便不利，茎中痛欲死，兼治妇人血结腹坚痛　牛膝一大把并叶，不以多少，酒煮饮之。(《肘后备急方》)

2. 室女月经不通，脐下坚结，大如杯升，发热往来，下痢羸瘦，此为血瘕　干漆（杵细，炒令烟尽），牛膝（酒浸一宿）各一两六钱（为末）。生地黄四两八钱，取汁，慢火熬，丸如桐子大。空心，米饮或温酒下二丸，日再，勿妄加，病去止药。(《三因极一病证方论》万病丸)

3. **暴癥，腹中有物如石，痛如刺，昼夜啼呼** 牛膝二斤，以酒一斗，渍，密封，于热炭火中温令味出，服五合至一升，量力服之。(《补缺肘后备急方》)

4. **胞衣不出** 牛膝八两，葵子一两。以水九升，煎取三升，分三服。(《梅师集验方》)

5. **喉痹 乳蛾** 新鲜牛膝根一握，艾叶七片。捣，和人乳，取汁灌入鼻内，须臾痰涎从口鼻出。无艾亦可。(《本草纲目》)

6. **口中及舌上生疮、烂** 牛膝酒渍含漱之，无酒者空含亦佳。(《肘后备急方》)

7. **金疮痛** 生牛膝捣敷疮上。(《梅师集验方》)

8. **风湿痹，腰痛少力** 牛膝一两（去苗），桂心三分，山茱萸一两。上三药，捣细罗为散。每于食前，以温酒调下二钱。(《太平圣惠方》)

9. **湿热下流，两脚麻木，或如火烙之热** 苍术六两（米泔浸三宿，细切，焙干），黄柏四两（切片，酒拌略炒），川牛膝（去芦）二两。上为细末，面糊为丸，如桐子大。每服五七十丸，空心姜盐汤下，忌鱼腥、荞麦、热面、煎炒等物。(《医学正传》三妙丸）

10. **痢下先赤后白** 牛膝三两。捣碎，以酒一升，渍经一宿，每服饮两杯，日三服。(《肘后备急方》)

11. **五淋**

（1）小便淋痛，或尿血，或沙石胀痛，用川牛膝一两，水二盏，煎一盏，温服。一妇患此病十年，服之得效。土牛膝亦可。或入麝香、乳香尤良。(《仁斋直指方论》)

（2）按五淋诸证，极难见效，惟牛膝一两，入乳香少许煎服，连进数剂即安。性主下行，且能滑窍。(《本草通玄》)

二、临床应用

（一）内科病

1. **原发性皮肌炎** 原发性皮肌炎（DM）是一种自身免疫性结缔组织病，主要表现是皮肤上出现浮肿性紫色红斑，肌肉肿痛，重则肌肉萎缩，多属于中医“肌痹”“皮痹”“痿证”范畴。其病机多属本虚标实，因多种原因致脾肾两虚，肌肉失其荣养而无力，渐致萎缩，外邪乘虚而入，客于皮肤则出现水肿、红斑，留于肌肉则疼痛无力，客于经脉则阻遏血脉运行，久则肌肉失其所养而萎缩。遵照山东中医药大学刘献琳教授遗训，以川牛膝（30g）为主药，并辨证选用方药，坚持半年，治疗多例皮肌炎，取得了较好疗效。川、怀、土牛膝均具有活血化瘀、补肝肾、清热毒之功。《本草经疏》中言：“痿与痹皆筋节间病，而寒湿有已化未化，未化则浸淫筋节为病。《素问》中论痹多病于浸淫，论痿多病于熏灼。牛膝之治此，妙在不必问其已化未化，但执定其病在筋节间痛而不可屈伸者，皆能用之。”（杨丁友.《中医杂志》2004；3：170）

2. **肝炎后高胆红素血症** 以川牛膝为主治疗肝炎后高胆红素血症30例，多数有明显疗效。治疗方剂为川牛膝60g，丹参15g，郁金10g，柴胡10g，枳壳10g，白芍10g，茯苓10g，白术10g，每日1剂，水煎至200ml，早晚分服，15天为1个疗程。贾某某，男，36岁，1992年6月初诊。患慢性乙型肝炎后高胆红素血症6年余，曾先后服用苯巴比妥、泼尼松、中药黛矾丸及汤剂等，疗效欠佳。症见胁肋部隐痛，遇劳及情绪波动时更甚，目黄，纳差乏力，小便黄，颈部可见赤纹丝缕，舌暗红、苔薄白，脉弦细。查肝功能血清总胆红素120.7μmol/L，ALT正常。辨证属肝郁气滞，痰瘀内阻，予上方早晚分服。1个疗程结束后，症状消失，总胆红素降至正常，再服1个疗程以资巩固，随访未见复发。（李超.《中医杂志》2004；3：171）

原按：肝炎后高胆红素血症，系肝郁气滞日久，致血行不畅，痰瘀互结而成。《正义》中云：“牛膝，疏利泄降，所主皆气血壅滞之病。”取大剂量川牛膝疏利行瘀为主药，配合丹参、郁金活血化瘀，其力更宏，柴胡、枳壳、白芍疏肝解郁，茯苓、白术健脾利湿，故能奏效。临证用此方治疗慢性胆汁淤积性肝炎疗效也佳。

编者按：牛膝“柔润多脂，故滑利下行，是其专职”（《正义·发明》）。上述经验表明重用川牛膝能“滑利二便”，通腑气可利胆调肝，故能取得上述疗效。

3. **肾积水** 自1994年以来，在临床上重用川牛膝为主药，取其能走能补，活血祛瘀，强腰健肾，引药下行，且有利水之功的特点。治疗38例肾积水，收效较好，举验案如下。章某，男，42岁，干部，1999年8月8日来诊。因双侧输尿管结石引起双肾积水、肾功能减退和高血压，出现腰痛、水肿、头昏、乏力，做手术取出结石后3个月，诸症不减轻。经降压、抗感染、利尿治疗后无明显效果，诊见双下肢呈凹陷性水肿，颧红目赤，口臭甚，舌质淡暗、舌尖红、边有瘀斑、苔薄白而滑，脉沉。血压180/110mmHg，肾功能检查尿素氮12mmol/L，肌酐195μmol/L，尿蛋白（+++）。B超检查左肾集合系统光点分离1.4cm，右肾集合系统光点分离1.5cm。诊断为双肾积水。证属肾虚血瘀，水湿内停，虚阳上扰。治以补肾化瘀，引火归原，利水祛湿。处方为川牛膝50g，郁金10g，丹参15g，益母草15g，茯苓30g，泽泻15g，猪苓10g，巴戟天15g，杜仲10g，桑寄生20g，肉桂10g，附子10g，水煎服，每日1剂，分2次饭后服。服6剂后，病情减轻，查尿蛋白（+），血压150/95mmHg。继进5剂，查尿蛋白（+），血压140/90mmHg。又服30剂，诸症消失，复查尿素氮5mmol/L，肌酐145μmol/L，血压130/85mmHg，B超检查

双肾无积水。（李为安，李运斋.《中医杂志》2004；3：171）

编者按： 上述治例处方以活血利水药为主，补肾助阳为辅，辨证论治与重用牛膝组方治疗“肾积水”，可师可法。

4. 泌尿系结石 泌尿系结石是临床常见病，且易复发。在临床中，以重用牛膝组方治疗泌尿系结石，收效满意。治如罗某，男，46岁。患者因反复左侧腰痛间有血尿3个月余，于2001年6月中旬来诊。3天前腹平片示左输尿管上段有约1.5cm×1.2cm结石阴影。症见腰痛、血尿、排尿涩痛，舌质偏红、苔微黄，脉弦滑。处方为牛膝30g，金钱草20g，鸡内金15g，泽泻15g，车前子15g，穿破石20g，白芍15g，郁金15g，每日1剂。患者服药12剂时，考虑其结石较大，恐服中药不能奏效，入院准备行手术摘除，于术前一晚，患者觉小便艰难而涩，欲溺而不出，尿道痛如刀割，大汗淋漓，即含服硝苯地平，肌内注射阿托品，继之排出一如花生米大小的结石，幸免于次日手术。据现代药理研究表明，牛膝利尿作用强，且有加强输尿管平滑肌的蠕动，以促进尿石排出的作用。故选用牛膝为君药，配合金钱草、鸡内金、车前子、泽泻、穿破石等为基本方，随症加减。在临床实践中体会到，运用牛膝活血化瘀、通淋排石治疗泌尿系结石，较以往清热利湿、通淋排石的疗效更为确切。（朱丽芳.《中医杂志》2004；3：172）

编者按： 古人认识到牛膝之专长是“疏利泄降”，现代药理研究表明牛膝能利尿排石，故临证治疗泌尿系结石，应重视辨证论治用之。

5. 高血压 以川牛膝配牡丹皮治疗顽固性高血压持续不降者，疗效满意。如治李某，男，45岁，干部。2000年1月20日初诊。自述头晕目眩，不敢睁眼，阵阵欲倒，面色红润光泽，白睛充血，如醉酒状，头昏胀痛，烦躁易怒，耳鸣口苦，舌红苔黄，脉弦。测血压180/120mmHg。家属诉患高血压10余年，常年服西药降压药，近半个月血压常在160~190/100~125mmHg之间，每于血压急骤升高时加服硝苯地平5~10mg，初服效捷，近3日服药疗效不佳，故来就诊中医。辨证为肝阳暴涨，上扰清宫，急取川牛膝50g，牡丹皮30g，水煎顿服。药后入寐，服药4小时后测血压1次，为150/95mmHg。患者自觉诸症减轻，次日续服1剂，药后4小时血压140/90mmHg，后以镇肝息风汤及六味地黄汤善后，共计服用30余剂。随访2年，血压未超过160/100mmHg。亦未出现上述诸症，仍坚持常服西药降压。该法对一般高血压患者（收缩压在150mmHg左右者）降压作用并不明显，而对急骤增高者收效甚佳，川牛膝可用至60g。（刘同珍，刘昭坤.《中医杂志》2004；5：331）

编者按： 上述经验值得效仿。牛膝“疏利泄降”，牡丹皮清凉消瘀（现代研究显示有降压作用），两味重用，方专力宏，是取效之要。

6. 咽痛　耳鸣　痰血　头痛 有幸师承地方名医深得教诲，学习其用牛膝20g

为主药，治疗上焦顽疾，如顽固性咽痛、耳鸣、痰血、头痛等，屡得效验。（黄代才.《中医杂志》2004；5：331）

编者按：上述经验与前文《正义·发明》所述相同。

（二）妇科、外科等病

1. 功能失调性子宫出血 赵某某，女，48岁，已婚。1980年11月25日诊为阴道出血，已有40多天，曾行刮宫术及服止血、激素等药，效果不显。近日出血增多，混有紫暗血块，时腹痛，乏力，腰膝酸软，面色萎黄，舌淡有瘀斑，脉细涩。每天用牛膝30g，水煎分2次服，2天后止血，1981年1月3日又出血，复按上法治之，2天后血止，后随访10个月，未见复发。（袁呈云.《浙江中医杂志》1982；2：86）

原按：功能失调性子宫出血是以阴道出血量多夹有紫块为主要特征，且患者伴见腹痛，腰酸膝软，面色萎黄，舌淡有瘀斑，脉细涩等症，证属肝肾阴虚，瘀血内阻，而川牛膝以其苦酸平之性味，有补肝肾、化瘀血之功，且现代药理研究报道本品对子宫有一定的收缩作用，故本案例用之。

编者按：上述治例重用一味牛膝治"功能失调性子宫出血"取效，牛膝有消瘀止血之功。血止之后应补虚固本，上述经验有待验证。

2. 回乳 临床在治疗哺乳期疾病时处方用牛膝，发现有的患者病虽愈但乳汁减少，经仔细分析发现疑为牛膝所致。遂对乳汁过多需回乳者予以单味牛膝15g，每日2次，水煎服，服药第2天乳汁即减少。在临床上常用牛膝30g水煎服，每日2次以回乳，当天乳汁即可明显减少，但尚不能完全断乳。用牛膝回乳的机制，可能为牛膝引血下行作用的延伸。牛膝有活血祛瘀的作用，易使人认为牛膝引血下行仅限于引瘀血下行，其实引血下行也包括引正常气血下行。由妊娠到开始哺乳皆伴有停经，其实质是气血的重新分布。乳汁为气血所化生，用牛膝回乳可能是牛膝改变了化生乳汁气血的分布，当然也不能排除尚未发现的作用，有待进一步研究其机制。探讨牛膝能回乳的意义在于治疗哺乳期疾病时，慎用牛膝以避免乳汁减少，对乳汁过多者单用牛膝即可使乳汁回到适当的量，此法简便有效。（姜寅光，李隽.《中医杂志》2004；5：333）

编者按：上述发现提示三点。一是哺乳期应慎用牛膝；二是哺乳期乳汁过多者，可服牛膝调理；三是需要回乳者，其方中可配伍牛膝。

3. 急性腰扭伤 在临床实践中，以牛膝为主药配制成牛膝散（牛膝50g，三七10g，续断20g，将3药烘干，研成极细末装瓶备用。每次10g，每日2次，饭前以黄酒送服），治疗急性腰扭伤多例，均获治愈。如治刘某，女，28岁，农民，1996年8月11日就诊。因搬重物不慎，腰部扭伤2小时。诊见腰部疼痛，动则加剧，舌红、苔薄白，脉弦。检查发现左侧腰大肌压痛明显，无红肿。X线摄片检查未发现器质性病变。即予牛膝散60g，每次10g，每日2次，饭前用黄酒送服。服药2天，病告痊愈。（兰友明，兰义明，鲍雪娇.《中医杂志》2004；3：172）

编者按：上述经验简便易行，可验证之，若疗效可靠，值得推广。

4. 搭手（蜂窝织炎）等疡科病 随家父行医10余年，每遇疡科难愈之症，均用牛膝配伍血竭等治疗，效果良好。举例如下，张某某，男，57岁，2001年6月7日初诊。患者背后肩胛骨下长一脓疮（西医称为蜂窝织炎）10cm×8cm大小，经西医抗炎、清创治疗10余天无效，求诊于家父，父诊断为搭手。处方用鲜牛膝50g（取之本地鲜牛膝，四季均可），血竭5g，二药相合，碾碎，置火上摊至熟为度。清洗创面，热敷于患处，外用无菌纱布包裹，每日换药1次，9日后痊愈。（江颖明.《中医杂志》2004；5：333）

编者按：上述疗效，有条件者，值得依法验证之。

5. 跟骨骨质增生 在临床用牛膝治疗跟骨骨质增生，疗效较好，如治常某，女，51岁，1999年7月12日初诊。两脚后跟疼痛5个月，时轻时重，多劳累后加重，甚则活动受限，曾于某医院拍摄X线片，诊断为两跟骨骨质增生，服骨质增生片等药治疗，疗效不佳来就诊。诊见舌淡苔薄白，脉沉弦。方以牛膝20g，丹参20g，木瓜15g，7剂，每日1剂，水煎分2次服。3剂后疼痛明显减轻，7剂后症状消失，随访2年未复发。（常风云，姬承武.《中医杂志》2004；3：172）

原按：根据牛膝下行，能活血散瘀、通络止痛、止筋骨疼的启示，多年来用牛膝配以活血化瘀的丹参等，治疗跟骨骨质增生疗效甚佳。一般服药3~7剂就能见效。

6. 足跟痛 在临床实践中常用单味牛膝治疗足跟痛，每获佳效，举例如下。患者王某，男，49岁，于2001年7月来院就诊。自诉双足跟疼痛半年，站立或行走后加重，休息后稍轻，经中西药治疗效果欠佳，影响工作、生活。给予单味牛膝30g，水煎服，每日3次。经治疗15天，症状明显减轻，又予15剂而愈。随访半年未复发。（贾长文.《中医杂志》2004；5：333）

编者按：刘保和老师曾对编者说，他的老师印会河教授治足跟痛验方为丹参30g，怀牛膝10g。刘老师验证有疗效，编者用之，亦有确实疗效。

结 语

牛膝甘苦酸而性平，《正义》分析其功用，认为生牛膝之性“偏于寒凉”。牛膝首要特征是引诸药下行，其“疏利泄降”之功，“治咽喉口舌诸疮，及胃火齿痛，皆有捷效”（《正义》）。师其大义，凡上部病变属于“气血壅滞”，皆可借其“开泄宣通，导之下行耳”（《正义》）；下部病变，亦可取其引药下行之专功，或为主药，或为导引药。治验取其为主药重用30~40g，最多60g，治肾病（肾积水、泌尿系结石）、肝炎后高胆红素血症、顽固性高血压、急性腰扭伤，以及外科病（蜂窝织炎）等，皆有良效。还有，牛膝可用于回乳与治功能失调性子宫出血，亦取其引血下行与疏利瘀血之功。尚需明确，牛膝有生用与制用之分。上述功用与主治，皆指生用川牛膝而言，“生用并无补益之功，酒制后成为熟品才具有补肝肾等作用”(《正义》)。而怀牛膝偏于补，川牛膝偏于泄之说法，古无依据。

桑寄生

桑寄生，为桑寄生科植物槲寄生、桑寄生或毛叶桑寄生的枝叶。常寄生于多类树种（29 科 50 余种植物）上，分布于全国各地。《滇南本草》中说："生槐树者，主治大肠下血、肠风带血、痔漏。生桑树者，治筋骨疼痛，走筋络，风寒湿痹。生花椒树者，治脾胃寒冷，呕吐恶心翻胃，又解梅疮毒，妇人下元虚寒或崩漏。"《本草逢原》中说："寄生得桑之余气而生，性专祛风逐湿，通调血脉。"桑寄生药材气微或无，味略苦或涩或淡，外皮黄绿或棕褐色，带叶。桑寄生性味苦甘而平，入肝、肾、心经。功能补肝肾，强筋骨，除风湿，益血，安胎。"为补肾补血要药"（《本草求真》）。

桑寄生首载于《本经》，曰："主腰痛，小儿背强，痈肿，安胎，充肌肤，坚发、齿，长须眉。"《别录》中说："主金疮，去痹，女子崩中，内伤不足，产后余疾，下乳汁。"

《本草经疏》释《本经》《别录》说："桑寄生，其味苦甘，其气平和，不寒不热，固应无毒。详其主治，一本于桑，抽其精英，故功用比桑尤胜。腰痛及小儿背强，皆血不足之候；痈肿，多由于营气热；肌肤不充，由于血虚；齿者，骨之余也；发者，血之余也。益血则发华，肾气足则齿坚而发眉长，血盛则胎自安。女子崩中及内伤不足，皆血虚内热之故；产后余疾，皆由血分；乳汁不下，亦由血虚；金疮则全伤于血。上述种种疾病，莫不悉由血虚有热所发，此药性能益血，故并主之也。兼能祛湿，故亦疗痹。"

古今医家应用桑寄生的经验摘录如下。

一、临床验方

1. 妊娠胎动不安，心腹刺痛 桑寄生一两半，艾叶半两（微炒），阿胶一两（捣碎，炒令黄燥）。上药，锉，以水一大盏半，煎至一盏，去滓。食前分温三服。（《太平圣惠方》）

2. 下血止后，但觉丹田元气虚乏，腰膝沉重少力 桑寄生，为末。每服一钱，非时白汤点服。（《杨氏护命方》）

3. 毒痢脓血，六脉微小，并无寒热 桑寄生二两，防风、大芎二钱半，炙甘草三钱。为末。每服二钱，水一盏，煎八分，和滓服。（《杨氏护命方》）

4. 膈气 生桑寄生捣汁一盏，服之。（《濒湖集简方》）

二、临床应用

1. **心律失常** 云南省名中医罗铨教授积40年临床经验，用桑寄生治疗风湿病、冠心病、围绝经期综合征伴有心律失常，屡获效验。（李晓.《中医杂志》2002；11：812）

2. **冠心病心绞痛**

（1）将桑寄生制成冲剂，每包相当于生药1.3两。每日服2次，每次0.5包，少数患者每次1包。临床观察54例患者，疗程4周至5个月不等。治疗期间，有高血压者继续服降压药，原用复方硝酸甘油者，仍继续服用。结果显示心绞痛症状改善的有效率为76%，其中显效（心绞痛程度减轻二级）率占24%；心电图改善有效率为44%，显效者占25%（上海第二医学院附属瑞金医院.《桑寄生治疗冠心病心绞痛的临床疗效及初步药理观察》1974）。另有研究报道，桑寄生对降低胆固醇亦有一定作用（上海中医院附属曙光医院.《首乌和桑寄生对降低胆固醇疗效初步观察》1972）。(《中药大辞典》)

（2）桑寄生含黄酮类物质，有扩张冠状动脉血管、提高冠脉血流量的作用。古人也有用桑寄生"通调血脉"(《本经逢原》)的说法，因此朱良春认为桑寄生当是治疗冠心病的重要药物，新旧学理，甚相吻合，故治疗冠心病心绞痛、心肌梗死，常以桑寄生为主要药物，常配伍葛根、丹参、川芎、桃仁、红花、郁金、全瓜蒌、赤芍、玉竹、麦冬、山楂、徐长卿、黄芪等使用，对心绞痛、胸部憋闷、期前收缩、心律不齐均有较好疗效。家兄9年前患心肌梗死住院抢救，即以上述方药随症加减变化，不到1个月即获痊愈，桑寄生即为每方必用之药。(《朱良春医集》)

3. **眩晕 腰痛** 桑寄生多用于治疗风湿痹证，以其治眩晕纯属偶然。1989年春，一患者因眩晕兼见腰痛不能转侧就诊，诊其脉浮芤，舌略胖苔白，因经济拮据，求单方治疗。查《实用中医内科学》见有以桑寄生120g治肾精不足之眩晕的单方，见其一味恐力薄，遂加整羊头1个，将桑寄生单包同羊头文火久炖，炖后去桑寄生，分3次温服。给药3剂，服后疗效甚佳，不但眩晕治愈，多年腰痛亦随之痊愈，今已10余年，未见复发。后又遇一陈姓患者，因操劳过度，而患眩晕，余因有前案之验，单服桑寄生一味，眩晕也愈。以后凡遇肝肾不足，虚风内动之患者，单味与服或在相应处方中加入桑寄生一味，疗效确实可靠。（胡玉群，郭阳.《中医杂志》2002；11：812）

编者按：上述经验，辨证准确并重用桑寄生120g为取效之关键。与羊头同用炖食，疗效更佳，眩晕与腰痛皆愈。羊头可以整个烹饪，也可剔取其肉搭配同煮食。其具有温中散寒、温补脾胃、温补肝肾、补脑益智等功效。

4. 原发性高血压

（1）原发性高血压一病，中医学属眩晕范畴，使用桑寄生治疗高血压是取其补肝肾、通调血脉、祛风之效。用该药治疗肝阳上亢、气血亏虚、肾精不足眩晕均获良效。临床中可配方使用，亦可单独以桑寄生 30g 泡水代茶长期饮用，血压控制满意，效果良好。（唐家玲.《中医杂志》2002；11：813）

（2）朱良春治疗原发性高血压，无论是治疗最为多见的阴虚阳亢、肝风内动证，还是肝肾两亏、冲任失调证，恒以桑寄生 30g 为主药，前者常配合钩藤、代赭石、夏枯草、牛膝、广地龙、豨莶草、野菊花、山楂、黄芩、臭梧桐、决明子等清降药物。后者常配伍淫羊藿、杜仲、何首乌、黄柏、生地黄、枸杞子等滋养之品，屡获良效，这实为其“辨病论治与辨证论治相结合”的产物。在国外工作时，每师其意，以桑寄生、生杜仲、葛根、野菊花、夏枯草等组成降压饮料方，研为细末装入纱布袋中，每日用 30~50g 滚开水浸泡后代茶饮（也可加入绿茶或苦丁茶一起浸泡），因外国人不善煮药，又畏煎药时散发的气味，使用饮料方，既方便、有效、省钱，饮时用吸管吸取，又可避免直接饮服中药的苦味。(《朱良春医集》)

编者按：现代研究表明桑寄生确有降压作用。何绍奇法朱良春经验“组成降压饮料方”，切实可行。

5. 强直性脊柱炎 中医学认为强直性脊柱炎属于痹证范畴，属于骨痹。在辨证用药基础上，重用桑寄生治疗强直性脊柱炎取得了满意效果。桑寄生气味苦平、无毒，临床多用于治疗肾气虚弱、受寒湿所致腰背疼痛、腰膝酸软痛者。将桑寄生作为治疗强直性脊柱炎的君药，药量为 40~60g，最大量为 90g，尚未发现明显毒副作用。治例吴某，男，32 岁，农民，1994 年 3 月 12 日初诊。腰颈部僵痛 10 余年，加重 3 年。1991 年 3 月无明显诱因渐见颈部晨僵不适，1 年后腰痛活动不利。1992 年髋、膝亦痛，驼背，曾在县、地级医院给予非甾体抗炎药及激素治疗 1 年余，停药后复发。目前腰背、颈、髋、膝部僵硬疼痛，疼处固定，有凉痛感，久坐及夜间痛僵明显，全身畏寒倦屈。检查平腰背驼，下肢肌肉轻度萎缩，形瘦，腰脊双髋活动受限，舌质暗淡、苔薄，脉弦滑。X 线片显示腰椎间小关节模糊、骨质疏松，双髋双骶髂关节模糊、间隙变窄，诊断为肾痹（强直性脊柱炎），证属督虚邪闭。治以壮督去痹通络。处方为桑寄生 90g，狗脊 30g，牛膝 20g，木瓜 20g，巴戟天 20g，五加皮 20g，木香 6g，甘草 6g,10 剂，每日 1 剂，水煎分 2 次服。注意保暖，适当进行功能锻炼。3 月 22 日二诊，经服上药后腰颈痛僵等症状明显减轻，继服 10 剂。4 月 3 日三诊，经上药治疗后腰髋痛僵等症状基本消失，目前髋关节活动受限，下蹲不便，臀中肌步态，舌脉如常，上方加炮穿山甲 6g 为末冲服，10 剂。4 月 4 日四诊，经以上药物治疗后，右髋关节活动及下蹲不便较前明显减轻，炮穿山甲改用 12g,10 剂。1995 年 6 月追访，驼背较轻，体质尚好，已从事正常农业劳动。

（丁允敬，丁志刚，关保兴.《中医杂志》2002；11：813）

编者按：上述治例取效之关键，在于辨证重用桑寄生为主药组方施治。

6. 久咳　桑寄生治疗久咳是在临床上偶然发现。患者王某某，女，36岁。平素体质较弱，因感冒咳嗽，用抗生素治疗10余日未愈而求治于中医。患者痰黄而少，难以咳出，口渴，舌苔薄黄，脉数。治以清热化痰止咳。服药10剂，效果不佳。后因患者腰痛，在原方基础上，加入桑寄生一味，服药后不但腰痛好转，咳嗽亦明显减轻。效不更方，继用3剂而愈。此后每遇久咳患者，在随证方药中加入桑寄生一味，每获良效。（郭成林.《中医杂志》2002；11：811）

原按：考桑寄生为桑寄生常绿小灌木槲寄生或桑寄生的带叶茎枝。药理研究表示其具有增强免疫的功能。咳嗽日久，母病及子，久咳伤肾者，桑寄生苦平，有补肾虚之功，治其子，母自安，故治久咳有良效。

编者按：《湖南药物志》说桑寄生能“治内伤咳嗽”。《广西药物名录》中说桑寄生能“祛痰，顺气，止咳”。上述“偶然”治验与分析及引录，扩大了桑寄生的临床用途。

7. 暑湿证　桑寄生性味苦平，入肝、肾经，有祛风湿、补肝肾、养血安胎之功效。《生草药性备要》谓其“消热，滋补，追风”。家传将桑寄生用于治疗因暑湿羁留所致的“欲疟不达”证候，有达邪扶正之妙。临诊中，凡夏秋期间，症见胸脘痞闷、心烦、身热、肢重懈怠、舌苔黄腻的暑湿证，每以桑寄生配伍相应方药治疗，颇有疗效。（沈之嶒.《中医杂志》2002；11：812）

结　语

桑寄生味略苦而性平，入肝、肾、心经，“为补肾补血要药”。该药性味平和，非重用不能奏效。治例以单味桑寄生120g治眩晕，取之为君药用90g治骨痹（强直性脊柱炎），皆取其补肝肾之功效。取之治冠心病心绞痛与心律失常，为其补血养心之功效。古今医家取之治久咳，值得重视。桑寄生不仅能祛风湿，还能治暑湿证。

僵　蚕

僵蚕，又称为僵虫、天虫，《本经》与历代几家本草著作及现代《中药大辞典》都称为“白僵蚕”。僵蚕为蚕蛾科昆虫家蚕蛾的幼虫感染白僵菌而僵死的干燥全虫。收集病死的僵蚕，倒入石灰中拌匀，吸去水分，晒干或焙干。其药材微有腐臭气，味微咸，以条直肥壮、质坚、色白、断面光者为佳。性味辛咸、平，入肝、肺、胃经。功能祛风解痉，化痰散结。

僵蚕首载于《本经》中曰：“主小儿惊痫夜啼，去三虫，灭黑䵟，男子阴疡病。”

《别录》中说：“女子崩中赤白，产后余痛，灭诸疮瘢痕。”又说：“末之，封疔肿，根当自出。”

《本草经疏》中说：“白僵蚕，《本经》中说味咸，《别录》中说辛平无毒，然详其用，应是辛胜咸劣，气微温之药也。气味俱薄，浮而升，阳也。入足厥阴、手太阴、足少阳经。厥阴为风木之位，主藏血，小儿惊痫夜啼，女子崩中赤白，风热乘肝脏也；产后余痛，风寒入血分也。辛能祛散风寒，温能通行血脉，故主如上诸症也。肺主皮毛，而风邪客之，则面色不光润，辛温入肺，去皮肤诸风，故能灭黑䵟及诸疮瘢痕，令人面色好也。男子阴疡，风湿浸淫也，辛平能散风热，兼能燥湿，是以主之。

古今医家应用僵蚕的经验摘录如下。

一、临床验方

1. **中风口眼㖞斜、半身不遂**　白附子、白僵蚕、全蝎各等份（并生用）。为细末。每服一钱，热酒调下，不拘时候。(《杨氏家藏方》牵正散)

2. **小儿撮口及发噤**　白僵蚕二枚。为末。用蜜和，敷于小儿唇口内。(《小儿宫气方》)

3. **缠喉风并急喉闭喉肿痛**　白僵蚕一两（新瓦上炭火略炒微黄色）、天南星一两（炮裂，刮去粗皮，锉）。为细末。每服一次，用生姜自然汁少许调药末，以熟水投之，呷下，吐出涎痰即快，不时服之。(《魏氏家藏方》白僵蚕散)

4. **喉闭牙关不开**　白僵蚕，微炒为末，生姜自然汁调下一钱。(《中藏经》)

5. **瘰疬**　白僵蚕，研末，水服五分匕，日三服。(《千金要方》)

6. **遍身瘾疹，疼痛成疮**　白僵蚕，焙令黄色，细研为末，酒服。(《太平圣惠方》)

7. **肠风下血**　僵蚕（炒，去嘴、足），乌梅肉（焙）各一两。为末，米糊丸，

梧子大。每服百丸，食前白汤下，一日三服。(《卫生杂兴》)

8. **重舌　木舌**　僵蚕一钱，黄连（蜜炒）二钱。为末，掺之，涎出为妙。(《积德堂经验方》)

二、临床应用

（一）内科病

1. 糖尿病

（1）内服僵蚕丸，糖尿病轻度患者每次1g，每日3次，糖尿病中、重度每次2g，每日3~4次。临床观察9例患者，病程最长15年，最短8个月。经治疗2~5个月，全部病例的尿糖、血糖均有不同程度的降低，自觉症状消失，饮食及体重增加，全身有力，精神状况显著好转。停药或过度饮食及疲劳仍有复发的可能，故治疗后需保持一定的维持量（2g/日）。远期疗效尚待观察。(《无锡市·中西医结合材料汇编》1，1972)

（2）运用僵蚕为主药治疗糖尿病，适用于不伴有心、脑、肾及血管病变，空腹血糖未超过15mmol/L的患者，疗效明显。首先指导患者每日合理饮食和运动，然后配合中药治疗。处方为僵蚕15g，玉米须15g，枸杞子10g，生甘草3g，煎汤代茶饮用。如患者陈某某，男，60岁，因明显消瘦2个月，门诊查空腹血糖9.6mmol/L，餐后2小时血糖12.2mmol/L，糖化血红蛋白9.2%。应用上述方剂治疗1周后，空腹和餐后2小时血糖均在正常范围，治疗1个月复查空腹血糖4.7mmol/L，餐后2小时血糖7.1mmol/L，糖化血红蛋白6.3%。随访1年，病情稳定。(魏明刚.《中医杂志》2007；1：60)

2. 糖尿病周围神经病变　在临床中重用僵蚕治疗糖尿病周围神经病变多例，获得显效。方药组成为僵蚕15~20g，黄芪30g，桂枝10g，白芍20g，大枣10g。上肢麻木疼痛甚者加姜黄、羌活；下肢麻木疼痛甚者加牛膝；有热象者加知母。糖尿病周围神经病变是糖尿病的常见并发症，主要表现为四肢麻木疼痛，有感觉异常、软弱无力等症状，僵蚕具有活血通络之功。用僵蚕3g，全蝎3g，两药烘干研末，每日用蜂蜜水冲服，时间为3个月，对糖尿病视网膜病变亦有满意的疗效。(景常林.《中医杂志》2009；9：819)

编者按：糖尿病一旦发生并发症，西医西药缺乏良策，上述以僵蚕为主的治疗方法值得重视。

3. 咽痒咳嗽

（1）近几年来，在辨证组方的基础上加用僵蚕15g治疗咽痒剧咳，每获良效。僵蚕味辛咸，性平，归肝肺经，功能息风止痉，祛风止痛，解毒散结，尤善息风化

痰，宣肺止咳，对治疗咽痒剧咳确有佳效。（邓永军.《中医杂志》2007；1：60）

（2）学习一位老中医经验，凡遇急慢性咳嗽，若有明显咽痒，或因咽喉发痒引发咳嗽者，在辨证用药基础上加入制僵蚕即能祛风止咳，迅速缓解症状。验之临床，多获良效。（杨超平.《中医杂志》2009；11：1011）

（3）《本草图经》中说僵蚕“治中风，急性喉痹”。临床中在辨证论治的基础上加用僵蚕治疗喉源性咳嗽，取其散风解痉，化痰散结之功，效果颇佳。（孔德林.《中医杂志》2009；12：1108）

4. 咳嗽变异性哮喘 在临床实践中针对咳嗽变异性哮喘之病机特点，在辨证复方中重用僵蚕（12~30g），意在解痉化痰，既可宣肺止咳，又能降气平喘。疗效满意。（彭暾，周荣.《中医杂志》2009；11：1011）

5. 哮喘（支气管哮喘） 在临床实践中针对哮喘在辨证处方的基础上加僵蚕15~20g，疗效颇佳。哮喘是常见的呼吸道变态反应性疾病（过敏）。在临床中发现不少患者为形实气虚体质，极易留湿生痰，病初即表现为风痰壅盛。故在常规辨证论治外，酌加善祛风除痰之僵蚕15~20g，收效良好。僵蚕为蚕蛾幼虫感染白僵菌的干燥虫体。现代药理研究发现，僵蚕主要含脂肪及蛋白质。其所含蛋白质可以刺激肾上腺皮质，使其分泌增加，从而起到消炎、抗过敏的作用，其化痰平喘作用可能与其类激素样作用有关。（张洁，崔应珉.《中医杂志》2009；8：724）

编者按：上述咽痒、咳嗽、哮喘皆以僵蚕治之有良效，可知咽喉、支气管病变应重视用之。

6. 慢性肾小球肾炎 以黄芪当归合剂为基本方剂，方中配以芡实、金樱子等药物，重用僵蚕20~30g，对减少蛋白尿及血尿症状疗效确切。如治患者赵某某，男，49岁，因“双下肢浮肿1个月余”到医院治疗，入院查尿常规示尿蛋白（++++），24小时蛋白定量10.531g，予泼尼松及雷公藤总苷等药物治疗，疗效欠佳。行肾活检病理检查示膜性肾病。停用泼尼松，加用中药治疗。处方为黄芪15g，当归3g，芡实10g，金樱子10g，白花蛇舌草10g，僵蚕20g，地龙10g，蝉蜕6g，生甘草6g。服用10剂后，患者下肢浮肿消失，复查尿常规示尿蛋白（+），24小时尿蛋白定量1.082g。门诊随访治疗2个月余，复查尿常规示尿蛋白（–），24小时尿蛋白定量0.272g。（魏明刚.《中医杂志》2007；1：60）

原按：慢性肾炎病变在肾小球，血络丰富而且微细，似符合中医经络学中的“孙络”的特点。虫类药物善行血分。僵蚕僵而不腐，得清化之气为最；地龙咸寒，肃肺平喘，通络止痉。两药配伍，既可以上达肺脏调节宣发之气，亦可以下行膀胱利尿通淋，直达病所而取效。

编者按：对慢性肾病辨证以草木类药与虫类药合用治之，值得效法。

7. 原发性高血压 临床结合中医辨证治疗顽固性原发性高血压加僵蚕15g，疗效显著。中医的优势是在辨病的基础上辨证施治，根据多年的临床观察，将原发性高血压辨证分为肝阳上亢、肝肾阴虚、气虚痰瘀、热痰阻络、阴阳两虚、冲任失调6型。对于热痰阻络型，用僵蚕治疗既能清热化痰，又能平肝息风。（朱黎明，周少军.《中医杂志》2009；12：1108）

8. 脑卒中后假性延髓性麻痹 僵蚕，因其既能止痉息风，又善化痰除湿，故对脑卒中后引起的假性延髓性麻痹具有很好的临床功效。如治王某，男，57岁，2006年11月9日初诊。患者因右侧肢体无力逐渐加重4天，伴吞咽困难，不能进食而入院。察脉弦，舌边紫暗、苔薄黄。头颅CT示双侧基底节区及左侧放射冠区腔隙性脑梗死。给予常规治疗后，其他症状恢复，唯吞咽困难，不能饮食。给予加味止痉散口服（僵蚕15g，全蝎6g，蜈蚣2条，桃仁6g，黄芪10g，当归6g，生地黄10g，白芍6g，粉碎，混匀，过筛），每次10g，每日2次，10日为1个疗程，服药20余日，症状明显缓解，半年后随访未再复发。（韩淑凯，杨新伟.《中医杂志》2009；10：916）

编者按：《日华》中说僵蚕“治中风失音”。《本草图经》中说“治中风急喉痹”。上述治验是对古人论述的发挥。中风后“吞咽困难”治之颇为棘手，上述以僵蚕为主药的治疗方法有效，很难得，应效法用之。

9. 头痛（血管神经性头痛）

（1）在临床上以辨证组方加僵蚕治疗血管神经性头痛，疗效较好。僵蚕善祛风化痰通络，加入主方，常获显效。（冯云天.《中医杂志》2007；1：60）

（2）常用僵蚕治疗因风阳上扰所致之头痛、头昏等症，每获良效。如治王某，女，32岁。头痛、头昏2年余，多方求治不效，于2004年4月3日来诊。给予僵蚕粉6g，每日3次，盐开水冲服。服药当天症状大减，又连服3天，诸症痊愈，随访2年未再复发，多年顽疾告愈。（侯宪良，张丁芳.《中医杂志》2009；11：1011）

编者按：上述治例之所以取得良效，与“僵蚕粉……盐开水冲服”密切相关。同样之方药，剂型不同，疗效有别，不可不究。

10. 腮腺炎 僵蚕性味咸、辛，微寒，入肝、肺经。功能息风解痉，疏散风热，化痰散结。治疗急、慢性腮腺炎，常于辨证处方基础上加用僵蚕，收效理想。《本草纲目》中谓僵蚕“散风痰结核，瘰疬，头风”受此启迪，取其疏风清热解毒，化痰散结消肿之效。（朱晨.《中医杂志》2007；1：62）

11. 扁桃体炎　咽炎 在辨证治疗急、慢性扁桃体炎，咽炎时，加入僵蚕10~12g，能取得较好的效果。（王海洲.《中医杂志》2009；8：724）

12. 宫颈、胆囊、结肠、声带息肉 僵蚕功能息风止痉，祛风止痛，解毒散结。散风热宜生用，其他则多炒制用。《本草纲目》中曰：“散风痰，结核，瘰病……疗肿风痔。”运用僵蚕加味，治疗各种息肉，疗效颇为满意。举例如下。

（1）宫颈息肉。纪某某，女，46岁。2006年初，因经常阴道出血，在某医院妇科检查诊断为宫颈息肉，经手术切除5个月后，阴道继续出血，经检查诊断为息肉复发，寻求中医诊治。处方为炒僵蚕30g，乌梅20g，炮穿山甲15g，水煎服，30剂。1个月后，息肉消失。患者要求服中药巩固，处方为炒白僵蚕350g，乌梅250g（酒醋制，炒）研细末，炼蜜为丸，每丸约重9g，每次1丸，每日3次，随访半年未见复发。

（2）胆囊息肉。杜某某，女，42岁。2006年体检发现胆囊息肉0.7cm×0.7cm，肝胆区痛，胃纳差，后背痛，消瘦。因服中药汤剂不方便，故以丸药治之。处方为炒僵蚕500g，乌梅（酒醋制，炒）400g，锡类散20支，共研细末，炼蜜为丸，每丸重9g，每次1丸，每日3次，1剂服完，B超显示，息肉已缩小一半，又服1剂，2007年复查示息肉消失，随访无复发。

（3）结肠息肉。王某某，男，27岁。患者经常腹泻，大便时常有红赤色黏液，伴右下腹痛，无里急后重之感，2006年，在某医院住院治疗，经直肠镜检查，发现“全结肠黏膜自肛门齿状线以上至盲部，有米粒至花生米大小不等的带蒂息肉，密集如葡萄状，呈撒豆样分布，多数息肉，其颜色相同，有些则充血黏膜覆盖，个别有出血”。诊断为结肠息肉，因患者畏惧手术，要求中医治疗。患者每日腹泻3~5次，先干后稀，带鲜血黏液，腹胀。处方为僵蚕10g，乌梅15g，花椒9g，黄连9g，黄柏6g，党参12g，炮干姜6g，制附子10g（先煎），肉桂6g，细辛3g，吴茱萸3g，白头翁15g，水煎服，日服2次，15剂。复诊述症状已有好转，处方为炒僵蚕500g，乌梅（醋酒制，炒）300g，炮穿山甲50g，赤石脂250g，锡类散40支，研末，炼蜜为丸，每丸重9g，每次1丸，每日3次，1剂服完，症状大减，3剂服完诸症消失，2007年9月复查示“息肉消失，肠壁光滑”。随访无复发。

（4）声带息肉。齐某某，女，19岁。患者自觉咽喉有梗阻感，在某医院检查，病理切片后，诊断为声带息肉，有黄豆大小。处方为炒僵蚕500g，乌梅（醋酒制，炒）300g，锡类散20支，研末炼蜜为丸，每丸重9g，每次1丸，每日3次。嘱忌辛辣刺激性食物，1剂服完，病理复查示“声带息肉消失”。（郑建国，杜文.《中医杂志》2009；11：1011）

编者按：B超等现代检查的应用，检测出多脏器之息肉，日久不去，息肉有癌变可能。上述案例，可知以僵蚕为主药组成的方剂是治疗多脏器息肉的特效良方，应重视，效法用之。

13. 舌下囊肿　黄某，男，5岁。1985年7月6日就诊。舌下长有一肿物已半个月，症见言语不清，口流涎沫，不思饮食，西医诊断为“舌下囊肿”，拟手术治疗，其父邀余诊治，检查舌下见一实质性肿物，状若莲花，形如小舌，触之即痛，经用僵蚕末少许，趁幼儿啼笑之际，吹入舌根，每天3次，连续3天，舌下肿物自行裂开为两瓣，再继续吹药数次，舌下肿物消失痊愈，1年后随访，未见复发。（王旭球.《广西中医药》1989；5：3）

原按：舌下囊肿相当于中医学所称的“痰包”“重舌”。《医宗金鉴》中杂病歌诀：“痰包每在舌下生，结肿绵软似匏形，痛胀舌下妨食语，火稽痰涎流注成。”僵蚕粉末具有化痰散结之功效，连续使用故痰包消。

14. 降酶 多年来，以僵蚕、蝉蜕、五味子各等份，研极细末，制成水丸，早晚各服10g。治疗丙氨酸氨基转移酶（ALT）异常者，服用一个月即可转为正常范围，若在辨证论治方药中加入此剂，其疗效更好。慢性病毒性肝炎ALT难降，病情缠绵难愈，究其原因，与疫毒痰湿内蕴胶结对肝实质损害有关。僵蚕性味咸，辛，平，入肺、肝二经。《本草纲目》云僵蚕“善散浊逆结滞之痰，又能除透邪，除湿毒”，故为主药；蝉蜕辛凉透表，疏肝经风热，透邪外出，一表一里，相得益彰；五味子性温，味酸、甘，收敛肝脾肾诸脏耗散之气，与僵蚕相合，降酶功效更强。本法适用于慢性迁延性肝炎反复发作痰湿内蕴者。本法适用范围有别于急性肝炎初期湿热疫毒内困引起ALT升高者，临证务必注意，不可混为一谈。（张学华，张群，王蓓.《中医杂志》2009；12：1109）

编者按：“丙氨酸氨基转移酶”异常是由多种肝病导致的。上述以僵蚕为主的三味药制丸对其有疗效，值得辨证用之。

15. 病毒性感染 马山教授临床治疗各种病毒性感染疾病（如上呼吸道感染、病毒性肺炎、带状疱疹、多发性神经炎等），在辨证选方的基础上加僵蚕10~15g，获明显效果。（马群，马健.《中医杂志》2009；9：820）

（二）妇科、儿科、外科病

1. 乳痈（急性乳腺炎） 将生僵蚕5钱，研成细末，用陈醋调匀，涂于发炎部位及其周围，1日数次，保持湿润，直至肿块消散，一般以症状缓解为止。另以金银花、蒲公英各2两，分次煎服或代茶。曾治17例，多数为炎症早期，除1例发病第5日就诊者有化脓外，余16例均消散而愈，其中2例曾并用青霉素。一般用药2~3天症状缓解，肿块变软，5~8天肿块消失。（《中级医刊》1965；7：454）

编者按：上述经验内服与外涂并用，药少力专，疗效切实，值得学习。在20世纪初期，国家贫穷，百废待兴！治病提倡少花钱，追求“一根银针，一把草”就能治好病。现在富裕了，但也要珍惜一草一木，保护好自然资源，治病还是以方药“少而精”为良策、为上善之举。

2. 崩漏（功能失调性子宫出血） 民间常用僵蚕治疗妇女功能失调性子宫出血。试用于临床，效果很好。如王某某，女，35岁，已婚。因功能失调性子宫出血30天，入妇科住院治疗，行刮宫术，10天后好转，近半个月来，月经量多，持续不净，于2003年1月20日来门诊治疗。刻诊见面色无华，经水量多如崩，色暗红，夹有血块，伴头晕，腰酸，腹胀，纳呆，心悸，小腹隐痛，大便干结已5日未解，舌红、苔黄，脉细数。此系气阴两虚，虚热内损，冲任不固。治宜补气养阴，清热，固摄冲任，佐以祛瘀。药用僵蚕30g，黄芪20g，党参10g，生地黄15g，阿胶10g（烊化冲服），艾叶10g。水煎服，每日1剂，连服5天，1月26日复诊，药后血止，诸症明显好转，嘱服八珍颗粒调理，3个月后随访，未见复发。（杨德明.《中医杂志》2009；9：820）

原按：《素问·阴阳别论》中说："阴虚阳搏谓之崩。"可见，肝脾火热可以致崩，盖因于热，疏泄失常，肝血不藏。僵蚕善疏风去肝经风热，邪去血自谧。咸性入肾，解下焦郁热，热解则崩中下血可以断源，更有因癥瘕积聚而致者。本品咸能软坚散结，辛可行瘀通经，血自归经而下血自止。亦有因湿热而致者。"女子崩中赤白，无非厥阴之风湿为患"（《本草思辨录》），本品燥湿化痰，疏风泄热，故可治也。

编者按：自《别录》曰僵蚕治"女子崩中"之后，《药性论》亦说"主妇人崩中下血不止"，《本草纲目》亦说治"崩中下血"。上述治验证实了古人论述切实可信。

3. 带下阴痒　僵蚕善治咽喉瘙痒，将其用于治疗妇科带下阴痒，亦疗效显著。李某，女，31岁，带下色白量多，阴痒2年余，多方治疗仍时复作，伴干咳、咽痒不适，用完带汤健脾化湿，重用僵蚕止痒。处方为苍术、泽泻、土茯苓、刺蒺藜各20g，僵蚕15g，水煎服。服5剂后带下、阴痒并除。《妇科病方歌》中云："阴户发痒肝风扬，僵蚕三钱急煎汤。"带下阴痒与风木有关，僵蚕善治之。湿热壅盛者，宜佐黄柏、牡丹皮之类。（张小军.《中医杂志》2009；9：820）

4. 胎垢　周某，男，3天。1989年2月8日诊。小儿出生后，身上皮肤如蛇皮鳞甲，触之不碍手，吮乳正常，舌红苔薄，余无特殊，以下方治疗6天后痊愈。治疗方法用白僵虫30g，去嘴，加水约1500ml，煎成药液，待凉至温热时，用纱布蘸药液外洗皮肤，洗后勿用清水冲洗，每天1次，一般1周可愈。（秦亮.《国医论坛》1990；5：47）

编者按：胎垢之名见于《验方新编》，古人又名蛇身、蛇胎，总之，小儿皮肤如蛇皮鳞甲之状。上述经验用一味僵蚕煎之外洗，有如此疗效，可效法之。另有用僵蚕、蛇蜕煎水外洗，或用杏仁30g，猪油60g，捣泥外搽。

5. 小儿抽动秽语综合征　《本经》中说僵蚕"主小儿惊痫、夜啼"。重用僵蚕配伍其他健脾疏肝药物治疗小儿抽动秽语综合征26例，其中治愈17例，显效6例，好转3例，现举例介绍如下。董某，男，4岁半，2004年7月12日因挤眼、秽语、喉中有声，加重1周来就诊。患儿5个月前无明显诱因出现挤眼、喉有声，家长未予重视和治疗，1周前又出现不自主耸鼻、摇头、口出秽言、自言自语。患儿平素胆小。查体心、脑、肺均未见异常。刻诊见抽动、秽语、烦躁，鼻根发青，纳差、异食，二便可，舌淡苔白，脉细弦，诊为抽动秽语综合征，辨证属脾虚肝旺，风痰内扰。处方为太子参10g，焦白术10g，生白芍12g，钩藤10g，石决明15g，僵蚕10g，鸡内金6g，焦三仙各6g，木瓜10g，栀子9g，生甘草3g，每日1剂，水煎服，并加全蝎3g，蜈蚣1条研末冲服。嘱家属重视患儿心理调护。5剂后复诊秽语基本消失，食量大增，挤眼、喉中发声、耸鼻、摇头症状均有好转。药已中的，原方再进5剂，但因僵蚕缺货未用。三诊时再次出现秽语、烦躁，余症未见好转。考虑只缺僵蚕一味，嘱其务必将药物配齐再用，上方坚持用药1个月余，患儿诸症消失而痊愈。随访2年未见复发。（李芳.《广西中医》1983；6：5）

原按：小儿抽动秽语综合征又称多发性抽动征，其临床特征为慢性、抽动性、多发性运动肌快速抽搐，可伴有不自主发声。主要表现为眨眼、耸鼻、努嘴、面颊抽动、点头、摇头、耸肩、四肢抽动以及伴有抽鼻声、干咳声、清嗓声等，且时常变化抽动部位，迁延难愈。本病属中医的“慢惊风”“瘛疭”“筋惕肉瞤”“肝风证”等范畴，病位主要在肝，与心脾关系密切，病机多为脾虚肝旺，生痰生风，风痰相合，流窜经络所致。西药治疗虽有一定疗效，但副作用明显，复发率偏高。中医从辨证入手，重视心身同治，采用抑木扶土之法，药用健脾化痰、平肝息风之品，尤以僵蚕、蜈蚣等虫类药物，祛风之力强，副作用小，疗效较好。

编者按：上述治例一诊与二诊（缺僵蚕一味），疗效截然不同。这说明中医治病，要想取得疗效，必须做到两点。一是在辨证论治上下功夫；二是多掌握专方专药。

6. **遗尿**　小儿遗尿，中医辨证多责之先天肾气不足、后天失养。病变日久，肺气不宣，肾气不足，气化功能下降，膀胱摄纳失司引起。僵蚕辛咸，辛味可宣发肺气，味咸引药入肾，疗效卓著。

（1）魏氏治患儿张某，男，11岁，时有遗尿，量不多，但反复发作。曾用多种中西药物，疗效不佳。予金锁固精丸为主方，配合僵蚕20g，益智仁6g，治疗1个月余症状基本消失。（魏明刚.《中医杂志》2007；1：6）

（2）李氏对久治不愈的遗尿用僵蚕治疗，每获良效。如治王某，男，10岁。遗尿2年余，反复发作，多方治疗，效果不佳。辨证以健脾温肾方（熟地黄10g，山茱萸10g，人参6g，白术10g，黄芪24g，砂仁10g，乌药10g）加僵蚕10g而取效。（李志龙.《中医杂志》2009；9：820）

7. **良性肿瘤**　马某某，男，50岁。自幼左腹股沟部生长了一个良性赘生物，高约0.7cm，直径约0.3cm，一直未予治疗，后因脚后跟每到冬天角化过度，于

2001年9月14日服活血化瘀、凉血、清热解毒、攻下药物。服用中药后，脚后跟皮肤润泽光亮，方中加用僵蚕后，左腹股沟部肿物微痒，用手掐之有血痕样皮屑脱落，局部良性赘生物完全脱落。（马宪友.《中医杂志》2009；11：1012）

8. **多发性疖肿**　楼某，男，40岁。1973年12月5日就诊。患者自1970年10月以来，腰、腹、背及大腿等部位反复出现疖肿，此愈彼起，缠绵3年不愈。西医诊断为"顽固性多发性疖肿"，予青霉素，四环素，红霉素等治疗，无明显效果。中医曾投以仙方活命饮，五味消毒饮，阳和汤等方治之，亦无效验。诊见腰腹、臂、大腿等部位有大小疖肿28处，小者如黄豆，大者如核桃，质硬，红肿疼痛微痒，予僵蚕粉口服，并对其中较大疖肿以金黄软膏加冰片外敷，用药3天后，疖肿逐渐消失，治疗1周后全部消退，嘱继服僵蚕粉1周以巩固疗效。随访6年未见复发。治疗方法用僵蚕（研粉）10g。每次以温开水送服1.0g，每天2次。若直接吞服有恶心呕吐者，则将僵蚕粉装入胶囊服用。等疖肿全部消退后，继续服药1周以巩固疗效。对较大疖肿以金黄软膏调适量冰片粉外敷。治疗期间忌食辛辣食物。（李芳.《广西中医》1983；4：5）

原按：僵蚕粉系本地区治疗疖肿之有效民间验方，连服2~3天小疖肿即可消散。僵蚕治疗疖肿的机制尚不明了，推测僵蚕乃异性蛋白，可能与调节机体免疫功能有关。

编者按："民间验方"是中医药"伟大宝库"的一部分，不可轻视之。上述病例用一味僵蚕粉治疖肿有良效，真乃专方良药也。疗效是硬道理，有必要研究其疗效机制，以利推广。

9. **风疹、带状疱疹**　临床常以僵蚕配蝉蜕相须为用，治疗风热、疫毒侵袭肺卫等病证，用于治疗某些病毒感染引起风疹、带状疱疹。（顾继昌.《中医杂志》2007；1：61）

10. **黄褐斑**　黄褐斑是发生于面部的一种色素沉着性皮肤病，以育龄妇女多见，多与妇科疾病及内分泌失调有关，与中医文献记载的"黧黑斑""面暗"等相似。中医认为与血瘀、肝郁、肾虚关系极为密切。重用僵蚕为主药（15g）内服与外敷方并用，治疗黄褐斑多例，取得了显著的疗效。《别录》记载："女子崩中赤白，产后余痛，灭诸疮瘢痕。"表明僵蚕具有治疗妇科疾病，美容祛斑的功能。消斑汤内服外用均以僵蚕为主药祛风解毒，通络消斑，再辅以滋肾疏肝，活血化瘀之药，故能取得良好的疗效。（谢玉莲.《中医杂志》2009；8：725）

结 语

僵蚕味辛咸而性平，功能祛风解痉，化痰散结。现代临床用之治疗内、妇、儿、外各科多种病证，取得良效，并验证了《本经》《别录》等所述病证之疗效。所治各科病证归纳如下：①内科病为糖尿病与其周围神经病变、肺病咽痒咳嗽与哮喘、慢性肾小球肾炎、原发性高血压、脑卒中后假性延髓性麻痹、头面病（如头痛、腮腺炎、扁桃体炎、咽炎），以及宫颈、胆囊、结肠、声带息肉与舌下囊肿，还能治疗肝病转移酶异常、病毒性感染等。②妇人病为乳痈（急性乳腺炎）、崩漏（功能失调性子宫出血）、带下阴痒。③儿科病为胎垢、小儿抽动秽语综合征、遗尿。④外科病为良性肿瘤、多发性疖肿、风痒、带状疱疹、黄褐斑。治疗上述各种病证，多用汤剂，亦有丸剂、散剂及外洗剂。其用量多较大，常用 15~30g，小儿病也用至 10g。为了慎重起见，先用常用量 10g 左右，再酌情加大剂量。

蔓荆子

蔓荆子,《本经》曰蔓荆实。为植物的果实，分布在我国沿海各省及云南、广西等地。秋季果实成熟时采收。其药材气特异而芳香，味淡微辛。以粒大、饱满、气芳香者为佳。性味苦辛、微寒，入肝、胃、膀胱经。功能疏散风热，清利头目。

《本经》中说:“主筋骨间寒热，湿痹拘挛，明目，坚齿，利九窍，去白虫。”

《别录》中说:“去长虫，主风头痛，脑鸣，目泪出，益气，久服令人光泽脂致。”

张寿颐说:“凡草木之子，多坚实沉重，性皆下行，蔓荆之实，虽不甚重，然其性必降,《本经》谓主治筋骨间寒热，湿痹拘挛，明目、坚齿、利九窍，固皆清泄降火之功用。《别录》虽加以辛字，而主治风头痛，脑鸣、目泪出，仍是内风升腾之病，用以清降，断非疏散外风之品。《日华》谓治赤目，张洁古谓治头沉昏闷，止目睛内痛，王海藏谓搜肝风，皆是息风降火，其义甚明。独甄权谓治贼风；洁古又谓治太阳头痛，散风邪。则误作疏散之药，绝非《本经》《别录》真旨。盖内风、外风，治法含混，久为汉、魏以来通病，甄权等此说，实属误认，奈何濒湖《本草纲目》，亦谓其气清味辛，体轻而浮，上行而散，竟以甄权等之误说，反加附会而为之证实。近三百年，更无人能知蔓荆子之真实功用矣。然濒湖亦谓所主者皆头面风虚之证，则试问风而属虚，岂有再用浮散主治之理?《千金要方》以一味蔓荆子为末，浸酒服，治头风作痛，亦是内风，非祛散外风之法，其用酒者乃借酒力引之上行，使药力达于头脑之意。轻用一钱五分，重用可至三四钱。”

张山雷(1872~1934),名寿颐，清末至民国时期医学家。张氏著作很多，其中《正义》为博采历代本草著作之集成之作，不乏真知灼见。

古今医家应用蔓荆子的经验摘录如下。

一、临床验方

1. 头风 蔓荆子二升(末),酒一斗。绢袋盛，浸七宿，温服三合，日三。(《千金要方》)

2. 风寒侵目，肿痛出泪，涩胀畏光 蔓荆子三钱，荆芥、白蒺藜各二钱，柴胡、防风各一钱，甘草五分。水煎服。(《本草汇言》)

二、临床应用

1. 三叉神经痛 蔓荆子味苦辛，性微寒，入肝、胃、膀胱经，有疏散风热、清利头目之功。在临床用蔓荆子治疗头痛时，发现本品对三叉神经痛有效。具体用法是蔓荆子 60g，白酒 500ml。将蔓荆子炒至焦黄，研为粗末，入酒内浸泡 3~7 天（夏季泡 3 天，冬季泡 7 天），兑凉开水适量，取汁 700ml，每次服 50ml，每日 2 次，7 天为 1 个疗程。共治疗 42 例，男 15 例，女 27 例，年龄 34~86 岁。治疗 7 天痊愈者 31 例，占 73.8%。（刘永业.《中医杂志》2000；12：712）

原按：据《珍珠囊》中载蔓荆子"凉诸经血、止头痛，主目睛内痛"，王海藏云"搜肝风"，《千金要方》记载蔓荆子浸酒服，可治头风。现代药理研究表明，蔓荆子含有挥发油、生物碱、黄酮类及维生素 A 类物质，具有镇静、止痛作用，可用于治疗神经性头痛、肌肉神经痛。故本品治疗三叉神经痛有奇效。在临床运用时可根据病情稍做加减。如属风寒外袭者可加细辛、荆芥；火热内盛者可加夏枯草、杭菊花；血瘀阻络者可加当归、川芎等。

编者按：《本草新编》说"蔓荆子，佐补药中以治头痛最效"。可知因气血虚头痛者，应补气血以治本，用蔓荆子以治标。

2. **头痛　习惯性便秘**　在治疗头痛时，偶然发现蔓荆子也能治疗习惯性便秘，且疗效显著。如治张某，男，35 岁。头痛数年，时轻时重。嘱其将蔓荆子 60g 煎汤 200ml，每日分 3 次口服。1 周后复诊，患者自诉头痛已基本消失，自服蔓荆子后，患了近 5 年的便秘也随之而愈。再如治王某，女，27 岁。产后两周，大便秘结难解。查体见患者面色苍白，体胖而虚，动则汗出喘促，舌质淡，脉浮而缓。综合脉症，该患者乃产后血虚，津枯便秘，此乃虚秘也。未循常法，而以蔓荆子 150g 分 3 次煎服，次日便软而解，诸症悉除。（董俊峰.《中医杂志》2000；12：713）

原按：方书未记载蔓荆子有通便之功。偶然发现蔓荆子能治疗便秘，并且观察治疗 20 余例，都收到了较好的效果，可见蔓荆子除了具有疏风清热、凉肝明目的功能之外，还有清热润肠之作用，望同道验证。

编者按：临床上对"治此愈彼"的偶然发现要重视之，以扩展中药的应用范围。

3. **流行性角膜结膜炎　急性鼻窦炎　牙周炎　化脓性中耳炎**　蔓荆子辛苦微寒，功能疏散风热，因其气味芳香，质轻扬上，善于清利头面五官诸窍之病证。常随证选方加蔓荆子 10~15g 治之，取得了良好的临床疗效。（阎振喆.《中医杂志》2000；12：713）

4. **神经根型颈椎病眩晕**　已故名老中医李浩儒对蔓荆子治疗头痛、眩晕有独到之处。他治疗头痛、眩晕分虚实两类。如属实证者，用蔓荆子 50g，白芷 10g，川芎 3g，荆芥 10g，黄芩 15g。如属虚证者，用蔓荆子 40g，防风 5g，黄芪 15g，苍术 10g，山茱萸 15g，山药 20g，白豆蔻 3g。方中蔓荆子需打碎或研碎，生用或微火炒匀可用之。30 多年来，采用李浩儒老中医运用蔓荆子的经验，用蔓荆子治疗神经根型颈椎病眩晕 60 例，收到满意疗效。（李观荣.《中医杂志》2000；12：712）

5. 胃炎 蔓荆子为疏散风热、清利头目的要药。1993 年春遇一例久治不愈的胃炎并伴白内障初起的患者，在辨证处方中加入蔓荆子 30g，连服 5 剂后胃痛消失，2 个月后经复查胃镜，胃炎痊愈。深受启发，遂用此法治疗慢性萎缩性胃炎。（黄永刚，文国刚.《中医杂志》2000；12：712）

原按： 药理研究证实，蔓荆子水煎剂及提取液有明显的镇痛、消炎作用。临床用于治疗胃炎，效果良好。此外配儿茶治疗胃溃疡疗效尚佳，不妨一试。

编者按：《广西中药志》中说蔓荆子“治胃痛”。结合上述经验与药理研究，蔓荆子治胃痛（胃炎）可验证其疗效。

6. 不寐 在临床实践中，以蔓荆子为主药治疗因肝郁化火导致的不寐证，有较好的疗效。如治王某某，女，49 岁。烦躁易怒，彻夜难眠 3 天。患者 3 天前因暴怒出现头痛，头晕，口苦咽干，胁肋灼痛，烦躁易怒，大便秘结，3 天来整夜不寐，曾一次服用地西泮、阿普唑仑 2~3 片，效果不著，现来就诊。患者精神抑郁，面红目赤，舌红苔黄，脉弦数，证属肝气郁结，气郁化火，热扰心神，神不守舍。处方为蔓荆子 30g，黄连 15g，水煎 200ml，睡前 1 小时服。当晚夜间就能睡 3 个小时，服第 2 剂后，睡眠基本正常，5 剂后诸症悉退。（王雪英.《中医杂志》2000；12：713）

编者按： 张山雷（名寿颐）说蔓荆子具有“清泄降火之功用”，这可以解释上述治肝郁化火引起的失眠功效。

7. 老年性白内障 余尝闻民间有一单方，主药为蔓荆子，配伍猪肉治疗老年性白内障，疗效可靠，兹介绍如下。方用蔓荆子 5g，猪肉 50g。蔓荆子研粉，猪肉剁碎。蔓荆子粉与猪肉拌匀、炖熟，一次服完，每日 1 次，一般服 2~3 日可见效。如治患者，女，85 岁。65 岁时视力开始昏花，确诊为老年性白内障。余经常给患者服此方已 20 年，患者仍可以穿针引线。据临床体会，本方法简便有效，值得推广应用。（吕惠英.《中医杂志》2000；12：713）

编者按：《药品化义》中说：“蔓荆子，能疏风、凉血、利窍，凡太阳经头痛，及头风、脑鸣、目泪、目昏，皆血热风淫所致，以此凉之散之，取其气薄主升，佐神效黄芪汤，疏消障翳，使目复光，为肝经圣药。”上述民间验方有待验证。

结　语

蔓荆子味苦辛而性微寒，功能疏散风热，善于清利头目。张寿颐谓其“皆清泄降火之功用……断非疏散外风之品”。闻一闻、尝一尝蔓荆子，可见“其药材特异而芳香，味淡微辛”。辛而芳香，故善于疏散；言其苦而微寒，故功能清降也。对于既宜疏散，又应清降之病证，为蔓荆子之专长也。上述现代医者经验，取之治头痛（三叉神经痛）、眩晕及头面五官诸窍之病。偶然发现其重用 50~60g 可治习惯性便秘，以及用之治胃炎、不寐、老年性白内障（验方）等经验，皆有待验证。

白　芷

白芷，又名芳香（《本经》）、香白芷（《夷坚志》），为植物的根。秋天种植的，次年7~9月间茎叶枯黄时采挖；春天种植的，当年10月采挖。分布于全国大部分地区。主产于四川者称川白芷，其药材气微香、味苦辛，以独枝、皮细、外表土黄色、坚硬、光滑、香气浓者为佳。主产于浙江者称杭白芷，其药材气芳香、味苦辛，以根条粗大、皮细、粉性足、香气浓者为佳。主产于云南省者称滇白芷，其药材气芳香、味辣而苦。白芷性味辛温，入肺、脾、胃经。功能祛风，燥湿，消肿，止痛。

《本经》中说："主女人漏下赤白，血闭阴肿，寒热，风头（头风）侵目泪出，长肌肤，润泽。"

《别录》中说："疗风邪久渴（久渴疑作'久泻'），呕吐，两胁满，风痛头眩，目痒。"

《正义》中说："白芷辛温，芳香燥烈，疏风散寒，上行头目清窍，亦能燥湿升阳，外达肌肤，内提清阳之气，功用正与川芎、藁本近似。《本经》中说治女人漏下赤白，血闭阴肿，皆其清阳下陷，寒湿伤于中下之证，温升燥湿始为合宜。若阴虚不摄，或湿热浸淫，而为此诸症，非可概治。头风目泪，亦惟阳气素虚，而风寒风热乘之者，庶能合辙，如阳盛而袭风热，已难概用，亦有阴虚肝木上乘，疏泄太过，而迎风泪流者，更非所宜。长肌肤，作面脂，皆与藁本同。《别录》疗风邪，即以风寒外侵言之。久渴，仲淳谓当作久泻，甚是。燥湿升清，振动阳明之气，固治久泻之良剂，必非渴症所宜。且古今各家，皆未闻以此疗渴也。其治呕吐者，胃阳不振，食入反出者宜之，而胃火炽盛，冲激逆上，不可误用。胁满乃木郁土中，过抑少阳之气，不得条达者宜之，而肝胆火炎，搘撑横逆者，又在所禁。治风痛头眩，亦惟阳和之气，不司布护，而外风袭之者，始为合辙。《是斋百一选方》谓都梁丸……是为阳虚风眩之实验，若阴虚气火上浮而为风眩，则又不可同日语矣。"

古今医家应用白芷治病经验摘录如下。

一、临床验方

1. **半边头痛**　白芷、细辛、石膏、乳香（去油）、没药（去油）。上各味等份，为细末，吹入鼻中，左痛右吹，右痛左吹。（《种福堂公选良方》白芷细辛吹鼻散）

2. **眉框痛，属风热与痰**　黄芩（酒浸炒）、白芷。上为末，茶清调二钱。（《丹溪心法》）

3. **鼻渊**　辛夷、防风、白芷各八分，苍耳子一钱二分，川芎五分，北细辛七

分，甘草三分。白水煎，连服四剂。忌牛肉。(《疡医大全》)

4. **肠风**　香白芷为细末，米饮调下。(《是斋百一选方》)

5. **大便风秘**　香白芷炒为末，每服二钱，米饮入蜜少许，连进二服。(《十便良方》)

6. **肿毒热痛**　醋调白芷末敷之。(《卫生易简方》)

7. **痈疽赤肿**　白芷、大黄等份。为末，米饮服二钱。(《经验方》)

8. **刀箭伤疮**　香白芷嚼烂涂之。(《濒湖集简方》)

9. **牙痛**　白芷 20g，花椒、细辛各 10g，将药置茶缸内，用开水 400ml，浸泡 15 分钟，待微温含漱（禁止内服）。（彭景星，彭慕斌.《中医杂志》2000；7：393）

二、临床应用

（一）内科病

1. **头痛　牙痛　三叉神经痛　眩晕**　取白芷 2 两、冰片 2 分，共研成末，以少许置于患者鼻前庭，嘱均匀吸入。治疗牙痛 20 例、三叉神经痛 2 例，显效时间最短 1 分钟，最长 10 分钟；治疗头痛 21 例，有效 20 例；治疗神经衰弱头痛 17 例，有效 14 例，均在 2~7 分钟内显效。（广西医学院.《中草药新医疗法展览资料选编》1970；168）

王定国病风头痛，至都梁，求名医杨介治之。连进 3 丸，即时病失。恳求其方，则用香白芷，洗晒为末，炼蜜丸弹子大，每嚼 1 丸，以清茶或荆芥汤化下。遂命名都梁丸。其药治头风眩晕，女人胎前产后伤风头痛，血风头痛皆效。（何时希.《历代无名医家验案》第 37 页）

2. **痛证**　白芷，辛温芳香，能走善通，祛风，散寒，除湿，通窍止痛，临床常用于治疗风寒、风湿、寒湿等病证。自拟穴疗止痛散外敷，治疗各种痛证 680 例，包括软组织挫伤、骨质增生、肌肉劳损、风湿性肌炎、骨折痛、肋软骨炎、肩周炎、胃肠平滑肌痉挛疼痛、术后伤口疼痛，肋间神经痛、坐骨神经痛等，总有效率 92.6%。

穴疗止痛散由白芷、三七、桃仁、红花、乳香、没药各等份研末而成。以 50%~70% 乙醇或白酒将该药调湿，敷于疼痛部位和相关穴位，外面覆以塑料膜防止药物挥发，待药干后即换药，以保持湿润为度，5 天为 1 个疗程，治疗 1~2 个疗程，疗程间隔 3 天。

此外，尚可用白芷配活络效灵丹治疗坐骨神经痛，配桂枝、羌活等治肩周炎，配狗脊、续断等治骨质增生腰痛，配平胃散、藿香、法半夏治风寒或寒湿型腹痛、

腹泻等。（王新华.《中医杂志》2000；7：392）

原按：《本草汇言》中说："白芷，上行头目，下抵肠胃，中达肢体，遍通肌肤以至毛窍，而利泄邪气。"经适当配伍可以广泛用于治疗全身各部位的疼痛病证。又说："性味辛散，如头痛、麻痹、眼目痛……诸症，不因于风寒湿邪，而因于阴虚气弱，阴虚火炽者，俱禁用之。"

编者按：各种疾病导致的痛证在临床上常见，上述"穴疗止痛散"以白芷为主药配制外敷法，体现了中医药特色疗法，制法可行，用法切实，疗效可靠，需要者可制备用之。

3. 泄泻 白芷辛温，教科书多将其列入辛温解表药中，用于解表、止痛、消痈。其实该药还有悦脾土、升胃阳、除湿浊的功效。《正义》中谓其能"燥湿升清，振动阳明之气，固治久泻之良剂"。白芷有较强的除湿作用，临床用于治疗湿浊所致的泄泻、带下疗效满意。常将白芷、白术组成药对，用于治疗湿盛困脾或脾虚湿困之泄泻。白芷芳香悦脾燥湿，温升阳明清气，白术健脾运湿，二药合用，共奏健脾燥湿、升清降浊之功。（徐明.《中医杂志》2000；7：392）

4. 关节滑囊炎 在翻阅王洪绪《外科证治全生集》时，见鹤膝风治法中用白芷治疗取效的记载。受此启发，在临床实践中，每遇肘、膝关节滑囊病变时，即采用白芷外敷、内服治疗多获良效。如治患者朱某某，男，45岁。因右膝部撞伤，两天后膝关节肿起，不能屈伸。诊断为外伤性膝关节滑囊炎。经医院间断抽液5次，旋抽旋肿，液体复来，先后用抗炎、微波等方法治疗，时越2个月余，效果不甚理想而来院诊治。临床症见右膝关节肿胀，不得屈伸，舌质红，苔黄腻，脉弦数。拟用活血化瘀，利水消肿。处方为白芷50g，炙马钱子5g，白及30g。研极细末，蜂蜜调成膏局部外敷，加压包扎，3天更换膏药1次。内服二陈汤加味。方为陈皮10g，制半夏10g，茯苓15g，白芷15g，当归10g，白芍10g，川芎6g，枳实10g，黄芪15g，桔梗10g，泽泻6g，槟榔6g，甘草5g，生姜3片。水煎服，日服2次。经服20剂后复查，症状悉除，可从事正常工作。（于善堂，郭秀红.《中医杂志》2000；7：393）

原按：多年来，治疗肘、膝关节外伤肿痛的患者数十例，均用白芷为主治疗，疗效显著。临床实践证明，白芷不仅为辛温解表、祛风散寒药，而且有利水消肿的良效。此药有碍胃之副作用，因此内服时不宜用量过大。

编者按：白芷的芳香之气具有透表通络消肿功用，故取之为主药外敷治关节肿痛有良效。如此疗效，朱良春老先生亦有经验。

5. 面神经炎及面肌痉挛 外祖父程良玉生前以白芷为主，治疗面神经炎引起的面神经麻痹及面肌痉挛，每获显效。如治许某，男，42岁，1978年8月12日初诊。7天前面部受风而口眼歪斜及面肌痉挛，经西药及针灸治疗效果不显，而求诊于外祖父。处方为白芷10g，川芎6g，防风6g，地龙4.5g，浙贝母9g，钩藤6g，僵蚕4.5g。水煎服，每日1剂。服药6剂后，诸症减轻。续服15剂诸症消失。（兰友明，兰义明.《中医杂志》2000；7：392–393）

（二）妇科病与美容外用方

1. 卵巢囊肿 近几年来，重用白芷30g治疗卵巢囊肿，疗效颇佳。如治何某某，女，31岁。根据多年临床治疗体会，重用白芷对有卵巢囊肿并伴有妇科诸症者疗效较好。（徐细维，沈鹏.《中医杂志》2000；7：393）

编者按：重用白芷为主药治疗“卵巢囊肿”，上述朱良春老先生亦有经验。足应重视，效法用之。

2. 带下 众所周知，白芷是发表散风、燥湿排脓之要药，一次偶然的机会，发现白芷治带下有效。在20世纪60年代，农妇郭某患头痛，鼻流浊涕，向余索方。当时据都梁丸与《金匮要略》排脓汤意，予白芷、甘草、桔梗、青茶各10g为方，服药5剂，不仅头痛浊涕诸症大减，而素有带下过多之疾竟愈。因而后来在治带下方药中，常加入白芷，每获良效。（彭景星，彭慕斌.《中医杂志》2000；7：393）

编者按：《本经》中曰白芷治“女人漏下赤白”。上述“偶然”疗效，验证了古圣之经验。这说明古训源于实践，故能指导临床，经得起重复，很值得下功夫去学习。

3. 缺乳症 白芷下乳，查诸本草典籍未见记载，为临证偶得。曾治一产妇，其患乳痈，焮赤肿痛，投以寒凉清解之品，又倍用白芷、贝母以消肿散结。药后，热退肿消，唯见乳房部出汗增多，时自溢，疑是白芷所致。后又遇2例缺乳证，遂有意用一味白芷30g，嘱其煎汤代茶饮，竟获效验。近年来，重用白芷20g，伍以当归、穿山甲、漏芦、通草、王不留行，气血虚弱者加黄芪、党参、天花粉、黑芝麻，肝郁气滞者加柴胡、郁金、青皮、丝瓜络，治疗缺乳28例，均收到突出疗效。（段先志，张春娥.《中医杂志》2000；7：393–394）

原按：近阅《蒲辅周医疗经验》有“白芷祛风为主并能下乳”一语，且喜用白芷治疗气血不足所致缺乳。另《清太医院配方》所制下乳涌泉散中也选用白芷，可见白芷下乳前人已有经验。盖缺乳一证，或因气血不足，或因经脉郁滞，但总和阳明有关。如李杲谓：“脾胃虚则九窍不通。”傅青主云：“乳全赖气之力，以行血而化之也。”而白芷气味芳香，性升浮，且气温力厚，功善通窍达表，入胃经，为阳明经要药。故可以芳香醒脾开胃，鼓舞胃气上行达表而化乳。白芷辛温，但就临证体验来看，28例验案未见有助热化燥之变。

编者按：上述治例、名家经验及名著验方，都说明白芷治缺乳之疗效，应重视辨证用之。

4. 黄褐斑　润肤增白　白芷外用为美容要药。《日华》谓白芷"去面皯疵瘢"。皯者，雀斑也。《本草纲目》谓白芷"长肌肤，润泽颜色，可作面脂"，古代美容方中多用之。据临床验证，白芷一味单独外用便可美容，若配伍菟丝子、白附子外用，能祛除黄褐斑。《本经》谓菟丝子"汁去面䵟"；《本草纲目》谓白附子主治"面上百病……面皯瘢疵"，可以"入面脂用"。如治王某某，女，36岁，怀孕后期两侧面颊出现黄褐斑，呈蝴蝶状，咖啡色，产后一直未消退，皮损面积约3cm×4cm大小，已3年，月经正常，无任何不适。曾坚持服逍遥丸、杞菊地黄丸半年无效。嘱其自制白芷祛斑膏。用白芷200g，白附子40g，二味碾为极细末，菟丝子400g，洗净，加冷水1500ml浸泡2小时，文火煮沸1小时，滤取药液400ml。将白芷、白附子细末趁热渗入菟丝子药液之中，充分搅拌和匀，装瓶备用。每晚用温水洗脸后，取上述药膏适量均匀薄涂皮损处，保留2小时以上，临睡前用软纸擦去（勿用水洗）。约1个月后面颊蝴蝶斑颜色开始变浅；坚持涂抹2个月余，蝴蝶斑整体消失，仅残留几处0.2cm×0.5cm大小的浅黄色斑。

临床还常遇到面部无明显色素异常，但欲使皮肤柔嫩细滑且增白的患者，便嘱其自制白芷美容膏。挑选大而色纯白无霉迹的白芷饮片200g，用小刀剔除其黄棕色粗皮，碾为极细末，每次取30g，掺入一小瓶婴幼儿护肤品中，充分搅拌和匀。气温在20℃以上时宜放入冰箱冷藏。每晚取此膏适量代替常用护肤品搽面，至少保留1小时，临睡前用软纸揩去（勿用水洗），次晨才洗脸。连用半个月后可改为2~3天搽1次。经数十位中青年女性验证，坚持3~6个月，可使面部皮肤柔嫩细滑，且有一定增白作用。（余国俊.《中医杂志》2000；7：394）

编者按：上述以白芷、白附子、菟丝子三味药配制为膏外敷治疗"黄褐斑"的经验，源于古圣先贤之论述。以白芷为膏"搽面"可以起到"润肤增白"的作用，这其实验证了《本经》中所谓白芷"润泽"之功。上述外敷疗法可满足美容者之愿望与美好追求。临床曾观察以白芷为主药外用消斑美容，确有疗效。

附：朱良春老先生应用白芷经验

白芷辛温芳香，入肺、胃、大肠三经，《本草汇言》称"白芷上行头目，下抵肠胃，中达肢体，遍通肌肤及毛窍，而利泄邪气"。说明其功效之广泛，具有祛风、散寒、除湿、通窍、消肿、止痛之功，能行能散，长于宣通，止痛消肿之功尤为卓著，朱良春盛赞之而广为应用。

（1）善治头痛。对头痛患者，以前额及眉棱骨痛为主者，尤为适合。单用一味（15~20g）或加于辨治方中，均奏佳效。顽固性偏头痛，可取30g单味煎汤，分2次服，或用20g加于辨治方中，多获良效。对于腰椎麻醉后头痛，以及硬膜外麻醉所致之头痛、头晕，用30g煎汤，分2次服，收效亦佳。以其善于祛风、温散、宣通也。

（2）通治诸痛。凡周身疼痛，属于风寒、风湿、气滞血瘀者，均可参用，如寒湿痹痛、胁痛（肋间神经痛、肋软骨炎）等，均可于辨治方中加用20g，疗效满意。

（3）消囊散肿。白芷具有辛香、走窜、温通、利水、消肿之功，对于关节滑囊炎、卵巢囊肿，恒奏显效。《外科证治全生集》中曾用白芷内服、外敷治鹤膝风，此证包括膝关节结核、类风湿关节炎及膝关节滑囊炎，前两者较顽固，需综合治疗，后者单用白芷研末，每服5g，1日2次，黄酒送服（开水亦可）。并取末用白酒（皮肤过敏者用温水）调成糊状敷贴肿胀处，2日1换，对肘、膝、踝关节滑囊炎之肿痛甚效。《本经》中称其“治女人，漏下赤白，血闭阴肿”，故对卵巢囊肿及赤白带下，清阳下陷，寒湿伤于中下者，重用白芷30g，加于辨治方中，收效亦佳。

此外，白芷宣通鼻窍，配辛夷、苍耳子、鹅不食草等治鼻流涕之鼻渊。对疮疡初起者，能消肿散结，特别是乳腺炎肿胀结块，配大贝母、蒲公英、青陈皮、天花粉等有效。对皮肤瘙痒者，配伍用地肤子、白鲜皮、蝉蜕、蛇床子有祛风止痒之功。但其味辛性温，凡阴虚、燥热及妊娠者忌用。（《朱良春医集》）

结 语

白芷又名“芳香”，用之打粉闻之，芳香扑鼻，储存几年，清香之气不减（编者搞科研用之的体验）。其性味辛温，功能祛风，止痛，燥湿，消肿。临床取白芷“上行头目清窍”之性，治头痛、牙痛、面瘫与面肌痉挛多有良效，又根据白芷有“能走善通”之功，取之为主药研粉调酒外敷，可治疗多种痛证。白芷为风药，善“提清气”，故取之可治杂病泄泻，女人带下。白芷“芳香燥烈”，具有燥湿功能，故取之治关节滑膜炎与妇人卵巢囊肿皆有疗效。又有医者偶然发现，一味白芷30g，可治产后缺乳症。最为可贵的是，白芷为外用美容良药，用之为主药治黄褐斑及美白有良效。

黄　精

黄精，为植物的根茎，春、秋采收，以秋季采者质佳。全国各地均产。黄精药材无臭，味微甜而有黏性。以块大、色黄、断面透明、质润泽者为佳。黄酒炮制后则成为黑色。性味甘、平，入脾、肺、肾及心经。功能补中益气，润心肺，强筋骨。

黄精首载于《别录》，曰："味甘、平、无毒。主补中益气，除风湿，安五脏。"《日华》中说："补五劳七伤，助筋者，止饥，耐寒暑，益脾胃，润心肺。"《本经逢原》中说："黄精，宽中益气，使五脏调和，肌肉充盛，骨髓强坚，皆是补阴之功。"《本草便读》中说："黄精，为滋腻之品，久服令人不饥，若脾虚有湿者，不宜服之，恐其腻膈也。此药味甘如饴，性平质润，为补养脾阴之正品。"

《正义》中说："黄精不载于《本经》，今产于徽州，徽人常以为馈赠之品，蒸之极熟，随时可食。味甘而厚腻，颇类熟地黄，古今医方极少用此。盖平居服食之品，非去病之药物也。按其功力，亦大类熟地黄。补血补阴而养脾胃，是其专长。但腻滞之物，有湿痰者弗服。而胃纳不旺者，亦必避之。"

有的学者撰写"黄精功能补五脏"一文，值得学习，摘要如下。黄精，属补益药之类。功能补脾润肺，养阴生津。它不仅是一味治病良药，还是一味滋补五脏的妙品。以黄精为主配伍用于治疗五脏虚证，每获良效。（谢兆丰.《中医杂志》2001；1：11）

古今医家应用黄精的经验摘要如下。

一、临床验方

1. **补精气**　枸杞子（冬采者佳）、黄精等份。为细末，二味相和，捣成块，捏作饼子，干复捣为末，炼蜜为丸，如梧桐子大。每服五十丸，空心温水送下。（《奇效良方》枸杞丸）

2. **荣气不清，久风入脉，因而成癞，鼻坏色败，皮肤痒溃**　黄精根（去皮洗净）二斤。日中曝令软，纳粟米饭甑中同蒸之，二斗米熟为度，不拘时服。（《圣济总录》）

3. **脾胃虚弱，体倦无力**　黄精、党参、怀山药各一两，蒸鸡食。（《湖南农村常用中草药手册》）

4. **肺痨咯血、赤白带**　鲜黄精根头二两，冰糖一两。开水炖服。（《闽东本草》）

5. **肺结核，病后体虚**　黄精五钱至一两。水煎服或炖猪肉食。（《湖南农村常用

中草药手册》）

6. **小儿下肢痿软** 黄精一两，冬蜜一两。开水炖服。（《闽东本草》）

7. **胃热口渴** 黄精六钱，熟地黄、山药各五钱，天花粉、麦冬各四钱。水煎服。（《山东中草药手册》）

8. **蛲虫病** 黄精八钱，加冰糖一两，炖服。（《福建中医药》1965；6：44）

二、临床应用

（一）内科病

1. 肺结核

（1）浸润型肺结核。临床观察19例，均属于浸润型肺结核，经单独内服黄精浸膏3个月后，病灶完全吸收者4例，吸收好转者12例，无改变者3例。痰集菌检查多数转阴，血沉绝大部分病例均恢复正常值。体重及临床症状也有所改变。使用方法为取黄精经蒸晒干燥，洗净，切碎，加水5倍，用文火煎熬24小时，滤去渣，再将滤液用文火煎熬，不断搅拌，待熬成浸膏状，冷却，装瓶备用。一般5斤黄精可制黄精浸膏1斤，每毫升相当于黄精5g。每日4次，每次10ml。（冯玉龙.《浙江医学》1960；4：163–164）

原按：黄精具有很强的抗感染作用，其抗感染谱相当广泛，包括革兰阳性菌、革兰阴性菌、真菌、酵母菌及抗酸菌等。除对病原菌有抑制作用外，尚能增强全身功能，其治疗肺结核的机制与这两种作用密切相关。据杨泽光报道，黄精是抗感染力最强的中药，实验证明其对嗜酸乳杆菌有抑制作用。

编者按：《本草纲目》说黄精“补诸虚，止寒热，填精髓，下三尸虫”。可知黄精是一味补虚杀虫良药。现代研究黄精有抗结核分枝杆菌作用。读者注意，上述报道时间是1960年。那个年代，社会贫穷，医疗条件差，且西医西药的应用不像现在这样普遍。也只有在这样的背景下才有条件“单独内服黄精浸膏3个月”治疗“浸润型肺结核”，以观察其单味药之疗效。在那个年代，民风淳朴，医德厚道，弄虚作假者少，故报道切实可信，值得临床效法与进一步研究。

（2）耐药性肺结核。曾以黄精配黄芩、百部治愈1例久治不愈耐药性肺结核患者。患者沈某某，女，20岁。1992年患肺结核，咯血。曾在市县两地结防专科医院治疗，已3个疗程，做过2次药敏试验，更改治疗方案3次，仍间断性咯血，消瘦，低热，纳食差。嘱暂停西药，服黄精50g，黄芩20g，百部30g，每日1剂。连服半个月，自觉症状明显改善，续服上方2个月余。1995年初，胸透、痰检各项指标正常，身体康复如初，已婚，随访2年余，未见异常。（王丽初.《中医杂志》2000；9：521）

原按：黄精平补而润，和中益气，安五脏，润心肺，填精髓，下三虫，适用于久病调补，长服无壅中腻膈之弊。黄精能益气扶正，增强机体免疫功能，提高抗病能力。

2. **预防喘证发作**　喘证临床常见于支气管哮喘、慢性喘息性支气管炎、肺气肿、肺源性心脏病等疾病。在预防其发作方面，尚没有理想的药物和方法，以黄精为主组方，长期服用，预防喘证发作，取得了较好的疗效，现举例介绍如下。

例1：彭某，男，40岁。咳嗽、气喘反复发作8年。根据其病情及舌、脉象，辨证为肺气不足，伏痰于内，方以黄精15g，川贝母6g。冬、春季加防风；秋季加沙参10g，梨1枚；夏季加金银花10g。水煎频服，每日1剂，10日为1个疗程，在季节交替前服用。服药近3年，咳喘未再发作，患者已正常工作，且过劳时亦无气短、乏力之感，对刺激性气味反应亦不敏感。

例2：谢某，男，65岁。反复发作性喘咳20余年，加重2年。中医辨证属肺肾两虚，摄纳失职。以黄精30g，五味子6g，炒白术10g，金银花10g，每日1剂，水煎久服代茶。1个月后患者自觉体力、精力明显改善，活动后气短乏力症状减轻，服用1年余，自述病情稳定，原有易感冒的情况亦大有好转。（牟林茂.《中医杂志》2000；9：521）

原按：用黄精补益脏腑，可使卫气充实，能预防喘证发作，其性味平和，长期使用未发现有毒副作用。临证时，可根据不同的原发疾病、不同的发病季节及患者的个体差异，辨证选药配伍使用，可提高疗效。

编者按：以黄精为主药补虚治病、防病的最大好处是可以久服，"此药味甘如饴"性平纯正，便于常食久服。但"味甘而厚腻，颇类熟地黄"，故服之适量为宜，特别是"胃纳不旺"者要慎用。

3. **慢性萎缩性胃炎**　根据长期临床应用，体会到治疗慢性萎缩性胃炎，在辨证选方的基础上加黄精，其疗效明显提高。（李德珍.《中医杂志》2000；9：521）

4. **遗精**　在临床实践中发现，黄精具有很好的止遗精功效。这源于10余年前诊治一脾胃阴津不足胃脘疼痛的中年患者，在运用健脾益胃养阴止痛方药的同时，加用黄精至20g。患者经治疗后病情基本痊愈，并告之其多年来经治不愈的遗精症也随之消失。后又在治疗其他遗精患者中试用之，也同样收到很好的疗效。无论复方或单味使用治疗遗精症，都能收到同样的效果。（谭永东.《中医杂志》2000；9：522）

原按：黄精煎煮时间宜长不宜短，量不宜太小，以15~25g为佳，量小则止遗精之功效不显著。该药属于滋腻之品，对于脾胃虚弱或兼夹湿邪者可加入白术等健脾之品以助脾祛湿。

5. **痹证**　风湿性关节炎、类风湿关节炎属中医痹证范畴，这是煤矿工人多发病。近几年，用中医辨证论治方法在处方中配伍黄精一味治疗多例，取得良好效果。《日华》曰黄精“补五劳七伤，助筋骨”。肾主骨，肝主筋，骨壮则筋健，筋健则气血充盛，气血充盛则经脉通利，经脉通利则痹无以产生。近几年来，应用黄精一味养筋脉、益精髓、强筋骨，取得很好效果。经临床验证，这不仅是滋补之品，还有强健筋骨、填精益肾之功，此外无明显助湿碍脾之弊。（袭杜鹃.《中医杂志》2000；9：522）

6. 高胆固醇血症 用黄精治疗高脂血症，尤以高胆固醇血症，取得一定的疗效。曾观察过脑动脉硬化（含中风后遗症者）及冠心患者兼有高脂血症患者，于活血通络等汤剂中加入黄精 15g 以降血脂，一般服用 2~4 个月，复查血清胆固醇明显下降，甘油三酯也下降，但不如胆固醇明显。由此可知，治疗冠心病、脑动脉硬化（含中风患者）时，辨证论治，既用活血通络药治标，又用黄精等降脂药物治本，标本兼治，疗效更好。（陈鼎祺.《中医杂志》2000；1：12）

编者按：黄精治疗高脂血症，应审病求因，区别用之。若由于嗜食、少动、营养过剩者，不可用之；若年老体衰，代谢失常者，可用之补虚，或有降脂之功效。经曰：“虚虚实实（无虚虚，无实实），补不足，损有余。”百病皆应准此。

7. 失眠 在多年的临床实践中，遇有因频咳影响夜间睡眠的患者，随症加入黄精，多可收到显著的镇静止咳效果。曾遇一患者，咳嗽、纳呆、失眠，投以黄精、山楂各 30g，泡水当茶饮。其子为迎接考试正温课学习，闻其药香甚浓，且酸甜可口，遂服用半杯，约 10 分钟，即酣然入睡，呼之不应，次晨醒来，精神颇佳。又有一次遇一外籍教师，他只身在外，患失眠症，服西药无效，按中医心肾不交论治，方中重用黄精 40g，服药后，很快神昏欲睡，醒后精神良好，若方中去掉黄精则失眠再现。日后随症酌加黄精 30~40g，共治 67 例，每收佳效。体会为若单纯失眠，黄精配酸枣仁，则收效更佳。（陈秀杉.《中医杂志》2001；1：12）

编者按：黄精治失眠，为补虚养心安神之功，虚证或可如上述有效，实证不可用之。

8. 自汗 自汗属体虚表气不固所致，自汗日久导致津液亦有耗伤。黄芪偏温，黄精性平，黄芪功专补气为长，黄精补中有润，对于自汗而气液两伤者，黄精则更胜黄芪一筹。因此治疗自汗证，对辨证为气阴两虚者，以黄精为主药，取得了较为满意的疗效。（于进，于卓.《中医杂志》2000；1：12）

9. 瘿病（甲状腺功能亢进） 甲状腺功能亢进属中医学“瘿”病范畴，其病因多端，病初多实，耗气伤阴，久则由实致虚，而为气阴两虚。在辨证的基础上加用大剂量黄精治疗甲状腺功能亢进（甲亢），取得了较好疗效。在瘿病辨证中，无论气郁痰阻，肝火旺盛，或痰瘀化火，均可致气阴两伤。黄精补气养阴，性润而柔，善补五脏虚损，益气无助火之弊。西医学认为，黄精可提高人体免疫功能，增加冠状动脉血流量。在甲亢的治疗过程中发现，黄精对甲亢所致心律失常及长期服用抗甲状腺药物而致白细胞及中性粒细胞减少，亦有较好的治疗作用。近年来，常将黄精 50~100g 单味水煎服，配合抗甲状腺药物可明显提高疗效，减轻其副作用。（杨丁友.《中医杂志》2000；1：12）

编者按：甲亢患者典型的症状之一是善饥多食。黄精为“腻滞之物”，如此“不利”因素对甲亢患者可以一举两得，既补虚又治病。任何药物治病都是有利、有弊。医者驾驭药物的能力就在于能够兴利除弊，方为良医。

10. 低血压（常服延年益寿） 老中医蔡友敬先生治疗低血压，辨证为气血亏虚者，自拟黄精 30g，黄芪 15g，党参 15g，鸡血藤 18g 治之，嘱患者水煎常饮，持之以恒，自能奏效。常师其法治疗此病，有时有意去除黄精，则其升压作用不明显，甚或无效，从而证明黄精具有升压的作用。泉州已故名医傅若谦先生认为，黄精具有抗衰老的作用，平时常用黄精蒸至色黑，切为极小块，每日早餐时加入若干煮粥食之，长年坚持不懈，可使耳聪目明，年九十九无疾而终。西医学研究证明，黄精具有防止动脉粥样硬化和肝脂肪浸润的作用，故黄精确有抗衰老的作用，平时经常食用，以增强身体的抗病力，可延年益寿。（庄增辉，蔡碧珊.《中医杂志》2000；1：13）

编者按：低血压者常与体质有关，若无病之人无须治之，治亦少功。上述经验与现代研究提示黄精之“抗衰老”的作用，值得重视，适当应用。

11. 痛风　高尿酸血症 黄精是味“安五脏、补诸虚”良药。临床对痛风高尿酸血症有本虚的患者，用黄精配秦艽、丹参、萆薢、苍术等治疗痛风 37 例，治愈 29 例，好转 8 例。治疗高尿酸血症 88 例，显效 84 例（尿酸降至正常，下降幅度为 57~630μmol/L），有效 4 例，与对照组（84 例）相比，差异有显著性（$P < 0.001$）。临床观察，以黄精为主药的处方，不仅有良好的降低血尿酸功效，还具有较好的降脂、降糖作用。经研究发现与黄精含有丰富的锌、硒、锗、镁等微量元素有关。（孙咸茂.《中医杂志》2001；1：13）

（二）皮肤病

1. 癣菌病 取黄精捣碎，以 95% 乙醇浸 1~2 天，蒸馏去大部分乙醇，使浓缩，加 3 倍水，沉淀，取其滤液，蒸去其余乙醇，浓缩至稀糊状，即成为黄精粗制液。使用时直接搽涂患处，每日 2 次。一般对足癣、腰癣都有一定疗效，尤以对足癣的水疱型及糜烂型疗效最佳。对足癣的角化型疗效较差，可能是因霉菌处在角化型较厚的表皮内，而黄精无剥脱或渗透表皮能力之故。黄精粗制液搽用时无痛苦，亦未见变坏的不良反应，缺点是容易污染衣服。（《中华医学》1958；5：432–438）

2. 手癣（鹅掌风）　足癣（脚气）　甲癣（灰指甲或灰趾甲）　白癣（白秃

疮）顽癣（神经性皮炎） 黄精味甘性平，有补脾润肺生津之功。医家多作为滋养强壮药运用，常以之治疗病后诸虚，或久病虚羸之候，却罕作外用治疗癣病。据现代药理实验，黄精对抗酸杆菌及致病性皮肤真菌有抑制作用，在临证中常以黄精为主药外用，治疗由皮肤真菌所致之手癣、足癣、甲癣、白癣等多种癣病，每奏良效，兹介绍如下。

（1）手、足癣。此乃临床常见的皮肤病。中医学称生于手部者为“鹅掌风”，生于足部者为“脚气”“脚湿气”。患部表现皮肤粗糙，附有层状鳞屑，边界清楚，伴有不同程度的瘙痒，夏、秋季节常因水泡搔破糜烂而感染，冬季则易发生皲裂，且顽固难以治愈。有时治愈后，常因再感染而复发。余以黄精 60g，蛇床子、地肤子、白鲜皮、石榴皮、苦参各 30g，明矾 15g，生大蒜 3~4 头（去皮打破），共放入搪瓷盆中，以镇江香醋 3 瓶（斤）浸泡 2 日后，每日将患部浸入药液中 2 小时（浸泡时间愈长愈好），连浸 10 日为 1 个疗程，一般治疗 1~2 个疗程即可痊愈。有效率达 95% 以上。治疗期间，药盆在每次浸用后必须盖好，寒冷季节必须将药液加热到适宜温度，方可浸用。患部禁用肥皂、洗衣粉等碱性物品。

（2）甲癣。俗称“灰指（趾）甲”，多因患手、足癣日久而继发，使损害之爪甲枯灰变形。余以黄精、生大蒜（去皮）各等份，共捣烂如泥，再加食醋适量调匀如膏状，贮于瓶中，盖好备用。治疗前先以温水浸泡患部，用刀修去枯灰变形之爪甲，每晚取备好药膏适量，敷于病变之爪甲上，外用塑料薄膜包扎好，次晨去之，以清水洗净，1 个月为 1 个疗程，一般治 1~2 个疗程可愈。有效率达 86.5%。治疗期间，禁用碱性物品洗擦患部，要同时治疗手、足癣，以免重复感染。

（3）白癣。又称“白秃疮”，好发于头部，患部头皮出现大小不等的灰白色圆形脱屑斑，斑上头发根部有白色鞘围绕，头发易折断。如见秃发，尚能再生；如患部感染化脓后留有瘢痕，头发则不易再生。以黄精 60g，白鲜皮、川楝子、蛇床子、苦参各 30g，明矾 15g，水煎取浓汁，加入与药汁相等量的食醋和匀，以 5~6 层纱布块蘸药液湿敷患部 30 分钟（每 5 分钟更换 1 次敷料），每日 2 次，10 日为 1 个疗程，一般治 1~2 个疗程可愈。有效率为 95% 以上。治疗前必须将患部头发剃去，或齐发根剪短。治疗期间，禁用肥皂等碱性物品洗擦患部。

（4）顽癣。又称“干癣”“银屑病”，西医学称为“神经性皮炎”。患部皮肤粗厚如牛皮，始有奇痒，搔抓后渐呈针头大小、圆形或多角形扁平丘疹，后渐密集成苔样癣块，皮色如常或微红，干燥坚硬，好发于颈部、腘窝、肘窝等处，重者可播发全身，如前臂、小腿伸侧、眼、耳周围等部。其病程缓慢，反复发作，常数年不愈。余以黄精、黄柏、紫草、土槿皮各等份焙干研成粉末，瓶装备用，每取适量以醋调糊，涂敷患部，每日换药 1 次，15 日为 1 个疗程，一般治 1~2 个疗程可愈。有效率为 82.6%。治疗期间，患部不宜搔抓或以热水烫洗，忌食鱼、虾、酒、辛辣

等刺激性食品。（张子惠.《中医杂志》2000；9：523）

编者按：癣是人们公认的难治顽疾，上述文献报道时间相距60多年，或以单味黄精用乙醇浸制液，或以黄精为主药组成，对多种癣菌病都取得较好疗效，值得学习。现代研究黄精对多种真（癣）菌有抑制作用。

3. **病毒性皮肤病（单纯疱疹、带状疱疹）** 现代药理实验证实，黄精除了具有抑制细菌、真菌及以上功效外，还具有抑制疱疹病毒的作用。于1994年12月~1997年7月将其用于皮肤科临床，治疗单纯疱疹（包括生殖器疱疹）、带状疱疹，疗效卓然。现举例介绍如下。熊某某，女，33岁。病程4年，因外阴部反复出现小水疱疼痛2天，于1995年12月3日就诊。查体温38.4℃，右侧大阴唇黏膜皮肤交界处有簇集成群的小丘疱疹或小疱，部分糜烂，腹股沟淋巴结无肿大，自感疼痛剧烈，舌红、苔黄腻，脉弦数，大便秘结。诊断为生殖器疱疹（复发型）。证属热邪伤津，阴虚内热，湿热下注。予清热利湿，解毒化浊。处方为黄精20g，黄柏15g，瞿麦12g，萹蓄12g，滑石20g，牡丹皮15g，栀子12g，忍冬藤15g，熟大黄9g，土茯苓15g，生甘草6g。水煎服，每日1剂，分3次服。外治予自制黄精粗制液（详见前"癣菌病"制液法）涂于患处，每日2次。黄精外用液对患部皮损无刺激及不良反应，尤对水疱型和糜烂型效果更佳。用药3天，诸症痊愈。（王金芳.《中医杂志》2000；9：523）

原按：曾于1995~1997年对14例生殖器疱疹作对照治疗观察。对照组在上方中去黄精，外用酞丁胺搽剂、四环素软膏。结果表明，使用黄精的病例疗效优于对照组，明显地缩短了病程，复发次数亦明显减少。通过临床应用及观察证实，以黄精为主药治疗疱疹病毒性皮肤病确有疗效。由于黄精的抑菌作用，外用于单纯疱疹、生殖器疱疹、带状疱疹的皮损时未发生继发感染。

编者按：上述文献表明，黄精对真菌、细菌及病毒所致的多种皮肤病有疗效。编者有鉴于此，在临床上治疗皮肤病与妇人阴痒者，常在内服或外治方中加入黄精。

（三）儿科病

1. **小儿厌食症** 小儿厌食症是临床常见病，由于此类患儿多属脾虚胃弱，故治疗时不宜用消导克伐之剂，否则必犯虚虚之戒，宜在健脾和胃的同时调养气血。黄精对脾胃气阴不足所致的小儿厌食症有疗效。（李秀忠.《中医杂志》2000；9：522）

2. **小儿脾疳** 体会到黄精能补脾阴，益中气，润五脏，强骨髓，长肌肉，养肺阴，生津液，益精气，是治脾疳之妙品。中医学认为脾疳的原因，主要是禀赋较弱，哺乳不当，饮食不节，恣食肥甘，病后失调，或为药误。"疳皆脾胃病，亡津液所作也”。小儿脏腑柔嫩，脾胃容易受伤，脾胃损伤则导致消化吸收及运化功能障碍，水谷精微不能正常输布全身脏腑、肌肉、四肢百骸，影响生长发育及脏腑功能，以致百病丛生。治疗方法为取黄精300~500g，研成细末，温水冲服。3岁以下每次服3g，3~5岁每次服4g，6~10岁每次服5g，11~13岁每次服6g，早晚各服1次，10天为1个疗程，连服1~3个疗程。因其气味平和，味甘纯正，易被婴幼儿所接受。临床观察35例，服药1~3个疗程后食欲好转，食量增加，有效率80%。（叶芳.《中医杂志》2001；1：13）

结　语

黄精味甘（微甜）性平，功能补五脏之虚，偏于“补血补阴而养脾胃是其专长”(《正义》)。由于黄精甘甜可口，故对于体虚者，可为药、食两用之品。凡病体虚有必要治疗者，取之补虚；体虚需要平时补养者，可取之常食。目前临床以黄精治病，可归纳为三类。①治疗虚证，如肺病咳喘（预防发作）、心病失眠、脾胃病之胃炎与小儿脾疳厌食症、肾虚遗精，以及自汗、低血压气阴两虚者。②本虚标实证，如痹证（风湿性关节炎、类风湿关节炎）、瘿病（甲亢）、高胆固醇血症、痛风、高尿酸血症等。③借助现代药理研究所治之病，如肺结核（浸润型与耐药性者）、皮肤真菌所致之癣病（手、足、甲、头癣及银屑病）、病毒性皮肤病（单纯疱疹、带状疱疹）等。黄精治疗的上述内、儿、皮肤病，有用单味药治之者（肺结核、癣病、甲亢），多用为主药而取得良效。黄精用量，少者10g，多者50~60g，最多用至100g（甲亢）。用之剂型，多为汤剂，还有膏剂（肺结核）与代茶饮（预防喘证、低血压），以及酒制剂、浸泡剂、醋制剂、粉剂（均用于治癣）等。

骨碎补

骨碎补首载于唐代陈藏器的《本草拾遗》，书中说："骨碎补，本名猴姜，以其主伤折、补骨碎，故名此名。"为植物的根茎，附生于树上、山林石壁或墙上。分布于全国南方多地及甘肃、陕西等。其药材气无或微弱，以粗壮扁平者为佳，或呈新月形，性味微苦涩而温。入肝、肾经，兼入心。功能补肾，活血，止血。

《正义·发明》详辨诸家之义说："骨碎补寄生石树之间，有根有叶，黏着不落，亦犹桑上寄生之属。性温而通。故入血和血，通调脉络。《开宝本草》谓：'气味苦温，主破血止血，补伤折，又入药用根，温而达下，则入肝肾。'故甄权谓：'主骨中毒气，风血疼痛，上热下冷。盖温养下元，能引升浮之热藏于下焦窟宅，是以可治上热下冷。'李濒湖谓：'研末同猪肾煨食，可治耳鸣及肾虚久泄牙痛，皆是此意，非可通治胃家实火之齿痛。'寿颐先业师阆仙朱先生，尝用以治寒痰凝滞，牙关不利，颊车隐痛之骨槽风重证，甚有捷验。又凡阴虚于下而肝胆浮阳夹痰上凝之齿痛，牙槽不利及阴寒逼阳上浮之喉痛、喉癣诸证，用此亦颇有效。皆即濒湖用治牙痛之意。而阳邪实盛者，类皆不可妄试。昔人每谓此药入肾治骨，并能治骨伤碎，因得此名者，皆当识得此意，非阴虚有热之骨痛、骨痿，果皆可以一概主治也。戴元礼在《证治要诀》谓痢后下虚，不善调养，或远行，或房劳，致两足痿软，或痛或痹，遂成痢风，宜用独活寄生汤加虎骨四斤丸，仍以骨碎补三分之一，同研酒服，则以肾之虚寒而言，此药温肾，能起骨萎宜矣。惟痢后风之脚软膝肿，亦有阴虚生内热者，则宜魏玉璜之一贯煎，戴氏此法非可概投。所谓万病有正面，皆有反面，审证论治，最为明辨。设或囫囵吞枣，希图弋获，未有不败者矣。此药之根有似于姜，且生茸茸之毛，故又有毛姜之名。一名猴姜，或谓即以有毛而其形似猴得名。"

古今医家应用骨碎补的经验摘录如下。

一、临床验方

1. 耳鸣，亦能止诸杂痛　骨碎补去毛细切后，用生蜜拌，蒸，从巳至亥，暴干，捣末，用炮猪肾空心吃。(《雷公炮炙论》)

2. 肾虚耳鸣耳聋，并齿牙浮动，疼痛难忍　骨碎补四两，熟地黄、山茱萸、茯苓各二两，牡丹皮一两五钱（俱酒炒），泽泻八钱（盐水炒）。共为末，炼蜜丸。每服五钱，食前白汤送下。(《本草汇言》)

3. 牙痛　鲜槲蕨一至二两（去毛）。打碎，加水蒸服。勿用铁器煮(《单方验方调查资料选编》)

编者按：鲜槲蕨为骨碎补科属之一。

4. 打仆伤损 猢狲姜不以多少，生姜半之。上同捣烂，以罨损处，用片帛包，干即易之。(《是斋百一选方》)

编者按：猢狲姜为骨碎补异名。

5. 接骨续筋 骨碎补四两，浸酒一斤，分十次内服，每日二次；另晒干研末外敷。(《泉州本草》)

6. 挫闪 骨碎补二两，杵烂，同生姜母、菜油、茹粉少许，炒敷患处。(《闽东本草》)

编者按：姜母指三年以上的老姜。

7. 跌打损伤，腰背、关节酸痛 槲蕨（去毛）五钱至一两。水煎服。(《浙江民间常用草药》)

8. 阑尾炎 鲜槲蕨（去毛）八两，切碎，加大血藤五钱，红枣四两。水煎服。(《浙江民间常用草药》)

9. 久泄 昔有魏某久泄，诸医不效，垂殆，予用此药（骨碎补）末，入猪肾中煨熟与食，顿住。盖肾主大小便，久泄属肾虚，不可专从脾胃也。(《本草纲目》)

二、临床应用

1. 老年痴呆 中医学认为老年痴呆多为肾气虚衰，致髓海不足，脑髓空虚而使脑组织萎缩、功能减退，而致呆痴，故治疗之根本是补肾填精益髓。但肾虚易致气虚，气虚不能载血运行常致血瘀，使脑络瘀滞，清窍失养，故治疗上在补肾的同时要注重活血化瘀以疏通血脉，宜采取补肾祛瘀标本兼治法。骨碎补性温、味苦，具补肾、活血之功，以此为主药治疗多例老年痴呆，取得了较好疗效。现将典型病例报告如下。

叶某，男，67岁，退休干部。1998年5月23日初诊。家人代诉，患原发性高血压20年，长期服用多种降压药物。自1992年3月开始发现记忆力减退，近事善忘明显，语言渐少，反应迟钝，烦躁易怒，腰膝酸软，肢冷。3年后记忆力进一步减退，从近事善忘发展到远事亦忘，行动迟缓，生活不能自理，曾服用八味地黄汤、虎潜丸、通窍活血汤及西药吡拉西坦、维生素E，并静脉滴注脑活素等治疗，效不明显。近1年来病情明显加重，小便失控，大便不能自知，时而表情淡漠、时而烦躁不安，有时不能正确回答问题。查血压170/100mmHg（22.7/13.3kPa），讲话不清，步履艰难，双下肢肌力减退，表情淡漠，舌淡苔白，脉沉弦细。多次做脑CT均提示局灶性脑萎缩，缺血性积分量表8分。西医诊断为脑血管性痴呆、脑萎缩。中医辨证属肾气虚衰，脑络瘀阻，髓海空虚。治宜补肾温阳、活血通络。予骨碎补60g，水煎煮40分钟后，滤出液约500ml，每日1剂分3次服，早晚加服八味地黄丸各 9g。1 个月后复诊，病情略有好转，主要表现在小便不再失控，大便时能呼叫家人。前方加大骨碎补量至 120g，嘱其家人水煎 2 次，第 1 次煎 40 分钟，第 2 次煎 25 分钟，共滤出 800~1000ml，加蜂蜜 39~50ml 搅均匀，代茶频服。5 个月后，精神体力明显改善，能与家人对答，大小便可自控，但活动仍乏力，舌脉无明显变化。检测肝肾功能、血生化、血细胞分析均在正常范围。继服 2 年后随访，认知能力提高，血压降至正常范围，四肢肌力有所增强，但记忆力仍差，查舌淡苔白质暗，脉沉缓无力。改骨碎补为 50g 继服以巩固疗效，随访病情稳定。（杨丁友.《中医杂志》2004；4：249）

原按：骨碎补有抗衰老、抗动脉粥样硬化、促进钙化等作用。临床体会，重症必用重剂，方可奏效。

编者按：这是一篇很有价值的短文。文中对老年痴呆的病机分析，认为骨碎补具有“补肾、活血”一药两用的功效特点，单用重用一味骨碎补取得较好疗效，很值得临床推广应用与深入研究。

2. **梅尼埃病**　在治疗梅尼埃病时，发现在辨证处方中重用骨碎补能有较好的消除眩晕、耳鸣的效果。如张某，女，31 岁，2000 年 6 月 24 日初诊。因突然头晕目眩、恶心呕吐半天而就诊。患者 5 年来类似症状先后发作过 8 次，每次均需住院治疗。症见眩晕如坐舟车，耳鸣伴听力减退，睁眼、翻身即欲呕吐，吐出大量清水夹痰涎。舌苔薄白，脉弦滑。血压正常，甘油试验阳性，诊断为梅尼埃病，系水停心下，清阳不升，浊阴上冒之支饮眩冒证，处方为泽泻 60g，白术 60g，丹参 30g，茯苓 30g。次日复诊，述服药后耳鸣及口吐清水减轻，但眩晕依旧。前方加骨碎补 100g，嘱多次少量频服，药后 4 小时眩晕大减，已能起坐，连服 3 剂后恢复上班。继用骨碎补 60g，泽泻 30g，白术 30g，服 7 剂以调理善后。1 年后随访，未见复发。（彭暾.《中医杂志》2004；4：249）

原按：骨碎补苦、温，入肝肾经，早在《雷公炮炙论》及《本草汇言》中就有用其治疗“耳鸣”“耳虚耳鸣耳聋”的记载。因此，借鉴前人经验及后世用骨碎补治疗药中毒性眩晕的启发，近年来在诊治疾病中每遇梅尼埃病患者，均以骨碎补为主药组方治疗而收到良好效果。

编者按：《金匮要略》第十二篇“心下有支饮，其人苦冒眩，泽泻汤主之”。泽泻汤方用泽泻五两，白术二两。用经方时应注重参考其原始剂量，按古今折合量用之为原则。

3. **五官科疾病**　骨碎补味苦性温，入肾、心经，能收敛浮越之阳气，民间习惯与生地黄同煎服治牙痛，试用于咽喉鼻眼诸病中，举凡五官科疾病，病发于黏膜者，均可以骨碎补 10g 加入辨证施治之方剂中，可使疗效大为提高。（许业辉.《中医杂志》2004；4：250）

4. 头痛 在辨证处方的基础上，以骨碎补20g为主药，治疗老年肾虚头痛，临床收到满意疗效。肾虚头痛，以老年人多见。经曰"损其肾者，益其精""血得温则畅行，畅行则循环无阻"，故重用骨碎补，取其补肾活血治疗肾虚头痛，确有显著效果。（杜少华，孟真.《中医杂志》2004；4：250）

5. 遗尿 取骨碎补500g，食盐50g，水2500ml。先将水倒入容器中，再加入食盐搅匀，待溶化后放入骨碎补，浸泡12小时后烙干，研末。取3g量为1剂，每晚睡前用淡盐水冲服1剂，3天为1个疗程，一般1~3个疗程基本痊愈。为巩固疗效，遗尿愈后，可继服3剂。中医认为，遗尿症多与肾虚有关，用骨碎补治疗遗尿症，即取其补肾及涩精止遗之功。（雷征.《内蒙古中医药》1986；1：37）

编者按：上述治遗尿验方之所以单方量小而有效，就在于制方符合中医理论。其骨碎补能补肾之虚，以盐水浸之，取味咸入肾，为引经之药。

6. 急性腰扭伤 在临床实践中，常以大剂量骨碎补为主药，组成自拟方骨碎补汤治疗急性腰扭伤30例，均获显效。现简介如下。骨碎补汤组成为骨碎补36g，牛膝16g，赤芍12g，猪骨250g。水煎服，每日1剂。如治易某某，男，40岁，农民，1990年9月28日就诊。因走路不慎，腰部扭伤1天。刻诊见腰部疼痛，动则加剧，转侧、弯腰困难，舌红、苔薄白，脉弦紧。检查示右侧腰大肌压痛明显，无红肿。诊为急性腰扭伤，予骨碎补汤原方。服药2剂，病告痊愈。（兰友明，兰义明，鲍雪娇.《中医杂志》2004；4：250）

编者按：上述疗效，验证了前文所引录的以单味骨碎补治"跌打损伤"与以骨碎补为主药治"挫闪"等经验。

7. 骨质增生症 骨质增生多发于颈椎和腰椎，治疗颇为棘手。若于方药中重用鲜骨碎补，可提高疗效。药用鲜骨碎补60g，狗脊30g，续断30g，威灵仙30g，桃仁30g，红花30g，川牛膝30g，三七15g。上药为1剂药量，主治腰椎骨质增生症，若是颈椎骨质增生者，加入葛根15g。将药浸泡于2500ml低度白酒中，1周后开始服用，早晚各服1次，每次50ml左右。也可根据个人酒量的大小，酌情加减，但一次不宜服用太多。饮完后可再兑入白酒2500ml，继续服用。只要坚持服药，可迅速减轻临床症状，疗效明显。临床上可根据患者的具体病情而加减，气虚者加参芪之类，血虚者加入四物汤之属，阴虚者加入六味地黄汤等。若属妇女经期者则暂时停药。（张朝卿.《中医杂志》2004；4：250）

编者按：上述治之方法，适宜于嗜好饮酒的患者。

8. 跟骨骨刺 骨碎补归肝肾经，能补肾益骨，活血疗伤，多用于牙痛，遗精，耳鸣，久泄及筋骨折伤等证。外用治疗跟骨骨刺32例，疗效满意。治疗方法是将骨碎补30g（双足加倍）捣细粉，用75%的乙醇与食醋各等份调成稠糊状，敷药前足跟用温水泡20分钟，然后将药糊均匀涂于增生足跟处，用布包扎。每晚睡前

敷药，次日晨除去，20天为1个疗程，一般用3个疗程，足跟疼痛可缓解。（于丽荣.《中医杂志》2004；4：251）

编者按：上述治疗方法，骨碎补以乙醇与食醋调敷，前者兴奋血行，后者软化骨刺，三味协同增效，故对“跟骨骨刺”有疗效。

9. **鸡眼** 姜某某，男，24岁，工人。1963年7月初诊。去冬两足掌生鸡眼，今春经某卫生所用手术切除，但1个月后复发，右足掌5个，左足掌3个，大者如黄豆，小者如绿豆，触之痛甚，经用本法治疗后，半个月痊愈。半年后追访未复发。治疗方法为取骨碎补3钱，碾成粗末，放入95%乙醇100ml中浸泡3日备用。用时先将足部鸡眼或疣子用温水洗泡柔软，再用小刀削去外层厚皮，然后涂擦骨碎补乙醇浸剂，每2小时1次，连续4~6次，每日至多10次。擦后略有痛感，几分钟可消失。治疗鸡眼6例，均在10~15天内痊愈，疣子2例，均在3日内脱落而愈。（张金盛.《中医杂志》1964；8：317）

编者按：上述验方报道时间是近60年前，切实可信，可依法治之。

10. **防治链霉素毒性及过敏反应** 取骨碎补干片5钱，水煎分2次服，每日1剂，视需要可长期服用。对已知有链霉素毒性反应者，用链霉素同时使用本药，可防其毒性反应。既往有链霉素过敏的患者再次使用时，除从小剂量开始外，并加服本药脱敏。对使用链霉素过程中已出现毒性或过敏反应者，用本药治疗。临床观察21例（过敏反应2例，毒性反应19例），服药后除2例无效外，其余均于第二天反应症状减轻，大部分于第3~4天反应症状消失。停服骨碎补后链霉素反应再次出现，再用骨碎补煎剂仍有效果。据观察，本药对反应中的头痛、头晕、口唇及舌尖麻木等症状疗效最好，对耳鸣、耳聋的控制也有一定效果。提示其主要作用在于解除链霉素对第Ⅷ对脑神经和三叉神经下颌支的毒性作用。（江西药科学校.《新医药资料》1972；6：54）

编者按：临床目前很少使用链霉素这种药了，但举一反三，对其他用药过敏者，可试用之，以观疗效。

结 语

骨碎补微苦涩而性温，功能补肾、活血、止血。该药最大的特点是具有补与攻的双重功用。补者，补肾抗衰老；攻者，活血逐瘀抗动脉硬化。临床对老年痴呆治验，体现了上述功效。因“其主伤折，补骨折”，故古今取之治多种筋骨损伤病。此外，当今临床还用于治疗梅尼埃病与肾虚遗尿、头痛，以及防治链霉素毒性及过敏反应。

补骨脂

补骨脂（《雷公炮炙论》）又名破故纸（《药性论》），为植物的果实，在秋季果实成熟时采取。主产四川、河南、陕西、安徽等地。其药材气微香，味苦。以粒大、色黑、饱满、坚实者为佳。性味辛、苦而温，入肾经为主。功能温肾助阳。《正义》说补骨脂“味辛气温而燥，肾家阳药”。

古今医家应用补骨脂的经验摘要如下。

一、临床验方

1. **脾肾虚弱，全不进食** 补骨脂四两（炒香），肉豆蔻二两（生）。上为细末，用大肥枣四十九个，生姜四两，切片同煮，枣烂去姜，取枣剥去核用肉，研为膏，入药和杵，丸如梧桐子大。每服三十丸，盐汤下。（《普济本事方》二神丸）

2. **赤白痢及水泻** 补骨脂一两（炒香熟），罂粟壳四两（去穰、顶蒂，新瓦上煿燥）。上二味，为细末，炼蜜为丸如弹子大。每服一丸，水一盏化开，姜二片，枣一个，煎取七分，如小儿分作四服。（《是斋百一选方》）

3. **小儿遗尿** 补骨脂一两（炒）。为末，每服一钱，热汤调下。（《补要袖珍小儿方论》补骨脂散）

4. **男子女人五劳七伤，下元久冷，乌髭鬓，一切风病，四肢疼痛，驻颜壮气** 补骨脂一斤，酒浸一宿，放干，用乌油麻一升和炒，令麻子声绝即簸去，只取补骨脂为末，醋煮面糊丸如梧子大。早晨温酒、盐汤下二十丸。（《经验后方》）

5. **下元虚败，脚手沉重，夜多盗汗，此药壮筋骨，益元气** 补骨脂四两（炒香），菟丝子四两（酒蒸），胡桃肉一两（去皮），乳香、没药、沉香（各研）三钱半。炼蜜丸如梧子大。每服二三十丸，空心盐汤温酒下，自夏至起，冬至止，日一服。（《太平惠民和剂局方》补骨脂丸）

6. **肾气虚冷，小便无度** 补骨脂（大者盐炒）、茴香（盐炒）。上等份为细末，酒糊为丸如梧桐子大。每服五十丸或百丸，空心温酒、盐汤下。（《魏氏家藏方》补骨脂）

7. **跌坠腰痛，瘀血凝滞** 补骨脂（炒）、茴香（炒）、辣桂等份。为末，每热酒服二钱。（《仁斋直指方论》）

编者按：辣桂即肉桂。

8. **腰疼** 补骨脂为末，温酒下三钱匕。（《经验后方》）

9. **肾气虚弱，风冷乘之，或血气相搏，腰痛如折，起坐艰难，俯仰不利，转侧不能，或因劳役过度，伤于肾经，或处卑湿，地气伤腰，或坠堕伤损，或风寒客**

搏，或气滞不散，皆令腰痛，或腰间似有物重坠，起坐艰辛者，悉能治之 胡桃（去皮膜）二十个，蒜（熬膏）四两，补骨脂（酒浸炒）八两，杜仲（去皮，姜汁浸炒）十六两。上为细末，蒜膏为丸。每服三十丸，空心温酒下；妇女淡醋汤下。常服壮筋骨，活血脉，乌髭须，益颜色。（《太平惠民和剂局方》青娥丸）

10. 妊娠腰痛，状不可忍 补骨脂不以多少，瓦上炒香熟，为末，嚼胡桃肉一个，空心温酒调下三钱。（《伤寒保命集》）

11. 延年益气，补益肝肾 补骨脂，今人多以胡桃合服，此法（用）补骨脂十两，净择去皮，洗过捣筛令细，用胡桃瓤二十两，汤浸去皮，细研如泥，即入前末，更以好蜜和搅令匀如饴糖，盛于瓷器中，旦日以暖熟水调亦可服，弥久则延年益气，悦心明目，补添筋骨。但禁食芸薹、羊血，余无忌。（《本草图经》）

12. 牙痛日久，肾虚也 补骨脂二两，青盐半两。炒，研，擦之。（《御药院方》）

二、临床应用

据21世纪以来国内外50余篇关于“补骨脂抗骨质疏松研究概况”指出补骨脂是治疗骨质疏松方剂中的常用中药。研究表明，补骨脂具有促进骨形成和抑制骨吸收的双重抗骨质疏松作用。综述了补骨脂提取物及其单体成分对成骨细胞、破骨细胞和骨质疏松动物模型作用的研究概况，为抗骨质疏松新药的开发提供了研究思路。现代药理学研究表明，补骨脂具有多种药理学活性，如抗癌活性、提高免疫系统的功能、雌激素样作用、促进骨骼的再生与重建、抑菌活性以及扩张冠脉等心血管系统影响。上述研究，佐证了古代取之用于“延年益气，补益肝肾”等经验。

现代治病经验选录如下。

（一）内科病

1. 风寒湿痹 风寒湿痹临床常见症状为肢体关节肿胀疼痛，或关节肿痛游走不定，局部不红，喜暖，舌淡白、苔薄白或白厚，脉沉或浮紧等。早年治疗此症常选蠲痹汤、乌头汤等，但取效缓慢或疗效不明显。后遇此症即于上方中加入补骨脂15~30g，服药5~10天疗效显著。近几年取单味补骨脂60g，加入50度以上白酒500ml，浸泡7日后，每次饮酒15~25ml，每日3次，连服10~20日，疗效显著。如治李某，女，49岁，左膝关节疼痛，活动不便2个月余，遇阴雨寒冷天疼痛加重，伴腰部酸胀。诊见左膝关节肿胀内侧为甚，屈伸困难。X线显示骨质呈增生性改变，舌质淡红、苔薄白，脉沉细。辨证为肾阳亏损，寒邪内侵。以补骨脂酒每天75ml，分3次服。1个月后，诸症悉除。（夏旭升.《中医杂志》2002；5：330）

原按： 补骨脂不仅能温阳补肾，还能祛寒湿利关节。每天服用补骨脂30g，或浸泡补骨脂酒内服，临床无明显副作用。

编者按：《药性论》谓补骨脂治“膝冷囊湿，逐诸冷痹顽”。其治痹证之功，实则温阳治本之力。

2. **再生障碍性贫血** 《本草纲目》中云补骨脂“治肾泄，通命门，暖丹田”。《药性论》中说“治男子腰痛膝冷囊湿，逐诸冷痹顽，止小便利，腹中冷”，具有补肾壮阳，固精缩尿，温脾止泻的功效，多用于治疗阳痿早泄、尿频遗尿、五更泄泻诸病证。通过多年的临床观察，发现肾阳虚型慢性再生障碍性贫血，辨证处方中加入补骨脂，有较好疗效。（刘清池，孙晓静.《中医杂志》2002；5：330）

3. **白细胞降低　冠心病　高脂血症** 补骨脂是常用的补阳药，临床除用于补肾壮阳、固精缩尿、温脾止泻等外，还有升白细胞、改善心肌缺血、降血脂等广泛用途，现介绍如下。

（1）白细胞降低。据多年临床观察，补骨脂对化疗、放疗后白细胞降低患者，有显著疗效。经对照比较，每次在汤药中加入补骨脂，疗效提高。为方便患者服用，制成生白散。方为补骨脂、当归、黄芪各等份，共研细末，每服6g，每日3次，温开水送服。曾观察50余例，有较好疗效。

（2）冠心病，室性早搏。补骨脂、丹参各等份，或研细末或制成丸，每服4g，每日3次，黄酒送服。如治焦某，女，65岁。20年前诊断为冠心病，近3年频发室性早搏。长期服速效救心丸、硝苯地平片、丹参片、肌苷片、普罗帕酮片或莫雷西嗪等，心肌缺血无明显改善，期前收缩时多时少，2年前嘱其服补骨脂丹参散，半年后其他药物逐渐停服，其后坚持服用此散，1年后心肌缺血改善，心律失常纠正，无明显症状，其血脂亦降至正常范围。

（3）高脂血症。补骨脂、泽泻各等份，研末，温水送服，每服4g，日服3次，对于痰湿浊阻型高脂血症疗效显著。此型患者其本是脾肾两虚，脾运失司，其标是痰瘀痹阻。张景岳说：“痰之化无不在脾，痰之本无不在肾。”若脾肾两虚，则蒸化无力，水不能气化，即停滞为痰浊。补骨脂温补肾阳，泽泻渗湿利水，故用于治疗痰湿浊阻型高脂血症，疗效显著。（赵州凤.《中医杂志》2002；6：413）

4. **冠心病** 补骨脂有温助心阳作用。以其补肾助阳，温补相火，通过补相火而温助心阳，用于治疗痰湿阻滞，心阳不振之冠心病效佳。现代药理研究表明，补骨脂能扩张冠状动脉，增强心肌收缩力，增加冠脉血流量，而不增加心肌耗氧量。（刘胜玮.《中医杂志》2002；6：412）

5. **无症状性蛋白尿（慢性隐匿性肾炎）** 1996年以来在临床中治疗脾虚下陷，肾虚不固之无症状性蛋白尿26例，均取得满意疗效。治疗方法为取补骨脂30~60g煎服或代茶饮，每日1剂，1~2个月为1个疗程。典型病例肖某，男，23岁。半年前体检时发现尿蛋白（++），红细胞（–），无不适，无浮肿，无原发性高血压史，血红蛋白 68g/L，白蛋白 33g/L，球蛋白 35g/L，免疫球蛋白 IgA4.06g/L。某医院诊断为慢性隐匿性肾炎。药用补骨脂 60g，兑水 250ml，文火煎至 150ml，分 3 次服，每日 1 剂。服用 1 个月后复查尿蛋白（–），免疫球蛋白 IgA3.06g/L。续用补骨脂 40g，服用 1 个月。复查小便未见蛋白，免疫球蛋白 IgA1.80g/L，随访 1 年未见复发。（温伟强.《中医杂志》2002；6：414）

原按：无症状性蛋白尿患者，大多数属慢性隐匿性肾炎，常在体检时发现。现代药理研究证实，补骨脂含补骨脂素、异补骨脂素、补骨脂甲素、补骨脂乙素、树脂、挥发油，具有扩张血管，改善循环，降低 IgG、IgA、IgM 有抗感染、升白细胞作用，故用补骨脂治疗慢性隐匿性肾炎效果良好。长期服用补骨脂发现容易出现便秘，如加用女贞子 30g，可防止出现便秘。

编者按：肾炎蛋白尿很难消除。上述疗效，是以单药补骨脂重用服之而取得，值得重视应用。

6. 低血压 在治疗子宫出血患者时，发现补骨脂有明显的升高血压作用。后验证百余例，以单味补骨脂和其复方（以补中益气汤，加补骨脂并重用 20~30g）均有明显升高血压作用，但单味疗效不如复方制剂，且有刺激胃黏膜而致腹痛、恶心、呕吐等副作用。（门新栋.《中医杂志》2002；6：414）

7. 牙痛 根据多年临床经验，体会到补骨脂对牙痛确有良效。如治张某某，男，52 岁。因牙痛经多方治疗无效，求诊。问其病史，牙痛已 3 年余，遇热痛减，食冷痛甚，平素畏寒，腰膝酸软。查见牙齿松动，牙龈轻度萎缩，无红肿。余思其病日久不愈，乃肾虚耳。肾主骨，齿为骨之余，肾元虚衰，不能上达于齿，故见上述诸症。用补骨脂 30g，青盐 10g 同炒，研末后擦之，每日 3~5 次。3 日后疼痛大减，半个月后痊愈。随访 2 年未复发。后试治风虫牙痛，其效颇佳。如治马某某，男，44 岁，为龋齿牙痛。牙齿酸痛，上连头脑，时作时止，遇冷热刺激则疼痛加剧。思其证为素体肾虚，齿牙不坚，加之口腔不洁，过食辛辣炙煿之品，湿热熏蒸口齿，久郁牙体，致牙齿蛀蚀空洞。用炒补骨脂 30g，制乳香 6g，共为细末，布包塞牙洞，每日 3~5 次，1 周后疼痛消失。遇牙痛日久不愈，龋齿牙痛者均用补骨脂外治之法，每获良效。（张田仓.《中医杂志》2002；5：331）

编者按：上述治验，古已有之，详见前面引录的《御药院方》。如此简便灵验，很值得推广应用。

（二）外科病

1. 足跟痛

（1）足跟痛是临床常见病。用单味中药补骨脂外用治疗足跟痛 42 例，收效满意。治疗方法是将补骨脂适量研成粉状，装入 7cm×7cm 大小的布包内，放鞋内足跟着力处。10天为1个疗程，一般1~2个疗程可见效。足跟痛多由于年老体弱，肾气不足，气血虚运行不畅，虚邪乘虚而入，客于肾经，以致脉络不畅，气血凝滞不通而痛。治宜补益肾气舒筋活络。药用补骨脂温肾阳，散寒祛湿以治疗足痛。（陶志黎.《中医杂志》2002；5：332）

（2）2002年底曾遇一女患者双侧足跟痛，适逢阅读中医杂志2002年第5期及第8期的“专题笔谈”栏有关补骨脂外用治疗足跟痛的文章，遂按其方法，即补骨脂10g，吴茱萸10g研末，装入鞋跟大小的布袋中，垫于鞋内后跟部。第2日患者即来告知，足跟痛显著减轻，当时患者还未服所开汤药，无疑是外用药的作用。患者一共垫了10天，中间换药一次，足跟痛痊愈。5年间共用这种方法治疗10余例足跟痛的患者，均取得痊愈。而且起效很快，一般在1周左右。还发现足跟痛患者中医辨证总归为肾虚，男子多为房劳后，女子多为人工流产后，所以临床中多配合补肾中药内服，此10余例随访均未复发。可见本法是一种方便有效的治疗足跟痛的外治方法。（刘茂祥.《中医杂志》2009；12：1142）

编者按：吴茱萸贴足心可治多病，上述以补骨脂与两药并用可增效。以上用单味补骨脂为末与“两药”并用为末装布袋垫足跟之处，均能止痛。方法简便，便于应用，可如法治之。

2. 颈椎病　常运用补骨脂治疗颈椎病取得了满意的效果。如患者刘某某，女，45岁。1995年6月感觉两上肢发麻，颈部酸痛，活动受限。曾在某医院X线摄片检查诊断为骨质增生。运用单味补骨脂研成细末加红糖口服，每日3次，每次10g。服1周后，颈部感觉明显轻松，继服1周，诸症皆减轻。1个月后症状消失。临床曾经治疗该病多例，确有良效。（徐波.《中医杂志》2002；6：412）

编者按：上述用一味补骨脂为末服之，对颈椎病有如此“良效”，令人称奇！可如法验证之。

3. 扁平疣　传染性软疣　将补骨脂制成酊剂，外用治疗扁平疣、传染性软疣，经临床验证效佳。

（1）扁平疣。扁平疣好发于青年人的颜面部、手背、颈项部等处。其状如芝麻或粟粒大，浅褐色、界线明显，略有痛感。用自制消疣Ⅰ号（75%医用乙醇100ml加补骨脂10g，僵蚕10g，浸泡1周，外涂），共治疗150例。男92例，女58例，年龄14.7±5.2岁，病程15.8±1.3年。发病部位在面部52例，手背部45例，颜面及颈部、手部同时发病53例，效果较好。曾治李某，女，35岁，教师。1996年3月初诊。自诉颜面、颈项部及手部有大量扁平疣6个月余。经西药治疗无效。按以上方法外涂，2周痊愈。

（2）传染性软疣。本病多发于儿童及青年。初起为粟粒至绿豆大半球形丘疹，呈灰白，乳白，微红或正常皮肤色，表面有蜡样光泽，中央有脐窝，可以从中挑出或挤出白色乳酪样物质，即软疣小体。用消疣Ⅱ号（75% 医用乙醇 100ml 加补骨脂 10g，鸦胆子 10g，浸泡 1 周，外涂）治疗 230 例。其中男 150 例，女 80 例，平均年龄 20.5±3.2 岁，病程 2.3±1.2 年，效果较好。曾治贾某，男，35 岁，1998 年 7 月初诊。自诉洗澡后，全身出现大量分布不均的小丘疹。经抗病毒治疗无效后就诊，诊为传染性软疣，给予消疣Ⅱ号外涂，1 周而愈。（郑昱.《中医杂志》2002;5:331）

编者按：上述治“两种”疣分别用补骨脂、僵蚕与鸦胆子，以乙醇浸泡外涂，一周至两周疣消而愈。若疗效确实，真乃特效良方。可临床验证之。

4. 银屑病 单某某，男，35 岁，工人。患银屑病 3 年，全身泛发鳞屑性斑状损害。数年来，历经各医院用多种方法治疗，疗效不显著，或暂效而复发。此次来诊，共注射补骨脂溶液 20 次，获临床治愈，但局部见有色素沉着。治愈后随访数月，仍未复发。治疗方法是用 100% 的补骨脂溶液，每天肌内注射 1 次，每次 2.5~3ml。制剂为淡黄色无味澄清液体，pH6.5。平时宜放在阴凉处，如发现溶液浑浊，不宜再用。（沈阳市第七医院皮肤科.《新医药学杂志》1973；4：38）

编者按：现代研究表明，补骨脂中富含 8- 甲氧沙林，可以使皮肤对紫外线的敏感性增加，经紫外线照射后，可有效抑制表皮角质形成细胞 DNA 合成，从而抑制过度增生的银屑病角质形成细胞，达到治疗目的。据临床观察，用补骨脂制成的注射液治疗白癜风（49 例）、银屑病（120 例）、秃发（45 例）、指（趾）甲癣（4 例）等，均取得较好疗效（《中医大辞典》）。银屑病为难治之病，上述以补骨脂溶液注射有疗效，有待研究。

（三）妇科病

1. 围绝经期综合征　出血证

（1）围绝经期综合征。女子七七，天癸衰绝，先天之精耗竭，不能滋助元阳，而后天之精无力培补元阳，致使肾气不足，肾阳虚弱，命门火衰。因而不能助诸脏腑化气成形，从而产生诸多不适。补骨脂辛温，能补肾助阳，滋补肾气，对女子七七后天癸衰绝引起的诸症有调节和缓解作用。现代药理实验也表明，该药有明显的雌激素样作用。在临床辨证基础上，重用本药，少佐淫羊藿治疗围绝经期综合征，效果显著。

（2）出血证。临床对妇人出血证，在辨证施治基础上酌加补骨脂 15~30g，屡获良效。补骨脂有明显的收敛止血、温肾健脾、固摄统血的作用。（刘胜玮.《中医杂志》2002；6：412）

2. 乳腺增生 补骨脂功能补肾助阳，还具有软坚散结功效。在滇中民间，曾看见用单味补骨脂治疗“乳房包块”，效果良好。根据这一经验，适当加以变通，采用内服外用结合治疗乳腺增生4例，均在1~3个月内治愈。具体用法如下。①补骨脂800g，文火炒微黄，研细末，每次服3g，日服3次。②补骨脂150g，蜈蚣10条，入食醋1000ml内浸泡，半个月后局部外搽，每天3~4次。上法可连续应用1~3个月，直至治愈。治例陈某，女，39岁。1996年7月初出现双侧乳腺增生，类圆形，质韧，微硬，轻触痛，左侧3.0cm×3.0cm×3.0cm，右侧2.5cm×2.5cm×2.5cm，伴乳房轻度胀痛，经期尤甚。舌质暗红、苔薄白，脉沉弦。此外无其他特殊不适。红外线扫描诊断为乳腺增生。患者经中西药治疗近半年乏效。1996年底初诊，嘱其用上法内服外治，共治疗78天，结果显示双侧乳腺增生逐渐消散而愈。至1999年底随访无复发。（饶文举.《中医杂志》2002；5：332）

编者按：上述治疗“乳腺增生”方法源于民间经验，有如此好的疗效，有待验证。

3. 慢性阴道炎　产后腰痛　常用该药治疗慢性阴道炎、产后腰痛等，疗效较好。

（1）治疗慢性阴道炎。补骨脂治疗慢性阴道炎，具有良好的效果。症见阴部作痒，白带增多，味腥质稀，腰膝酸软，头晕耳鸣，长期使用抗生素效果不佳，可用补骨脂为主药进行治疗。曾治疗一例患者，33岁，干部，罹患阴道炎7年，经常以抗生素外用内服，同时以洁尔阴、肤阴洁等外洗，以蛇床子散加清热解毒之品治之，症状未见减轻。后到本院治疗，经妇科检查未发现明显异常，阴道轻度充血，分泌物无明显气味，涂片未见滴虫、霉菌，宫颈分泌物未查见衣原体、支原体，患者平时身冷喜暖，腹部寒凉。处方为补骨脂18g，炒白术18g，炒山药18g，炒白芍12g，每日1剂。服用7剂后症状好转，腹部寒凉感减轻，阴痒缓解。药已中的，以上方再进7剂，诸症明显好转。先后服上方35剂，症状完全消失，随访半年未见复发。

（2）产后腰痛。中药治疗产后腰痛仍具有优势。症见产后腰膝酸软，遇寒疼痛加重，得温则减，大便不实，性欲减退，时而耳鸣，可运用补骨脂进行治疗。曾治一产后腰痛患者，服用布洛芬胃肠反应严重，改服其他药品效果不显，拟用中药治疗。由于时值哺乳期，担心影响乳汁分泌。给予补骨脂18g，续断12g，细辛6g，5剂。药后腰痛几乎消失，未影响婴儿哺乳，复诊以原方5剂，药毕获愈。之后，临床凡是脉证符合肾阳虚弱的腰痛，用补骨脂治疗皆验。（王忠民.《中医杂志》2002；5：332）

编者按：上述疗效，在于辨证以补骨脂为主药治之。

4. 外阴营养不良　在临床中以补骨脂为主药外用，治疗外阴营养不良28例，取得较好疗效。具体方法为取补骨脂50g，丹参20g，百部10g，白鲜皮20g，皂角5g。浸泡30分钟，文火水煎10分钟，取药汁1000ml，坐浴20分钟，每天1次。

每剂药用2~3次，5剂为1个疗程，经3个疗程治疗，痊愈21例，好转7例。治例李某，女，42岁。患外阴营养不良10余年，久治不愈，奇痒难忍，可见两侧大阴唇内侧白色病变，小阴唇轻度萎缩。给上方外洗5剂后，症状消失，15剂后痊愈。现代药理研究表明，补骨脂中含有补骨脂素，具有促进皮肤黏膜血液循环，抗感染消炎的功效，同时具有色素新生作用，故以此方法治疗该病取得了较好的疗效。（张新.《中医杂志》2002；5：332）

编者按：治病"疗效就是硬道理"。上述疗效被现代药理所证实。古代文献中，经方、时方及验方，只要是疗效好，就值得传承下来，研究其疗效的机制，赋予其新生而光大之。

5. 痛经 痛经临床中以寒滞血凝和肝肾不足为多见。用红糖水冲服补骨脂治疗痛经。屡收良效。如治李某，女，30岁，1995年1月3日初诊。患者每逢经期前3天出现小腹冷痛，牵连腰背，得热痛减，已10年，投医众家，未见显效。现正值腹痛，经血未至，脉沉紧，手厥冷，面苍，苔白腻。辨证为寒滞血凝之痛经，给予补骨脂10g为末，红糖水冲服，每日2次，服至经停为止。连服3个月经周期而愈。随访4年未见复发。（郑松彬.《中医杂志》2002；6：413）

编者按：对于肝经虚寒，血虚寒凝性痛经，编者常以当归四逆加吴茱萸生姜汤治疗而取得良效，但亦有疗效不佳者。上述经验提示，其疗效不佳者，可辨证加入补骨脂。

6. 带下（室女）《傅青主女科》云："大凡病带下者，惟尼僧寡妇出嫁之女多有之，在室女则少也。"室女阴阳平衡，少思想、劳作而无忧愁，精神内守，脾气壮旺，水谷之精微化气血而不生带。若饮食不节，劳倦过度或贪凉饮冷伤及脾胃，运化失常，水谷之精微不能化生气血，反聚成湿，流注下焦，损伤任、带二脉，以致带脉失约，任脉不固而为带下。室女带下以白带多见。白带多为脾虚。临床以完带汤健脾疏肝止浊，加入温补脾肾的补骨脂30g治疗室女带下，每获良效。（刘丽涛.《中医杂志》2002；6：413）

编者按：编者临床对脾虚白带下，常以完带汤治之取效。上述经验提醒，若取之疗效不佳者，可加入补骨脂。

7. 小儿脱肛 补骨脂除供内服外，外用疗效亦佳。用于治疗小儿脱肛，收效甚佳。

例1：方某，男，6岁。1年前开始出现大便后肛门脱出2~3cm，色淡红，能自行回纳，未曾诊治。后脱出物渐长，不能自行回纳，需手托或卧位方可回纳。诊时令其下蹲见脱出物长约4cm，色淡红，无糜烂及出血，手托可回纳。诊为Ⅱ度脱肛。处方为补骨脂100g，乌梅30g，五倍子20g，加水约1500ml，煮开趁热熏洗肛门，每日1剂，每次20分钟，每日2次。经治疗2周，脱肛消失，随访1年未见复发。

例 2：杨某，男，1 岁 4 个月。患脱肛半年余。该患儿初因泄泻迁延数月，每于大便时直肠脱出约 1cm 长，多方治疗，未能见效。给予补骨脂 100g，乌梅 20g，五倍子 20g，升麻 10g，煎水熏洗肛门，连用 10 天，肛门已无脱出物，半年后随访未再复发。（马建海.《中医杂志》2002；6：413）

原按：大凡认为小儿脱肛多因先天不足，或后天失养，或久咳、久痢耗伤气血，中气下陷，不能收提固摄而致。用补骨脂为主药，温脾固肾，辅以乌梅、五倍子收敛固摄，通过熏洗肛门，使药物直达病所，作用迅速，收效颇好。

编者按：上述经验方，为标本兼治之法，故治小儿脱肛疗效颇好。且外用熏洗，易于被小儿接受，值得效法。

结 语

补骨脂的主要功能是温肾助阳。古代验方多用之治疗肾气虚冷之病证；现代研究补骨脂具有抗骨质疏松等多种药理学活性。现代临床取其温肾助阳扶正之功，治疗内科病之风寒湿痹、再生障碍性贫血、低血压、升高白细胞、消除蛋白尿、改善冠心病心肌缺血及肾虚牙痛等，并治疗妇人病之痛经、带下、围绝经期综合征、出血证、乳腺增生、阴道外阴病变，还可治小儿脱肛、足跟痛、颈椎病与扁平疣、银屑病等。剂型有汤、丸、散、酒剂等内服法，还有醋泡外搽、酒泡外涂、布包塞牙洞、熏洗肛门、药入袋垫足跟等外治法。

鸡血藤

鸡血藤，为植物的藤茎。分布于我国南方多地，全年可采取。气微，味涩，由于产地不同，或微苦，或微甘，性温，入心、肝经，功能活血舒筋。《本草纲目拾遗》谓其“活血，暖腰膝，已风瘫”。《饮片新参》谓其“去瘀血，生新血，流利经脉”。《现代实用中药》谓其“……又用于妇女月经不调，月经闭止等，有活血镇痛之效”。

《正义》结合案例论鸡血藤功用说：“此药亦仅见于赵氏《本草纲目拾遗》。今市肆皆有此藤，亦有已熬成膏者。活血宣络本是蔓生之天性，而色本殷红，专入血分，一望可知。赵氏谓产缅甸及云南，壮筋骨，已酸痛，治老人气血虚弱，手足麻木瘫痪及风痛湿痹，调经带下，胃寒痛等证。盖兼有温养作用，于物理形色上求之，自可想见。惟赵氏竟谓治虚损及干血劳，子宫虚冷，多年不育，皆能有子云云，则太过之辞不可轻信。寿颐嘉城中近邻钱氏寀岩先生，名师仪竹汀宫詹之孙也，其如君体质清臞，阴虚血亏，本无疑义。所生女为仁和王文勤文韶之五子妇（文勤本钱氏姑婿）文勤开府云南，赠以鸡血藤胶，信为补血良药，乃以服驴皮胶法，用好酒蒸化服之，未及三四两，而暴崩如注，几于脱陷。经寿颐多方补涩，始幸得安。然后知此物温通之力甚猛，活血是其专长，用之过剂，已铸大错。书此以为门外汉不识药性，喜服温补者之大戒。”

现代医家应用鸡血藤的经验摘录如下。

（一）内科病

1. 重症肌无力

（1）重症肌无力是一种神经肌肉间传递功能障碍的自身免疫性疾病，属于中医“痿证”范畴，治疗本病多以健脾益气升阳为主。以补中益气汤加补肾阳，益精血之品，并重用鸡血藤 50g，获得较好疗效。鸡血藤补血活血，守走兼备，并能舒筋活络。《本草纲目拾遗》谓其“治老人气血虚弱，手足麻木瘫痪等症”。于补中益气汤加味中重用该品，意在活血化瘀改善微循环，促进经络组织间气血贯通，从而加强神经肌肉的传递功能。（杨光宁，杨红梅.《中医杂志》2003；8：573）

（2）重症肌无力属中医“痿证”范畴，各种病因致气血虚弱，筋骨肌肉失养均可致此。以鸡血藤 400~600g 水煎代茶饮，治疗“痿证”多例，多在 3 个月内收获明显疗效。曾治赵某，男，36 岁，1997 年 8 月 6 日初诊。自诉肌力减弱 5 年，开始为四肢疲乏无力，逐渐加剧，曾在某医院住院检查、治疗，诊断为“重症肌无力”，经多种治疗未能控制病情。现肢体肌肉无力、酸胀而痛，尤以下肢为甚，且影响行走，上楼困难，舌淡苔白，脉沉细无力。诊断为“痿证”，辨证为气虚血瘀、筋脉失养。予鸡血藤 500g 以文火水煎 2 次，第 1 次煎 50 分钟，第 2 次煎 30 分钟，2 次共滤出约 2000~2500ml 药液，代茶饮服，1 个月后自感体力改善，下肢肌力好转，继服 1 个月后，精神体力基本恢复正常。后仍以鸡血藤 200g 水煎频服以巩固疗效，又继服治疗半年后，肌力基本恢复正常。追访至 2002 年，已能参加轻体力劳动。（杨丁友.《中医杂志》2003；9：647）

原按：“痿证”日久，多以补肝肾、温肾阳为主，但由于鹿茸、海马等价格昂贵，长期服用难以坚持。鸡血藤性温、味苦微甘，《中药大辞典》言“活血舒筋，治腰膝酸软、麻木瘫痪，为强壮性之补血药”，且价廉而无副作用。临床观察，对中风后遗症之弛缓性瘫痪亦有增加肌力作用，但疗效较缓慢。

编者按：鸡血藤首载于《本草纲目拾遗》，书中记载该药治“瘫痪”，如此经验，被上述两家验案证实。重用常服疗效显著。特别是单味重用 500g 水煎代茶饮，两个月痿证“基本恢复正常”。如此良效应重视，有待验证之。

2. 风湿性心脏病 《本草纲目拾遗》说鸡血藤“统治百病，能生血，和血，补血，破血；又能通七孔，走五脏，宣筋络”。治疗风湿性心脏病，在辨证处方重用鸡血藤 30~60g，取得较好的效果。（周志军.《中医杂志》2003；8：571）

3. 贫血 诸家本草认为鸡血藤有舒筋壮骨活络，行血补血之功。主治风湿痹痛，肢体麻木，瘫痪，月经不调，经闭，痛经，血虚等证。在临床上用其辨证治疗缺铁性贫血、失血性贫血、炎症性贫血及肾性贫血等多种原因所致的贫血，均有良效。（隋吉东，隋冠华.《中医杂志》2003；8：571）

4. 血友病 重用鸡血藤治疗血友病获较好疗效，兹举例如下。田某某，男，7 岁，患儿自 3 岁起每因碰撞、摔跤皮肤破损后流血不止，或皮下瘀血，或口鼻流血，需输血、用氨甲苯酸、6- 氨基己酸等方可止血，每月少则发生 1~2 次，多则 3~4 次不等。后经长沙市某医院诊断为“血友病”，家庭其他成员无类似病史。1985 年 4 月 17 日，患儿在放学回家途中，不慎跌倒，口腔、鼻腔流血不止，收入住院。查血常规血红蛋白 60g/L，红细胞 4.5×10^{12}/L，白细胞 6.1×10^{9}/L，中性粒细胞 0.6，淋巴细胞 0.4，血小板 80×10^{9}/L，出血时间 50 分钟，凝血时间 50 分钟。经输血，静脉滴注止血药等治疗 1 周，效果不佳，求治于中医。西医药治疗如前所述，中药曾服用犀角地黄汤、归脾汤之类。刻诊见患儿面色苍白，眼睑、口唇淡白，神疲乏力，纳差，脉细而芤。证属气血两虚，治拟补气摄血，益气健脾，重用鸡血藤合四君子汤。处方为鸡血藤 50g，黄芪 10g，党参 10g，土炒白术 10g，茯苓 10g，甘草 3g，大枣 10g。连进 5 剂，症状大减，出血止，共进 20 余剂而愈。嘱其用鸡血藤 30g，煮乌鸡蛋 1 个，红糖调服，每日 1 次，共服 1 个多月。随访 10 年，现已结婚生子，一切正常。（陈尚书.《中医杂志》2003；9：647）

原按：血友病属中医学血证、血脱、衄血范畴。它是一组遗传性联合凝血因子缺乏症，或功能异常所致的出血性疾病。主要临床表现为出血，以软组织、肌肉、负重关节出血为特征。出血症状出现越早，病情越重，至今为止，中西医对血友病尚无特殊疗法。经多年临床揣摩，重用鸡血藤治疗血友病，收到良好效果。现代药理研究证明，鸡血藤有补血作用，能使血细胞增加，血红蛋白升高。故重用鸡血藤治疗血友病时，有桴鼓之功。

编者按：血友病患儿辨证处方中重用鸡血藤而治愈，现代药理证实其有“补血”之功，值得效法。

5. **便秘**　家父早年临床诊病，常用单味大剂量鸡血藤，治疗因阴血亏虚所致的肠燥便秘，临床收效颇佳。如治刘某某，女，28 岁。产后 8 个月余，大便干结，排便不畅，3~4 日一行。伴头晕眼花，手足发麻，腰脊酸痛，舌质淡，苔薄白，脉沉细。多次治疗，便秘只是一时取效，停药后如故。遂给予鸡血藤 100g，水煎取汁早晚分服。3 剂后，大便趋于正常，每日一行。改为鸡血藤 60g，水煎服。连服 20 余剂，诸症消失，大便通畅。随访半年未复发。（孙玉齐.《中医杂志》2003；9：648）

原按：鸡血藤多叶温润，行补兼备。对便秘兼有筋骨麻木、风湿痹痛者尤为适宜。其无攻下药苦寒伤胃与养血通便药甘润腻滞之弊。唯其用量需大，必以 60g 以上，方可收效。

编者按：中风患者卧床少动者，多易便秘。上述经验之鸡血藤一药多用，适合用之。

6. **脱发**　在临床实践中应用鸡血藤治疗脱发，效果颇佳。如治杨某，女，26 岁。自诉近来头发大量脱落。脱落后头皮变薄、发亮，无痛无痒。月经周期正常，量少色暗红，并有少量血块，经前小腹胀痛，平素带下量多色黄，无味，舌红，苔白，脉弦细略数。治以理气活血，养阴清热，方药加鸡血藤 30g，每日 1 剂。同时以鸡血藤 60g，泡酒外搽，每日数次。半个月后，脱发停止，并有新发生出，照此调治 2 个月余痊愈。又治李某，男，14 岁。头发脱落 3 日。查体见头部右侧有 1cm×2cm 面积头发缺失，患者无任何不适，舌淡苔白，脉细。以鸡血藤 30g 泡酒外搽患处，同时口服人参养荣丸。2 周后，光秃部位开始有新发出现，1 个月后痊愈。（王增.《中医杂志》2003；9：648）

原按：中医学认为，脱发一症，其成因多由肝血亏虚，气血不和，风盛血燥，瘀阻血络，发失所养，或禀赋虚弱，阴血不足，不能荣养发肤所致。在辨证用药的基础上，加入鸡血藤一味，内服可养血、补血、舒筋，外用可祛风、活血、通络，可以收到较好疗效。

7. **顽固性失眠**　在临床上用鸡血藤熬膏内服，治疗顽固性失眠效果良好。如治李某某，男，36岁，近4年来失眠，头晕疲乏，稍微活动即心悸汗出，眼花目眩，且极易感冒。查血常规低于正常值。证系气虚血少，气血瘀滞。处方为鸡血藤500g，加水2000ml，熬至1000ml，浓缩后加红糖适量收膏。每次用黄芪20g水煎，冲服鸡血藤膏20g，每日3次。1周后失眠好转，白细胞、红细胞、血红蛋白皆升至正常。效不更方，继服1个月，自感神清气朗、夜间能眠、诸症复常。嘱其再服1个月以巩固疗效。1年后复诊，自诉服药后睡眠如常人，血常规一直保持在正常范围。（李学文.《中医杂志》2003；10：729）

原按：西医学认为，黄芪具有增强免疫力的功效，鸡血藤能促进白细胞、红细胞、血红蛋白升高，有镇静催眠等作用。采取益气生血法，用黄芪补气，鸡血藤补血行血，通脉安神，以达到治愈失眠之目的。

8. 面神经麻痹 鸡血藤甘苦微温，专入肝经，既善于行血补血，又长于舒筋活络。近几年来以鸡血藤为主药，配合羌活牵正散，治疗新发与久治不愈的面神经麻痹，取得了显著疗效，现举2例介绍如下。

例1：张某，男，26岁，1999年12月1日初诊。患者3天前乘车外出，汗出当风，出现右侧面部拘急不舒，右眼不能闭合，口角歪向左侧，察舌淡苔薄，按脉沉细而缓。诊为面神经麻痹，证属风寒外束，痰滞经络，予羌活牵正散，服药3剂，效不显著。方中加入鸡血藤15g，连服3剂，右眼能闭但闭合不全。上方继服15剂，诸症均安，遂嘱服用鸡血藤膏以巩固之。

例2：王某，男，51岁，2000年3月2日初诊。患者左侧面神经麻痹已达2年之久，多方治疗不见效果。诊见患者左眼闭合不全，口角歪向右侧，伴心烦失眠，左侧面部肌肉轻度萎缩，右侧面部拘急不舒，舌淡苔薄，脉沉细。诊为面神经麻痹，证属风痰阻络、血脉瘀滞，予羌活牵正散加鸡血藤90g。服药5剂，左侧面部出现蚁行感，此乃佳兆。上方鸡血藤加至120g，白附子增至30g，再服5剂，症状大减，左眼基本能闭合。上方继服30余剂，除了左侧面部稍感发皱外，诸症基本消失。（朱树宽.《中医杂志》2003；10：729）

原按：面神经麻痹属于中医"面瘫"范畴，证因外感风邪，内夹痰瘀，经络痹阻使然，治疗虽以祛风为主，但"治风先治血，血行风自灭"，故以行血补血、舒筋活络之鸡血藤配以气味雄烈、善动走上、祛风通络之羌活，佐入祛风化痰通络之牵正散，取效甚捷。唯应注意的是，面神经麻痹，贵在速治早治，超过1个月，当视为后遗症，为此，结合多年的临床经验，通过调整鸡血藤用量，使后遗症大为减少。在初期半个月以内，治宜疏风散邪为主，活血通络为辅，故鸡血藤用小量10~15g；1~3个月，治宜活血通络为主，疏风散邪为辅，故鸡血藤取中量30~60g；3个月以上后遗症较难治疗，治宜活血化瘀、豁痰通络为主，佐以祛风散邪，兼除顽痰，故鸡血藤取大量90~150g，且白附子用30g，方可取效。验之临床，只要合理恰当地使用，鸡血藤确为治疗面神经麻痹的良药。

编者按：以上“原按”所述白附子治“面瘫”之具体应用要点是经验之谈，很值得记取用于临床。鸡血藤之功效特点，《正义》说其“温通之力甚猛，活血是其专长”。如此专长大量用之，再重用白附子之祛风化痰通络，故可以取得难得之良效。注意白附子与黑附子（温阳散寒）之科属、功效不同，不可混为一谈而误用之。

9. 白细胞减少症（放疗导致） 在临床上治疗放疗后引起的白细胞减少，有很好的效果。配制及服法用鸡血藤300g，加水1500ml，文火煎至600ml。每次服50ml，每日4次，10天为1个疗程。先后观察了25例，除1例未统计外，其余24例，均在2~3个疗程内白细胞由1.2×10^9/L~2.1×10^9/L，恢复到3.7×10^9/L~4.8×10^9/L。与放疗同时应用可起到预防作用。治例刘某某，男，48岁。因左肺中心型肺癌于1998年5月4日行放射治疗，3周后白细胞降至1.2×10^9/L，即用上药治疗，3个疗程后，白细胞升至4.8×10^9/L，保障了放疗的顺利完成。（杨德明.《中医杂志》2003；10：730）

10. 血小板减少症（化疗导致） 自1998年5月~2001年8月，应用单味鸡血藤或配伍他药治疗化疗所致血小板减少症20例，取得较好的疗效。恶性肿瘤患者，常见虚实夹杂之证。化疗药物当属“以毒攻毒”之品，易损及人体气血肝肾，用后患者常出现恶心、纳差、呕吐、体倦、乏力等症，辨为气亏血虚（瘀），肝肾不足。化验见白细胞、红细胞、血小板降低，重者合并感染、出血。鸡血藤用于化疗药物所致血小板减少证属气亏血虚（瘀）、肝肾不足者，疗效良好。用量一般为15~45g。另于升高白细胞中药汤剂中也常配伍应用。（洪永贵，王洪海，张玉芳.《中医杂志》2003；10：730）

编者按：上述以单味鸡血藤治疗放疗导致的白细胞减少、血小板减少取效，是老药新用之成果。

11. 不宁腿综合征 在临床上重用鸡血藤治疗不宁腿综合征，取得较好疗效。治例李某，45岁。双小腿深部异常不适感2年，加重半年。证系阳气不足，脉络瘀滞，营卫不和，治以益气温阳，活血通络，方用黄芪桂枝五物汤加味。方为黄芪30g，桂枝15g，白芍15g，鸡血藤30g，怀牛膝15g，桃仁12g，红花12g，生姜3片，大枣5枚，水煎分2次服，每日1剂。服上方5剂后，患者体力增加，但腿部不适症状减轻不明显，上方鸡血藤改用50g，继服3剂，腿部不适症状明显减轻，心烦乏力瘥，睡眠好转。上方去桃仁、红花，继服3剂，症状消失。（赵云芝.《中医杂志》2003；10：731）

编者按：“不宁腿综合征”常见于中老年女性，与气血不足，脉络失养有关。经方黄芪桂枝五物汤为主方治之有可行疗效，上述加鸡血藤并重用之增强了疗效，为其“温通……活血”之力也。

（二）妇科、外科、儿科病

1. 痛经　不孕（子宫内膜异位症）　子宫内膜异位症是不孕症的主要原因，占30%~58%。患者血液中含有抗子宫内膜抗体（EMAb），其敏感性在56%~75%，其特异性在90%~100%，西医以达那唑、孕三烯酮等药治疗，费用高，副作用大，患者难以接受。中医认为，子宫内膜异位症主要是因为瘀血、体虚所致，采用活血化瘀、补虚治疗，效果好，患者易于接受。具有活血养血功效的鸡血藤，经适当配伍，可以治疗EMAb阳性不孕症。《饮片新参》谓鸡血藤“去瘀血，生新血，流利经脉”。《现代实用中药》谓其“为强壮性补血药，又用于妇女月经不调，月经闭止，有活血镇痛之效”。鸡血藤对以痛经、不孕为主症的子宫内膜异位症确有良效。现代药理研究认为，鸡血藤具有改善循环、增强子宫能量代谢及合成代谢的作用。常用鸡血藤50g，经适当配伍，如瘀血疼痛明显加三棱、五灵脂、延胡索，肾阳虚加怀牛膝、巴戟天、肉桂，肾阴虚加女贞子、鳖甲，气虚加黄芪，血虚加当归，水煎服。药渣加少量酒再煎，热敷下腹部，每日1次，2个月为1个疗程，一般1~2个疗程EMAb可转阴，继续调理至受孕。（杨大坚.《中医杂志》2003；9：649）

编者按：上述重用鸡血藤为主药，辨证配伍适当药物，以治疗痛经、不孕为主症的子宫内膜异位症之疗效，切合中医传统理论，又有现代药理学依据。如此报道，应重视，学以致用。

2. 慢性阑尾炎　慢性阑尾炎多为急性阑尾炎迁延而成，可反复发作，用鸡血藤治疗慢性阑尾炎，屡获佳效。治疗方法用鸡血藤60g，水煎2次，合并煎煮液分2次服，每日1剂。西医学认为慢性阑尾炎病理过程中，局部均有不同程度血液循环障碍，导致阑尾有不同程度充血、肿胀。鸡血藤微温，归肝经，具有补血活血之功，善补血而疏通经络。《饮片新参》认为鸡血藤有“去瘀血，生新血，流利经脉”的功能，所以治疗慢性阑尾炎能取得满意疗效。（李瑞玉.《中医杂志》2003；8：573）

3. 小儿鱼鳞病　应用单味鸡血藤治疗小儿鱼鳞病，收效较好，举例如下。白某某，女，1岁半，2001年9月3日初诊。患儿双下肢伸侧皮肤干燥，呈淡褐色鱼鳞状脱屑，皮损面积日渐扩大，未曾诊治。家族无鱼鳞病史和出生时受冻史，患儿各项生长发育指标良好，诊断为鱼鳞病，用鸡血藤煎汁加蜂蜜调喂，嘱其家长忌用强碱性肥皂洗澡，以免加重皮肤干燥。1周后以上症减轻，服2个月后，症状消失，随访1年未复发。小儿鱼鳞病由先天禀赋不足和后天脾胃失调，营养亏虚，血虚生风而致。鸡血藤膏具有去屑生新、荣肌润肤、养血通络的作用，用于临床，疗效显著。（罗云玲.《中医杂志》2003；10：731）

编者按：上述用一味鸡血藤治慢性阑尾炎与小儿鱼鳞病取得疗效，这还原了《本经》中用单味药治病的情景。当今处方多数药味多、剂量大，但疗效不一定好。治病之法，药不在多少，剂不在大小，以方证相对中病为要。

结 语

鸡血藤微苦、甘而性温，古代文献与现代临床对其功能的认识有所不同，或认为活血舒筋，或认为温养补虚，而临床验案多取其攻补兼备之功。例如，治疗重症肌无力、风心病、便秘、脱发、面瘫、不宁腿综合征、失眠、慢性阑尾炎、妇人不孕、小儿鱼鳞病等，皆取其补血活血及舒筋活络等功效。而治疗贫血、血友病及放、化疗引起的白细胞与血小板减少等，则取其补虚之功用。鸡血藤治上述病证汤剂用量多较大，最少30g，最多200~500g（代茶饮），一般为40~60g。亦有膏剂、外用剂等。《正义》中案例服之而“暴崩如注”的教训，亦应考虑。

威灵仙

威灵仙，为植物的根，分布我国南方及河南、山东等地，秋季采挖。其药材气微弱，味微苦。以条匀、皮黑、肉白、坚实者为佳（四川用其茎叶，气微，味淡）。微辛咸苦而温，有小毒。入膀胱及肠、胃、肺、肾。功能祛风湿，通经络，消痰涎，散癖积。

《正义》说："威灵仙《开宝本草》谓为苦温。濒湖谓微辛不苦，性善通行，故得此名。《开宝本草》谓主治诸风，宣通五脏，去腹内冷滞，心膈痰水，久积癥瘕，痃癖气块，腰膝冷疼。东垣谓推新旧积滞，消胸中痰唾，皆以走窜消克为能事。积湿停痰，血凝气滞，诸实宜之。味有微辛，故亦祛风，然惟风寒湿三气之留瘀隧络，关节不利诸病，尚为合宜，而性颇锐利，命名之义，可想而知。乃唐人著威灵仙传，竟谓治中风不语，手足不遂，口眼㖞斜云云，则大有误会矣。石顽谓痘疹毒壅于上，不能下达，腰下膝胫起灌迟（灌迟二字难解，疑传写有误）者，用为引下，立效。其性利下，壮实者有殊效，气虚者服之必致虚泻，血虚而痛，不因风湿者不可服。"

《新修本草》："腰、肾、脚膝、积聚、肠内诸冷病，积年不瘥，服之效。"

古今医家应用威灵仙的经验摘录如下。

一、临床验方

1. **腰脚疼痛久不瘥** 威灵仙五两。捣细罗为散。每于食前以温酒调下一钱，逐日以微利为度。(《太平圣惠方》威灵仙散)

2. **脚气入腹，胀闷喘急** 威灵仙末，每服二钱，酒下。痛减一分则药亦减一分。(《简便单方》)

3. **疟疾** 威灵仙，以酒一盅，水一盅，煎至一盅，临发温服。(《本草原始》)

4. **噎塞膈气** 威灵仙一把，醋、蜜各半碗，煎五分服，吐出宿痰。(《唐瑶经验方》)

5. **癖积** 威灵仙为末。炼蜜丸，如弹子大，红绢袋盛一丸，同精猪肉四两煮烂。去药吃肉，以知为度。(《幼科指掌》威灵仙丸)

6. **大肠冷积** 威灵仙末。蜜丸，梧子大。一更时，生姜汤下十丸至二十丸。(《经验良方全集》)

7. **痔疮肿痛** 威灵仙三两。水一斗，煎汤，先熏后洗，冷再温之。(《外科精义》)

8. **破伤风** 威灵仙半两，独头蒜一个，香油一钱。同捣烂，热酒冲服，汗出。

(《卫生易简方》)

9. **鸡鹅骨鲠** 赤茎威灵仙五钱，井华水煎服。(《圣济总录》)

10. **诸骨鲠咽** 威灵仙一两二钱，砂仁一两，砂糖一盏。水二盅，煎一盅，温服。(《本草纲目》)

二、临床应用

（一）内科病

1. **肝硬化** 威灵仙逐痰饮，消癥积，温行软坚活络，温阳通络止痛。凡风湿痰瘀痹阻经脉、脏腑的多种病证，不论单用、复方，或外用、内服，投之均有较好疗效。肝硬化患者瘀血出血倾向尤显突出，如蜘蛛痣、皮肤黝黑。肝硬化患者全身血液血流高动力循环，如门、脾静脉高压扩张，深浅静脉曲线怒张。威灵仙通行十二经脉，温通病络畅循环为其一。肝硬化患者都有腹胀食少，便秘积粪等消化吸收障碍和消化道高压存在。威灵仙走窜消克，通肝胆胃肠为其二。病入“三焦不治”水泛，腹腔组织潴水进入“肝肾综合征”期，而威灵仙温通病络，消“肾脏风壅”腹水宿水为其三。顽固性腹水常伴有感染、黄疸或黑疸，威灵仙温通腹腔“冷脓宿水”，抗感染通利肝胆为其四。

陈某，男，49岁。1993年5月初诊。困倦腹胀，尿少，大量腹水，肚脐外凸，双下肢水肿过踝，皮肤黝黑，舌胖肿有齿印。乙型肝炎病毒标志物检测HBsAg、HBeAg、抗-HBc均阳性，总蛋白58g/L，白蛋白33g/L，球蛋白25g/L。肝脏缩小变形，脾厚5.5cm，门静脉内径1.7cm，脾静脉内径1.1cm。诊断为失代偿期肝硬化，主证脾肾阳虚。处方用威灵仙50g，麻黄、杏仁、附子、桂枝、白术、莪术、黄精各15g，大枣50g。每日1剂，25剂服完腹水消尽。后改为2日1剂，原方不变，坚持又连服50多剂后停药。其后年间出现腹胀胁痛困倦，或双下肢肿胀，嘱患者自备威灵仙、鸡屎藤各100g(或鲜品各250g)、大枣100g煎服。随访10余年，患者仍能从事家务农活。(彭富祥.《中医杂志》2006；6：417)

编者按：肝硬化至腹水等病，已成痼疾，治无良策！上述治例重用“走窜消克”的威灵仙为主药，配合其他攻补兼施药取得消尽腹水之功，善后方亦为攻补兼顾法。经验难得，可参。

2. **胃脘胀痛** 在临床上，以威灵仙合生姜治疗胃脘胀痛，效果良好，治例如下。刘某，女，47岁，2002年2月4日初诊。患者因年轻时暴饮暴食而患慢性萎缩性胃炎，每遇寒时胃脘胀痛剧烈，发作时兼有胃部不适，嘈杂泛酸，嗳气频作。做胃镜检查示浅表性胃炎，诊断为胃脘痛。方用威灵仙15g，生姜3片，水煎，每剂煎水200ml，每次服100ml，每日2次，服5剂症状消失。(赵秀君.《中医杂

志》2006；6：417）

编者按： 六腑以通为用，上述小方两味，为温通止痛法。

3. **中风后痰多** 用单味威灵仙煎服，试用于中风后痰多患者，效果颇佳。如治李某，男，70岁，2003年4月5日初诊。1年前患脑血栓，有语言不利的后遗症，并痰涎较多，血压140/90mmHg，舌暗，苔白厚腻，脉弦。用威灵仙30g，分2次煎服。服药10天，痰涎明显减少，语言较前清晰，舌苔厚腻明显减轻。中风患者多经络郁阻不通，水湿不化而生痰涎。威灵仙因其辛温走窜而通经络，又因其咸，入膀胱经，使痰涎从膀胱而去，用其治疗中风痰多患者效佳。若辨证与其他方药合用，则祛痰等疗效更好。（韩峥.《中医杂志》2006；6：418）

编者按： 中风后遗症，常见"舌即难言"，治之棘手。上述一味威灵仙治之有疗效，可辨证选用之。但气虚、血虚等虚证为主者，不可服之。

4. **胆结石** 在临床实践中观察到辨证论治中，重用威灵仙30~45g治疗胆石症，收到了良好的效果。（赵玉屏.《中医杂志》2006；6：419）

5. **足跟痛（足跟骨刺）**

（1）浸泡法。几年来用单味中药威灵仙煎液浸泡，治疗足跟痛多例，取得良好效果。治疗方法是取威灵仙50~100g，放入2000~2500ml清水中煮沸30分钟，待药液温度适宜，浸泡患足1小时。每天1次，连用7~10天，效果显著，若在汤液中加入50ml陈醋（药液煎好后加入），效果更佳。如治王某，女，56岁。双侧足跟部肿痛10个多月，行走困难，X线摄片诊断为足跟骨刺。用此法治疗7天后，疼痛明显减轻，2周后可随便行走，并能参加劳动，随访1年未复发。（吕长青.《吉林中医药》1992；1：34）

（2）外敷法。将生威灵仙焙干，研成细粉，再用米醋调成糊状，放在纱布上，敷在患处固定，每天1次，20天为1个疗程。如治孙某某，男，64岁。1990年9月5日初诊。经X线检查，双足跟部均有骨质增生，行走时疼痛明显。经外敷威灵仙糊剂20天，疼痛基本消失，继敷1周完全消失，至今未复发。（梁锡宗.《四川中医》1992；3：44）

编者按： 威灵仙通络止痛，软化骨刺，改善血液循环，加陈醋以增强软化之功效，故效果更好。

6. **少精无精症** 近年来，对于少精无精症，辨证应用补肾填精、振奋肾阳方药，但收效缓慢者，后在方中加用一味威灵仙15g，收效迅捷。对肾虚不育者，补肾以治本，以威灵仙宣导通络，开瘀疏郁，通壅达络以治标，标本兼顾而收功。（贾庆宇.《中医杂志》2006；7：491）

编者按： 治病之要，虚则补之，实则泻之。少精无精症，虚证为主者，法当补虚固本，因虚致瘀者，加味威灵仙消瘀通络治标可增效。

7. **糖尿病　胆结石　结肠炎**　威灵仙味辛、咸，性温，主入膀胱经，兼行十二经，有祛风除湿、通络止痛、消瘕散结、祛除痰饮之功。除此之外，还有利胆排石、降低血糖、抗感染消炎等功效。临床应用，疗效满意，举例如下。

（1）糖尿病。白某某，女，48岁，患者出现口渴舌燥、多饮多尿、四肢乏力、头昏汗出、视力昏暗而就诊。诊见舌微黄乏津，脉洪数，实验室检查见空腹血糖14.8mmol/L，餐后2小时血糖17.1mmol/L，尿糖（+++），诊断为2型糖尿病。处方为威灵仙60g（煎前先用水泡4个小时），水煎2次兑匀，僵蚕10g研细末，药液冲服，每服5g，每日2次分服。7天为1个疗程，嘱其调控饮食，治疗7天后，诸症基本消失，实验室检查见空腹血糖7.4mmol/L，餐后血糖9.2mmol/L。又治疗7天，各项检测正常，随访1年正常。

（2）胆结石。张某某，男，54岁。患者因口苦舌干，烦热易怒，饮食减退，两胁隐痛2个月有余就诊。B超示胆囊大小6.8cm×2.7cm，壁模糊，透声好，于其内可见多个大小不等强回声，伴声影，不随体位移动，诊断为胆囊炎、胆囊内结石（多发）。处方用威灵仙60g（煎前先用水泡4个小时），水煎2次后兑匀每日2次分服，次日大便中见结石，续而症状消失，7天后B超提示胆囊内只有少数残留结石，大部分结石已排出。

（3）结肠炎。李某某，男，42岁。少腹胀痛，轻微腹泻，次数增加，黏液便伴少量鲜血，结肠镜检查示直肠乙状结肠黏膜有程度不等充血、水肿、糜烂、出血等。诊断为特发性溃疡性结肠炎。处方如下。①威灵仙40g（煎前先用水泡4个小时），水煎2次兑匀每日2次分服。②威灵仙80g，水泡4个小时后水煎2次混合240ml，早晚各服120ml，保留灌肠。口服与保留灌肠同步进行，治疗7天，症状消失，体质恢复，随访1年未复发。（刘召.《中医杂志》2011；13：1156）

编者按：上述三种病证，皆非易治。所治案例之疗效，可谓神奇！辨证体质“壮实者”可用，虚证不可单味用之。

8. **慢性胆囊炎**　安某某，男，52岁，农民。自述1981年夏天，因右上腹部剧痛，呕吐，不食，发热，住某医院，诊断为急性胆囊炎。经住院治疗半个月有余，病情好转出院。出院后，仍时有右上腹部疼痛，恶心，食欲下降，厌油腻等症状发作，1985年春，在北京某医院诊断为慢性胆囊炎。是年冬，每天取威灵仙30g，水煎分2次服，经服用2周，疼痛消失，至今未再复发。（王毓.《偏方奇效闻见录》第11页）

编者按：《正义》中说威灵仙“性善通行……积湿停痰，血凝气滞，诸实宜之”。名家之言，应为诸病单味治用威灵仙之法则。

9. **坐骨神经痛**　于某某，男，45岁。患右肢坐骨神经痛已8年，时轻时重，酸麻胀痛，且日渐加重，屈伸不利，举动艰难。经用威灵仙根研末5g加酒调服，

每次1汤匙，每天2次，服500g后疼痛全消，至今8年未复发。（于庆平.《浙江中医杂志》1983；5：210）

原按：酒调威灵仙以祛风除湿，通络止痛，主治痛风顽痹、风湿痹痛、肢体麻木、腰膝冷痛、筋脉拘挛、屈伸不利等，用白酒作溶剂，酒既是一种良好的溶剂，又具有温经散寒、活血通络的作用，能使药直达病所，增强药效，故有“酒为百药之长”的说法。因此，酒调威灵仙，可温经散寒、除湿通络、活血止痛，用于治疗风寒湿痹，瘀血阻滞经络，筋骨、肌肉酸沉麻木，关节肿痛、屈伸不利等症疗效较好。对寒湿凝络、瘀血阻滞型坐骨神经痛疗效甚佳。

（二）儿科、妇科、外伤病等

1. 流行性腮腺炎

（1）取鲜威灵仙根洗净、切细、捣烂，每用1斤加米醋半斤，浸于玻璃瓶内，盖紧勿令泄气，3日后取出醋浸液，用棉签蘸涂面腮患处，每2~3小时涂抹1次。治疗32例，除4例效果不明显外，其余患者均于1~3天内症状消失。（郑义坤.《福建中医药》1962；7（6）：249）

（2）在辨证论治（如普济消毒饮）的基础上加威灵仙10~15g内服，外搽（同上醋浸法）治疗痄腮（流行性腮腺炎），效果颇佳。痄腮是因感受风温邪毒，壅阻少阳经脉，与气血相搏，凝滞耳下腮部引起的时行疾病。经多年临床验证，在辨证论治的基础上加用“以走窜消克为能事，积湿停痰，血凝气滞，诸实宜之”之威灵仙，内服外搽治疗痄腮，每获良效。（杨家贵.《中医杂志》2006；7：491）

2. 通乳　将此药用于通乳，多获捷效。现举例如下。靳某，女，31岁。于8日前生一男婴，产程较长，失血较多，产后乳汁不足，两乳房胀痛，食少倦怠，舌淡脉沉弱。证属气血两虚，化源不足，兼乳络阻滞。法当补益气血，兼通乳络。处方为炙黄芪30g，党参15g，当归24g，川芎6g，升麻6g，炒王不留行12g，穿山甲6g，猪蹄1枚（先煎代水）。上方服6剂，精神食欲转佳，但乳汁不见增多。细诊之，舌苔黏腻，两关脉滑，且患者身体肥胖，乳房肥大，证乃气血两虚，痰湿阻于乳络，于方中去王不留行、穿山甲，加入威灵仙5g，连服3剂，乳汁增多，又服6剂后乳汁大增，基本够婴儿食用。（仝宗景.《中医杂志》2006；7：492）

原按：通乳之法，历来多以补气血与疏肝理气二法分治，前者主虚，后者主实。若细究之，无不止此两端。当今社会，随着人们生活水平的提高，有相当一部分产妇营养丰富，形体肥胖，虽乳房发育正常，但乳汁不足，其中痰湿作祟者十分常见。此时用化痰利湿之法，每获佳效。威灵仙，其性善走窜而通经络，且消痰水，是一味通乳良药，用之对证，其效尤速。至于威灵仙的用量，体壮壅盛者，用10~30g，体弱夹痰湿者，于扶正方中加3~5g，并注意中病即止，免伤正气。

编者按：上述通乳治例启发临床思路，“原按”句句在理。如此源于实践之思考，值得好好学习，用于临床。穿山甲自古以来就是通经下乳之药，由于其为国家保护动物，不能再用之，而威灵仙为廉价的替代佳品。

3. **外伤性食管炎** 每遇外伤性食管炎患者，即以威灵仙治疗，每获良效。治疗方法为威灵仙 30g，绵白糖 100g，开水浸泡或煎煮。晾微温时，当茶少量频饮，每日 1 剂。如治冯某某，男，38 岁，2001 年 12 月 10 日初诊。患者诉就餐时不慎将枣核吞入，咽下时感胸部正中刺痛难忍，随即呕出鲜血数口，继而吞咽及空咽剧痛。X 线钡餐造影示食管中段有少量钡剂滞留，无充盈缺损。诊断为外伤性食管炎。予以威灵仙 30g，绵白糖 100g。遵医嘱服用，3 天后症状消除而病愈。（郭建山.《中医杂志》2006；6：419）

原按：威灵仙用于治疗外伤性食管炎，因其具有解除食管平滑肌痉挛和较强的消炎止痛作用，加之绵白糖味甘性凉，缓急止痛，故能取效。

编者按：上述验方，简便易行，切合实用，应学以致用。

4. **骨鲠** 治疗方法取威灵仙 1 两（30g），加水 2 碗，煎成 1 碗，慢慢咽下，在 1 个小时内服完，一日内可咽服 1~2 剂。据观察，其治疗效果与异物大小、梗阻部位和异物插入软组织的深浅有关。从动物实验与临床结果看，威灵仙对骨鲠的作用，可能如下。①直接作用于平滑肌，使兴奋性增强，由节律收缩变成蠕动。②骨鲠后局部挛缩，应用威灵仙后，通过其抗组胺作用，使局部松弛，蠕动改变，从而使骨鲠易于松脱。食管上端为横纹肌，中下端为平滑肌，骨鲠于中下端者收效较好，可能与此有关。③威灵仙对骨无直接软化作用，但可使喉咽食管之分泌液带酸性，有助于其发挥疗效。但须指出，如服药四剂无效，应结合异物种类、梗阻部位，考虑采用手术取出，以免贻误病情。

如骨鲠于食管者，酌情补液及抗感染。治疗诸骨鲠 104 例，服药后 90 例骨鲠患者顺利消失，14 例无效后改在喉镜或食道镜下取出骨鲠，有效率为 85% 左右。其中喉咽部骨鲠 32 例（均为鱼骨），服药 1~3 剂即顺利消失者 27 例，食管骨鲠 72 例（35 例合并不同程度感染），均加用抗生素，同时补液并禁食，服药 1~8 剂后除 8 例无效外，其余经 X 线透视复查钡餐通过顺利，无 1 例产生并发症。（《中药大辞典》）

编者按：上述报道，为缺医少药的年代。就是现今骨鲠者，不便及时就医取出时，亦不失为救急的简便方法。

5. **外伤所致神经损伤** 临床中常见因跌仆或暴力冲击等导致肢体组织损害，引起局部组织神经损伤、运动障碍、肌肤麻木或痛感迟钝。《药品化义》谓威灵仙主治“骨节疼痛，或肿，或麻木”。重用威灵仙为主药，用量多在 20~50g，配当归、地龙、红花、鸡血藤为基本方药。上肢不适者加姜黄、桑枝；肩胛胸脊部不适者加葛根、狗脊、桔梗；腰部及下肢不适者加续断、桑寄生、川牛膝；血瘀者加乳香、没药；肢体伸屈不利，运动障碍明显者加伸筋草；气虚者加生黄芪，均收良效。（张学华，张群.《中医杂志》2006；6：419）

6. **急性腰扭伤** 临床常以威灵仙为主药，自拟“灵仙归牛汤”（威灵仙 20g，当归尾 10g，牛膝 15g，牛蒡子 10g）治疗急性腰扭伤 46 例，均获显效。（陈智慧.《中医杂志》2006；7：491）

7. **丝虫病** 鲜威灵仙根 1 斤切碎，加水煎煮半小时后取汁，再入红糖 1 斤、白酒 2 两煎熬片刻。总药量在 5 天内分 10 次服完，每日早晚各 1 次，小儿用量酌减。33 例丝虫病普查阳性患者，治疗后经 1~2 次复查，微丝蚴转阴者 27 例。据观察，疗效与药量、疗程有关。用药量不足 1 斤者，疗效较差，用两个疗程的有效率高于一个疗程。服药后未见严重不良反应，仅少数患者胃部有烧灼感，恶心，体温轻度升高等。（江西药科学校.《新医药资料（3）》1971；36~37）

8. **龟头炎**

例 1：刘某某，男，3 岁 4 个月。患龟头炎 1 周，曾肌内注射青霉素 2 天，效不佳，来本院门诊求治。症见龟头肿胀甚，小便时痛。处方用威灵仙 30g，嘱加水 500ml，浓煎去渣后，用药液温洗小儿龟头，每天洗 4~6 次，每天 1 剂。经洗后第 1 天肿胀缩小一半，外洗 3 天后，肿胀全消。（贺伟峻.《中医杂志》1992；8：7）

例 2：患者王某某，男，7 岁。因用手搔抓龟头发炎，经静脉滴注及局部外敷消炎药，效果不好，嘱其家长用威灵仙煎液水洗，3 次后明显好转，继用数次后痊愈。治疗方法为威灵仙 15g，加水 500ml，煎 30 分钟，去渣后待冷洗患处，一般 3~4 次即愈。成人用至 50g 效果亦佳。药理研究表明威灵仙含有白头翁素和白头翁醇、甾醇、糖类及皂苷，具有抗组胺作用，消炎功效确切，故用于龟头炎效果较好。另外，还可用于治疗尖锐湿疣。（李长春.《黑龙江中医药》1992；4：40）

编者按：上述两篇威灵仙治龟头炎报道，是两名作者在不同杂志同年同月（后者为“双月刊”）之报道，其治疗方法与疗效类同。

附：朱良春老应用威灵仙经验

朱良春老认为威灵仙功在通利，用其治疗多种病证，经验如下。

（1）痛风。西医学所述的痛风是一组嘌呤代谢紊乱，以高尿酸血症为特征，伴痛风性急性关节炎反复发作的疾病。欧美、东南亚各国发病率较高，近 20 年来，在我国也有明显升高的趋势。朱良春指出，此病早、中期以关节炎为主要临床表现者，当属广义痹证范畴，又因发作时好发于下肢关节，疼痛、红、肿，类似于痹证中的风湿热痹。但是，此病又自有其特殊性，即其本在脾肾，脾虚则运化无权、升降失调，肾虚则气化失常、清浊不分，其标在筋骨关节，缘于瘀浊湿痰结聚流注，气血痹阻。基于以上认识和大量临床实践，朱良春拟定了痛风汤。方为土茯苓、萆薢、威灵仙、桃仁、红花、泽兰、泽泻、薏苡仁、车前子、苍术、山慈菇等。以土茯苓、萆薢、威灵仙三味为主药，三药合用，有显著的排尿酸作用。其中，威灵仙辛散宣导，走而不夺，“宣通十二经络”(《药品化义》。又“积湿停痰，血凝气滞，诸实宜之”(《正义》)，对改善关节肿痛确有殊功，汤剂用量一般为 30g，少则乏效。治例赵某，男，40 岁，供销员。左足踝及跖趾侧经常灼热、肿痛，以夜间为剧，已起病 3 年，近年来发作较频，痛势加剧。曾服秋水仙碱、别嘌醇等药，能顿挫病势，但胃肠道反应较剧，不能坚持服用，又因工作关系，频频饮酒，常食膏粱厚味，以致经常发作，颇以为苦，故来求治。查血尿酸高达 942μmol/L，确系“痛风”无疑。症见苔白腻，脉弦滑。此病多由脏腑功能失调，升清降浊无权，痰湿滞阻于血脉之中，难以泄化，与血相结而为浊瘀，闭留于经隧，则关节肿痛发作矣。治宜泄化浊瘀，蠲痹通络，并需戒酒慎食，方可根治。方用土茯苓 60g，威灵仙、虎杖、生薏苡仁各 30g，萆薢、泽兰、泽泻各 20g，桃仁、山慈菇、苍术各 12g，甘草 4g。5 剂。二诊见药后肿痛减轻，已能行走，效不更方，继进 5 剂。后以“痛风冲剂”每次 1 包，每日 3 次善后，3 周后复查血尿酸已趋正常，基本痊愈。

（2）湿热黄疸。黄疸（阳黄）为湿热之邪，熏蒸于肝胆，氤氲难化，气血不得通利，使胆汁不循常道，溢于肌肤所致。朱良春治湿热黄疸，常用茵陈蒿汤加味，药用大黄、茵陈、生山栀子、蒲公英、决明子、郁金等，又常借威灵仙之走窜通利（常用量 20~30g），以迅速退黄。

（3）无精子症。无精子症或精子数量少、活力低，是男科常见病之一。多数患者伴见性欲减退、阳痿、早泄，也有无特殊不适，性生活正常，而婚后多年不育者。据有关研究统计，500 例男性不育中，少精、无精者 112 例，占 22.4%，精子活动率下降者 112 例，占 22.4%。朱良春指出，治疗无精子、少精子症或精子活力低的患者，以补肾填精、振奋肾阳为主，湿热则兼以清利，肝郁则兼以调达，血瘀则兼以疏化，而威灵仙宣导经络，瘀者能开，郁者能疏，壅者能通，故恒以之为主药，配合仙茅、淫羊藿、山茱萸肉、枸杞子、当归、菟丝子、肉苁蓉、续断、韭菜子、鹿角胶、海马、狗脊等温肾填精之品，连服 1~2 个月，常收佳效。曾在荷兰鹿特丹市治一例精子数少于 2000 万 /mL、活动度低于 30% 的患者（此人系海牙市政府工程师），用红参、鹿角胶、枸杞子、肉苁蓉、韭菜子、淫羊藿、蜂房、当归、巴戟天、肉桂、威灵仙，仅服 7 剂，便去医院复查，报告精子量增至 6000 万 /mL，活动度达 90%，据说当时医院检验人员连呼：“不可能！”患者则欣喜若狂。对于如此短时间就有如此之结果，亦始料之不及，可能系浊瘀壅滞之故，赖有威灵仙之宣疏通导，配以大剂量补肾之品，而建殊功。如纯属虚证，恐难速效。

（4）骨刺。近 20 年来，随着人口老龄化的出现，颈椎、腰椎、跟骨骨质增生患者来诊者日益增多。朱良春根据中医学“肾主骨”的理论，对骨刺的治疗，皆以补肾壮骨治其本，活血调气、化痰、温经、泄浊治其标，常用熟地黄、淫羊藿、鹿角胶、穿山甲、山茱萸肉、赤芍、白芍、土鳖虫、骨碎补、续断、制川乌、没药、丹参、红花、鹿衔草、蜂房、威灵仙、自然铜。病在颈椎加葛根、川芎，病在腰椎加杜仲、桑寄生，病在膝盖、跟骨者加牛膝。但威灵仙为必用之品，因为威灵仙不仅能通利关节、宣痹止痛，而且从其能治鱼骨鲠喉推论，它可能有松弛病变关节周围紧张挛缩肌肉的作用。治例凌某，女，48 岁，清华附中体育教师。患腰椎骨质增生，疼痛不可俯仰转侧，已 3 年余，近数月加重。脉舌无异常。拟补肾壮骨、活血宣痹法。方用威灵仙 30g，熟地黄、续断、骨碎补各 12g，淫羊藿、丹参、豨莶草、赤芍、白芍各 15g，土鳖虫（研粉吞）、制川乌、炙甘草、山茱萸肉、穿山甲、路路通各 10g，没药、红花、细辛各 6g。7 剂。患者服药 5 剂后，即感觉疼痛明显减轻，遂再取 12 剂，痛止，可带领学生打腰鼓。继服壮骨关节丸 10 瓶，以善其后。

（5）血丝虫病感染早期。血丝虫病是由蚊虫叮咬传播，微丝蚴寄生于人体淋巴系统的一种寄生虫病，较为顽固，不易速愈。应早期发现，及时治疗。凡发现的阳性患者，可采用鲜威灵仙根 500g（切碎），水煎半小时去渣取汁，再加红糖 500g、白酒 20ml，搅和煎熬 15 分钟即成，罐储，夏季应放置于冰箱内。分 10 次服，早晚各 1 次，加开水或炖温服。服用 1 个疗程后，复查微丝蚴，多可转阴。未转阴者需继服 1~2 个疗程，始可根除。这是威灵仙祛风湿、通络脉的引申应用。

（6）胆囊炎、胆石症。胆道疾患常以右上腹胀痛或绞痛为临床表现，痛剧者可伴有呕恶、寒热、黄疸等，中医多从肝胆郁滞、湿热蕴结论治。朱良春从威灵仙有“推腹中新旧之滞”（《增补雷公药性赋》）得到启示，常用威灵仙、金钱草、刺猬皮、柴胡、广郁金、鸡内金、虎杖、酒大黄等，治疗慢性胆囊炎、胆石症，有相当好的疗效。威灵仙能松弛奥迪括约肌，使胆汁分泌增加，以利于胆石的排出。配伍诸药，能理气解郁，通下泄热，抑制胆囊炎症，可排石和减少新的胆结石生成（治例略）。

（7）支气管哮喘。本病发作期以呼吸气促、喉间痰鸣、呛咳有痰、不能平卧等为主要症状。朱良春指出，凡咳喘一证，均属本虚标实。发作期以标实为主，须识寒热；缓解期以正虚为主，宜分阴阳，辨脏腑。病理因素以痰为主，故急性发作期从痰论治。威灵仙其性可升可降，能“消胸中痰唾之痞”（《增补雷公药性赋》）。利气道以缓胸闷喘促，蠲痰积以除咳喘宿根，威灵仙屡建奇功。朱良春常在宣肺化痰降气平喘的方中加用威灵仙约 10g，往往疗效大增。治例祁某，女，14 岁，学生。患支气管哮喘 3 年，每到秋凉季节，发作不断，经常半夜或鸡鸣时分喉间痰鸣，咳痰清稀，胸闷息促，舌苔薄腻，脉细滑略数。证属寒疾伏肺，肺失宣降。治宜温肺散寒，化痰平喘。方用麻黄6g，细辛4g，杏仁8g，紫苏子10g，葶苈子15g，鼠曲草12g，桑白皮10g，射干8g，制半夏10g，茯苓12g，银杏10枚，甘草5g。3剂。二诊见痰稀转厚，气逆稍减，仍守原法治之。予上方加威灵仙12g。三诊再进3剂，自觉气道顺畅，喉间痰鸣、咳逆气短霍然而去，改用咳喘胶囊，善后巩固。

（8）治肢体麻木症。肢体麻木是疾病中的一个症状，多见于血管神经营养传导障碍引起的疾病。病因虽多，但不外寒、热、虚、实、风、湿、痰、瘀所致。朱良春在辨证的基础上习用威灵仙通行十二经络，引领诸药，直达病所，每收佳效。治例顾某，女，50岁，工人。症见小腿沉紧、麻木作胀，昼轻夜重，当地医院诊断为不安腿综合征，曾使用维生素B1，通塞脉片与益气养血、柔肝和络中药及按摩治疗，经治月余不效。症见面色欠华，月经紊乱，夜间小腿感觉异常，不能入寐，舌苔薄，脉虚弦。证属肝肾不足，血不荣筋。观前医辨证用药并无不当。仍以原方加威灵仙、乌梅调治。方用黄芪30g，熟地黄20g，当归10g，生白芍30g，炙甘草8g，鸡血藤30g，淫羊藿15g，木瓜12g，威灵仙20g，乌梅8g。服药5剂后症状大减，再服5剂病愈。

（9）呃逆。呃逆多由膈肌痉挛而致，虽属小恙，烦恼无穷。朱良春用威灵仙、白及、蜂蜜各30g，水煎服，用之多验。如季某，男,63岁，退休职员。呃逆3天，昼夜不休。中药，针灸，注射哌甲酯等多种方法不效。予威灵仙、白及、蜂蜜，水煎服。半小时后即瘥。

由于本品辛温疏利，走而不守，所以朱良春指出："凡……虚弱者，只可暂用，不可久服。"其通散宣泄、调理气机作用较强，故还可用于泌尿系结石、肢体麻木、子宫肌瘤、输卵管阻塞，以及放疗和化疗引起的恶心、呕吐等症，加于辨治方中，颇能提高疗效，但均需用至40~60g为佳。注意不宜久用，中病而止。此外，朱良春用威灵仙研末，醋调外敷，治疗淋巴结肿大、乳腺炎、腮腺炎也有较好的疗效。(《朱良春医集》)

编者按：上述朱良春先生以威灵仙治疗"九种"病证的经验，以威灵仙为主药，或为佐使药治诸病，多是基于辨证论治，组方选药。如此以理论为指导取得的疗效，令人信服，值得师法。

结　语

综合诸家本草所论与现代临床治验可知，威灵仙为走窜、消克、疏利之品，为"风药之宣导善走者也"(《本草经疏》)，可宣通十二经络、宽通五脏，凡疑难杂病属于邪实证为主者，可用为君药疏通之，如内科病之肝硬化、胃脘痛、中风后遗症、胆结石、胆囊炎、结肠炎、足跟骨刺、骨梗于食管，以及小儿腮腺炎、外伤性食管炎与神经损伤、腰扭伤等。若为虚损与实邪夹杂证，可用之为佐药宣导之。若为气虚血弱证或阳盛血热证，则忌用之。还有某些难以归类的病变，亦用威灵仙治之有效，如少精无精症、糖尿病、丝虫病、产后乳汁不通与小儿龟头炎等。

仙鹤草

仙鹤草，又名脱力草、龙芽草、狼芽草等，为植物的全草，夏、秋间在枝叶茂盛未开花时，割取全草晒干。药材气微，味微苦涩，以梗紫红色、枝嫩、叶完整者为佳。性味苦辛而平，或曰“性微温，味苦涩”，或曰“辛涩，温，无毒”。入肺、肝、脾经。功能收敛止血，益气补虚，又有“活血”“散疮毒”之说。有不温不凉，药性平和的特点。临床多重用而取效。

仙鹤草文献记载如下。《滇南本草》中说：“治妇人月经或前或后，赤白带下，面寒（面寒难解，疑传写有误）腹痛，日久赤白血痢。”《生草药性备要》中说：“理跌打伤，止血，散疮毒。”《百草镜》中说：“下气活血，理百病，散痞满；跌仆吐血，血崩，痢，肠风下血。”《伪药条辨》中说：“治瘰疬。”《现代实用中药》中说：“收敛止血剂，兼有强心作用。适用于肺病咯血，肠出血，胃溃疡出血，子宫出血，齿科出血，痔血，肝脓肿等症。”

一、临床验方

1. **乳痈，初起者消，成脓者溃，且能令脓出不多**　龙芽草一两，白酒半壶，煎至半碗，饱后服。(《百草镜》)

2. **痈疽结毒**　鲜龙芽草四两，地瓜酒半斤，冲开水，炖，饭后服。初起者服三四剂能化解，若已成脓，连服十余剂，能消炎止痛。(《闽东本草》)

3. **肺痨咯血**　鲜仙鹤草一两（干者，六钱），白糖一两。将仙鹤草捣烂，加冷开水一小碗，搅拌，榨取液汁，再加入白糖，一次服用。(《贵州民间方药集》)

4. **吐血**　仙鹤草、鹿衔草、麦瓶草，熬水服。(《四川中药志》)

5. **鼻血及大便下血**　仙鹤草、蒲黄、茅草根、大蓟，煎服。(《四川中药志》)

6. **贫血衰弱，精力痿顿（民间治脱力劳伤）**　仙鹤草一两，红枣十个。水煎，一日数回分服。(《现代实用中药》)

7. **小儿疰夏**　仙鹤草五钱，红枣七粒，水煎服。(《浙江天目山药植志》)

8. **小儿疳积**　龙芽草五至七钱，去根及茎上粗皮，合猪肝三至四两，加水同煮至肝熟，去渣，饮汤食肝。(《江西民间草药验方》)

9. **疟疾，每日发作，胸腹饱胀**　仙鹤草三钱，研成细末，于发疟前用烧酒吞服，连用三剂。(《贵州民间方药集》)

10. **过敏性紫癜**　仙鹤草三两，生龟甲一两，枸杞根、地榆炭各二两，水煎服。（苏医《中草药手册》)

11. **蛇咬伤**　鲜龙芽草叶，洗净，捣烂贴伤处。(《福建民间草药》)

二、临床应用

1. **脱力** 在乡间，凡人精神不振，四肢无力，疲劳怠惰，或重劳动之后的困乏，俗称“脱力”，到药铺里抓一包脱力草（不计分量），加赤砂（即红糖，也不拘多少），浓煎两次，服用。一般轻者1~2剂，重者3~4剂，必能恢复精神。余也试过几次，确有成效。其实脱力草者，仙鹤草也。余受此启发，把二仙汤（仙茅、淫羊藿、巴戟天、当归、黄柏、知母）用其两仙，删去其余4味，加仙鹤草，可称“三仙汤”。凡无外邪而神疲怠惰者，都可在处方中穿插此3味，效果殊佳。因此余尝戏谓之“中药的激素”。（干祖望.《中医杂志》1992；10：5）

编者按：干祖望先生（1912年9月~2015年7月）生于江苏省，为我国著名中医耳鼻喉科学家、中医现代耳鼻喉学科奠基人之一，南京中医药大学教授。先生学验俱丰，所说上述民间应用仙鹤草的经验方与个人经验，皆十分宝贵，很值得重视应用。

2. **上消化道出血（肠风下血） 血崩 白带** 临床喜用仙鹤草，或独取，或复方，每获良效。实践体验，其性平，味微苦，略具收敛之性，更多有补气之功，诸多业绩，似均建立在辨证为“气虚”的情况下，别名脱力草，其同鸡、猪肉煨服，治劳伤过度、产后不足等“脱力”证者，亦可见其一斑。本品气味均薄，用量一般较大，用至30~60g方能现其功能。

上消化道出血或肠风下血，其患者面色无华，肢软乏力，舌淡脉弱，仙鹤草配降香、五倍子、乌梅、地榆、白及等，常可收效，不但能摄血固脱，还能益气升清，治疗脾虚下陷之血崩证。

忆昔日数次参加农村医疗队下乡时，见乡间妇女患带下病者特多，便以仙鹤草合贯众治之，花少钱，治好病。或指导其自采仙鹤草单味煎汤服，不但白带痊愈，精神、饮食也随之改善，患者无不喜形于色。（窦金发.《中医杂志》1992；10：5）

编者按：以上论述仙鹤草之性味、功用特点，与其止血、治白带的经验，很值得记取用于临床。

3. **出血** 仙鹤草可以治疗各种出血病证。长期临床验证，凡遇出血患者必用，确有止血之效。然由于出血病因病机复杂，故在临证时首先辨明病性之虚、实、寒、热，伍以他药使用。例如：①妇女崩漏出血，属血热妄行者，常配合犀角（或水牛角）、生地黄、白芍、牡丹皮。②脾气虚弱不能统摄而出血者，以仙鹤草30g，水煎送服归脾丸。③虚寒漏下出血者，配合鹿角胶、艾叶炭。④瘀血所致崩漏者，配合花蕊石、血余炭、蒲黄炭、三七粉。

内科病证，常以仙鹤草配伍加减。配藕节炭、竹茹、代赭石、大黄炭，清热和胃降逆止血，以治胃热呕血；配乌贼骨、白及、煅瓦楞子治胃及十二指肠溃疡出血；配百部、白及、海浮石、川贝母养阴润肺，治肺结核咳嗽吐血及支气管扩张咯血；配茅根、栀子、茜草根、小蓟、鲜生地黄、鲜荷叶治血热鼻衄出血；配地榆、槐花、侧柏叶治痔漏便血；配马齿苋、白头翁、秦皮、椿根皮治下痢便血；配马鞭草、白茅根、墨旱莲治泌尿系感染尿血等。

仙鹤草为收敛止血药，药性既不温热也不寒凉，乃平和之性，其单味药止血功效为古今所公认。但应注意其药性收敛固涩，对瘀血出血患者慎用单味药，以防血止留瘀之弊。（王子瑜.《中医杂志》1992；10：5）

编者按：上述经验可贵。王氏既谈了仙鹤草止血之功，对出血证可作为通用之药，又讲了辨证配合用药的重要性，并指出慎用之点。

4. **心律失常** 临床实践中，在辨证基础上加仙鹤草30g治疗心律失常，特别是反复发作的阵发性心动过速、房颤，疗效显著。（王庆军.《中医杂志》2006；5：336）

编者按：后文朱良春老先生亦有论及仙鹤草治心律失常。

5. **盗汗** 吾在临床上凡遇盗汗患者，常以仙鹤草为主药，用量30~50g，根据临床证候不同，随症配伍。盗汗偏阴虚者，配生地黄、麦冬、当归、白芍、五味子、山茱萸、女贞子、墨旱莲等；兼虚火旺者，加黄柏、知母、玄参、地骨皮等；偏气虚者，配黄芪、党参、白术、茯苓、甘草等；湿热内蕴者，配茵陈、黄芩、黄连、栀子等；若临床证候不显，可加仙鹤草30~50g，大枣10枚，煎水频饮即可。（郭辉雄.《中医杂志》2006；5：337）

编者按：编者用仙鹤草治盗汗，辨证用甘露消毒丹加仙鹤草60g，大枣30g，服7剂后，盗汗明显减少。

6. **骨髓抑制　多发性骨髓瘤　再生障碍性贫血** 仙鹤草苦、涩、凉，功专止血，不论虚实寒热皆可应用，并有强壮作用。近年来，运用大剂量仙鹤草治疗化疗引起的骨髓抑制，疗效显著。（李艳.《中医杂志》2006；5：336）

原按：骨髓抑制属中医虚劳的范畴，其病机是脾肾亏虚，邪毒内蕴。人体的气血来源于脾胃水谷精微和肾中精气，脾虚生化无权则精髓不充，肾虚精气亏损则血源不充，复感邪毒，故发此病。气阴两虚为本，邪毒内蕴灼伤阴血之虚热为标。临床上辨证处方并重用仙鹤草60g，治疗化疗后骨髓抑制切合病机。现代药理研究也证实，仙鹤草能使凝血时间缩短，血小板计数增加，并能增强细胞抵抗力。后又用仙鹤草治疗多发性骨髓瘤及再生障碍性贫血，亦获良获。

7. **泌尿系统肿瘤** 近几年来，在祖父陶柱才的指导下，用大剂量仙鹤草治疗泌尿系统肿瘤，疗效显著。治例姜某，男，47岁，农民。2001年4月15日初诊。患者间歇性无痛性血尿1年余，膀胱镜检查示膀胱右侧黏膜充血、水肿，可见1.5cm×1.8cm肿瘤。细胞学活检提示移行细胞乳状肿瘤。尿常规：红细胞30~35个/HP，尿红细胞（-），尿蛋白（+），血压75~120mmHg。症见患者面色苍白，形体消瘦，下肢轻度浮肿，舌淡薄白腻，乃湿热蕴郁，下注膀胱所致。嘱其每日服仙鹤草汤（仙鹤草60~100g，大蓟、小蓟、藕节炭、侧柏炭、地榆炭、半枝莲、白花蛇舌草、白茅根、车前草各15g，知母、黄柏各12g）1剂，早晚吞服六味地黄丸10g。上方服60剂后，自觉症状明显好转，按上方续服70剂后，复查各项检查均正常，临床症状消失，疗效满意。嘱患者每日煎仙鹤草15g代茶饮，并早晚吞服六味地黄丸10g，巩固疗效，随访至2006年1月，未见复发。（陶文琪.《中医杂志》2006；5：337）

原按：现代药理研究表明，仙鹤草全草含仙鹤草素（Agrimonine）、仙鹤草内酯（Agrimonolide）、鞣质、甾醇、有机酸、酚类成分、皂苷等。还具有抗感染消炎、抗癌、收敛、止血的作用。依病情辨证施治与他药配伍治疗，坚持用重剂仙鹤草治疗泌尿系肿瘤，可获良效。

编者按：疗效是硬道理。《伪药条辨》中说仙鹤草能"治瘰疬"。瘰疬与肿瘤都是有形的肿物。《生草药性备要》谓其能"止血，散疮毒"。这也可佐证仙鹤草治肿瘤之药理作用。附朱良春老选择取之治癌肿经验，学贯古今。

8. 血精证　根据仙鹤草味涩收敛，止血作用较佳的特点，在临证中治疗血精证时，在辨证的基础上配用仙鹤草30g，取得了较好的疗效。（时建山.《中医杂志》2006；5：338）

9. 非淋菌性尿道炎　仙鹤草，苦涩性平，广泛应用于各种出血病证，为收敛止血之良药。又具有止痢、杀虫之功，亦可用于治疗痔肿血痢、赤白带下、滴虫阴痒等前后阴疾病。用以治疗非淋菌性尿道炎，疗效甚佳。非淋菌性尿道炎其临床特点为尿道灼热、涩痛刺痒、尿道不适、尿道口有浆性分泌物。中医认为本病属"淋证"范畴，因房事不洁、湿浊外浸、湿热下注、蕴热酿毒、瘀结尿道而为病。治以清热利湿，祛瘀通滞。以仙鹤草、车前草、马鞭草、益母草各30g为主方治疗，能取得良效。现代研究证实，仙鹤草对滴虫性阴道炎有治疗作用，临床应用对支原体、衣原体感染的尿道炎也有明显效果。（邓志厚，杨宪云.《中医杂志》2006；5：338）

编者按："非淋菌性尿道炎"为淋病奈瑟球菌以外的病原体感染引起的尿道炎，其在性传播疾病中占据首位，以抗生素治疗为主。对抗生素产生耐药性（即抗药性）者，以仙鹤草为主药组成的"四草"方，取得良效，现代药理也证实了其功效。

10. 细菌性痢疾　10年前，在基层工作期间，喜用鲜仙鹤草配伍鲜马齿苋，治疗细菌性痢疾，获满意疗效。此二药药源广，在乡村沟边及山区林间地带可随地采集，既便宜，又服用方便，现介绍如下。方药组成为鲜仙鹤草100g，鲜马齿苋

200g。洗净，入水1000ml煎煮，煮沸后约5~10分钟，便可滤取药液频服。该用量为成人量，儿童酌减。服药治疗期间，忌食辛辣厚味刺激之物。

例1：周某某，男，26岁，因腹痛，便脓血2天就诊。患者于2日前因食水果不慎而致腹痛，里急后重，便下黏液脓血，每日10余次，肛门灼热坠胀，伴恶寒发热，口苦，口渴欲饮，舌红、苔黄腻，脉滑数。血常规报告示白细胞13.8×10^9/L，中性粒细胞0.80。大便镜检示白细胞（+++），红细胞（++）。诊断为急性细菌性痢疾。遂给予上法治疗。用药1天后，诸症有所好转，继用5天后，诸症痊愈，复查大便亦正常。

例2：陈某某，男，6岁，因腹痛，里急后重，便脓血3天就诊。予上方剂量减半治疗。服药2日后，诸症明显缓解。继用5日后症状消失，复查大便亦正常。（马帮义.《中医杂志》2006；5：336）

原按： 细菌性痢疾，多因饮食不洁，湿热疫毒蕴结肠中所致。《滇南本草》谓仙鹤草"治妇人月经或前或后，赤白带下，赤白血痢"。现代药理研究证实，本品具有收缩毛细血管，促进血液凝固，并且对志贺菌属、大肠埃希菌、铜绿假单胞菌等均有抑制作用。取大剂量仙鹤草收敛固涩、止血止痢，再配伍重剂马齿苋解毒止痢，二者合用，对赤痢（血痢）效果更佳。

编者按： 仙鹤草与马齿苋皆为治痢的可靠良药，合用之相得益彰，协同增效。

11. 腰椎间盘突出症 仙鹤草，《滇南本草》称其可治"腰痛"，《本草纲目拾遗》言其能疗"闪挫"。在临床重用仙鹤草45~60g为主药，治疗腰椎间盘突出症多例，疗效较佳。仙鹤草有补虚、强壮的作用，可用来治疗劳力过度所致的脱力劳伤。仙鹤草不但长于止血，还有活血化瘀的作用，如《百草镜》中云"下气活血"。另外，现代药理研究证实，仙鹤草有抗炎、镇痛作用。由于药证相投，故疗效满意。（白正学.《中医杂志》2006；5：338）

编者按： 随着现代检测方法的普及，临床上"腰椎间盘突出症"的患者变多，治无良方。上述仙鹤草的疗效值得重视用之。

12. 小儿剧烈痉咳 许某某，女，4岁。双目火红，眼周青紫，询问知剧烈痉咳已半个月余，经治失效，以致如此。处方以仙鹤草30g，水煎服，每天1剂，连服5剂，巩膜出血大半被吸收，痉咳亦瘥。（许英章.《中医杂志》1992；10：6）

原按： 仙鹤草，又名龙芽草、脱力草、泻痢草等。味苦辛，性平。临床广泛用于治疗各种出血证。民间也有用其治疗感冒（常配伍紫苏、薄荷等）及泻痢者。用仙鹤草治疗多种原因引起的咳嗽，尤其是久咳、痉咳，效果很好。可单用，亦可与相应方剂配伍应用。常用量一般为30~50g。用仙鹤草既可宣肺祛邪，又可止血宁络，可以达到去除病根而止咳的目的。

13. 慢性口腔糜烂 项某，男，54岁，农民，连续3年口腔溃烂，吞咽困难，服中西药久治未愈，后转本院门诊，即用仙鹤草根煎剂治疗，两个疗程后痊愈，至今已 5 年未发。治疗方法用仙鹤草根（干）30g，水煎 15 分钟，漱口内服，每天 2 次，每日 1 剂，5 天为 1 个疗程。（沈绍英.《江西中医药》1986；5：5）

原按：据报道，临床用仙鹤草治疗 200 余例口腔炎、口腔溃烂患者，有效率为 80% 以上。用仙鹤草治疗口腔炎有两种方法。①取干仙鹤草根 30g。将仙鹤草根用水煎煮 15 分钟，去渣取汁，漱口后内服，每天分 2 次服完，连续用药 5 天为 1 个疗程。口腔炎急性发作期的患者按上述方法服药 1 个疗程后即能好转，慢性口腔炎患者连续服药 2~3 个疗程即可痊愈。②取适量的仙鹤草根研末。将仙鹤草根的粉末吹入口腔内的炎症部位，每天可用药 4~5 次，连续用药 3 天为 1 个疗程。此方法适用于儿童和不愿口服药物者。

附：朱良春老应用仙鹤草的经验

（1）出血证。仙鹤草为止血要药，常用于治疗咯血、吐血、衄血、便血、崩漏、月经过多等出血性疾患。但此药止中有行，兼活血之长，为人所鲜知。朱良春认为，仙鹤草味苦辛而涩，涩则能止，辛则能行，是止涩中寓宣通之意。

（2）乳痈。考诸文献，《百草镜》中有本品“下血活血”、治“跌仆吐血”的记载，《生草药性备要》谓其“理跌打伤，止血，散疮毒”，均可为证。《百草镜》曰其可治乳痈初起，即用仙鹤草 30g 酒煎，并云“初起者消，成脓者溃”。《闽东本草》用仙鹤草治痈疽结毒，亦可证明本品确有活血作用。盖乳痈与痈疽结毒，皆因邪毒结聚、气血壅遏所致，设其无活血之功，怎能消之溃之？因此，本品不得以收涩止血药视之，其止血而不留瘀，瘀血去则新血生，故为血证要药焉。因其能治痈疽结毒，所以在肿瘤辨治方法中重用仙鹤草，也奏佳效，仙鹤草有镇痛、抗癌之作用。

（3）癌肿。《本草纲目拾遗》引葛祖方中说仙鹤草“消宿食，散中满，下气……翻胃噎膈”。朱良春常用仙鹤草 100~150g 煎汤代水，加入辨证处方中，临床用于治疗食管癌、胃癌、肺癌、胰腺癌、乳腺癌等，取其消癌抗瘤之效。日本医家左藤明彦证实，仙鹤草对人体的癌细胞有强大的杀灭作用，还能促进正常细胞生长发育。赵浦良三在《药学杂志》中报告仙鹤草含多种抗癌成分，仅从根部就分离出了多达 11 种具有抗癌作用的成分，其具有稳定而显著的抗肿瘤作用，电镜下可见肿瘤细胞核分裂相减少、退化、坏死。

（4）紫癜。仙鹤草别名脱力草，江浙民间，用此品治脱力劳伤有效，足以证明其有强壮之功。单用本品治疗气血虚弱之眩晕，有一定效果，就是取其强壮作用。朱良春常以仙鹤草配黄芪、油松节、大枣为基本方，治疗血小板减少性紫癜、过敏性紫癜，其效颇佳。曾治一例气虚紫癜患者，用仙鹤草、黄芪、油松节各 30g，大枣 15 枚，服 20 剂紫癜即消失。证属阴虚者则去黄芪，酌加生地黄、白芍、枸杞子、龟甲、旱莲草，疗效很好。

（5）心律失常。仙鹤草还有强心及调节心律的作用，叶橘泉先生著《现代实用中药》一书中曾提及之。此为一新发现，为过去文献所未载。近年来有用仙鹤草提取物（仙鹤草素）治疗克山病所致的完全性房室传导阻滞，用后心率增快能迅速地改善症状。同时对反复发作的阵发性心动过速、房颤，加仙鹤草于辨治方中，疗效甚佳，共用量 40~60g。朱良春认为此为一新功用值得重视，而其机制，从中医学的观点看，与仙鹤草的活血、强壮作用有关。

此外，朱良春还善用仙鹤草配葎草、红枣治盗汗、自汗，配萝藦治久咳无痰，配僵蚕治消渴症、糖尿病等，多应手收效。朱良春用仙鹤草治慢性痢疾与结肠炎又拟有“仙桔汤”。方中仙鹤草，取其活血排脓、止泻之功，故用之多验。同时从“仙桔汤”治疗溃疡性结肠炎的临床观察中证实，仙鹤草对萎缩性胃炎伴肠化生也有非常明显的疗效，表明仙鹤草既有抗感染抗炎、杀灭幽门螺杆菌的作用，又有修复黏膜促进再生的双重作用。(《朱良春医集》)

编者按：朱良春先生学贯古今，临床经验丰富，对本草学研究颇深。这与师承有关，其入门导师章次公就对本草深有研究，章氏早年讲授药物学，编有《药物学》。

结　语

仙鹤草最早记载于宋代苏颂等编辑的《本草图经》，但上千年来古代医家论述与应用较少，近几年来，仙鹤草的疗效逐渐受到重视，引起了国内外中医药界人士的极大兴趣，临床应用和研究报道逐渐增多，以上选录的治病验方与现代应用经验就是例证。其药理研究如下。①止血作用。②促进中性粒细胞活性化，促进单核细胞、巨噬细胞的活性化。③抗病毒、抗感染、抗炎及抗寄生虫作用。④提高机体免疫力。⑤抑制抗坏血酸的氧化分解。⑥抑制脂质过氧化。⑦对过氧化物有显著抑制作用。⑧护肝作用，抑制肝细胞的损害。⑨对心血管有一定的作用等。总之，仙鹤草的功用蕴藏着潜力，是一味有待开发的新药。本品的副作用很少，据报道，仙鹤草素偶可引起心悸、颜面潮红等现象。

红　藤

红藤于《中药大辞典》中名曰“大血藤”，而首先记载该药的《本草图经》名曰“血藤”。当然，红藤如其他中药一样，在历代本草著作中还有许多“异名”。红藤为木通科植物大血藤的茎。生于林下、溪边，分布于全国多地，以南方为多，8~9月采收。本品在华北、东北、中南地区作鸡血藤使用。其药材气有异香，味淡微涩。以条匀、径粗者佳。性味苦而平，或曰“性平，味酸涩”，或曰“性凉，味苦，无毒”。入肝、大肠经。功能败毒消痈，活血通络，祛风杀虫。

红藤的文献记载选录如下。《本草图经》谓其能“攻血，治血块”。《简易草药》中说：“治筋骨疼痛，追风，健腰膝，壮阳事。”《中药志》中说：“祛风通经络，利尿杀虫。治肠痈，风湿痹痛，麻风，淋病，蛔虫腹痛。”《湖南药物志》中说：“通经补血，强筋壮骨，祛虫。治跌打损伤，风湿疼痛，血晕，血淋，筋骨疼痛，疮疖，血丝虫病。”《闽东本草》中说：“治心腹绞痛，赤白痢疾。”广州部队《常用中草药手册》中说：“治肢节酸痛，麻木拘挛，水肿，血虚头昏。”《陕西中草药》中说：“抗感染消炎，消肿散结，理气活血，祛风杀虫，治阑尾炎，月经不调，崩漏，小儿疳积，蛔虫、蛲虫症。”

现代医家应用红藤的经验摘录如下。

一、临床验方

1. **急、慢性阑尾炎，阑尾脓肿**　红藤二两，紫花地丁一两。水煎服。(《浙江民间常用草药》)

2. **肠胃炎腹痛**　大血藤三至五钱，水煎服。(《浙江民间常用草药》)

3. **跌打损伤**　大血藤，骨碎补各适量共捣烂，敷伤处。(《湖南农村常用中草药手册》)

4. **风湿筋骨疼痛、经闭腰痛**　大血藤六钱至一两。水煎服。(《湖南农村常用中草药手册》)

5. **血虚经闭**　大血藤五钱，益母草三钱，叶下红四钱，香附二钱。水煎，配红砂糖适量调服。(《闽东本草》)

6. **血崩**　红藤、仙鹤草、茅根各五钱，水煎服。(《湖南药物志》)

二、临床应用

（一）内科病

1. 急性阑尾炎 上海地区用复方红藤片（每12片含红藤2两，蒲公英1两，生大黄6钱，川厚朴3厘）内服，每日3次，每次4片（大便次数增多者，剂量减半），先后治疗急性单纯性、早期化脓性阑尾炎1213例。其中首批观察354例，有效率达98%，服药后在3~4天内腹肌紧张、腹痛、触痛均消失，平均在2~2.5天白细胞和体温恢复正常，其后观察的859例，有效率亦达90%。随访146例（时间最长为治疗后11个月，最短为6个月），除25例复发外，余均良好。复发后有14例手术治疗，11例继续服中、西药物治愈。（《中华医学》1972；1：34）

编者按：读者注意，上述报道是50多年前。也只有那个年代，才会对如此急症有千余例用单纯中药治疗的可靠观察。分析一下，以红藤为主的4味药组合，清热解毒，凉血活血，具有通腑泄热、祛邪外出之功，故疗效快，有效率达90%以上。现今如此急症，多住院治疗，手术为首选。权衡利弊，凡病之治疗原则，先保守治疗，必要时再考虑手术为宜。保守治疗时中医药有许多优势，理应发挥之。少花钱，治好病、不伤身，中药用得好，毒副作用少，这是患者的期望。

2. 阑尾周围脓肿 红藤以清热解毒、活血消痈之功为主，多用于肠痈腹痛及乳痈肿痛等症。在临床实践中，以红藤30g为主组方，治疗阑尾周围脓肿，可以收到理想效果。（朱晨.《中医杂志》2007；10：913）

3. 消化性溃疡 根据多年临床经验，在辨证基础上加红藤30g治疗消化性溃疡，收效甚佳。消化性溃疡类似中医“内痈”。红藤长于清热解毒，消痈散结，对幽门螺杆菌有较强的杀灭作用，又有活血祛瘀，止痛生肌之功，可以改善局部血液循环，增强防御因子，恢复攻击因子与防御因子之间平衡，促进溃疡愈合。因此，是治疗消化性溃疡的良药。（柯彤.《中药杂志》2007；10：913）

编者按：消化性溃疡中医多辨证为脾气虚寒，多以黄芪建中汤为主方。但亦有虚实寒热错杂证。其胃镜检测，在溃疡的周围有发红充血，此为炎症表现，可以理解是热证。如此表现，宜于黄芪建中汤去辛辣刺激的生姜，加入红藤为宜。

4. 前列腺炎 10余年来用红藤治疗前列腺炎取得了很好的疗效。如治赵某某，男，39岁，已婚。自诉平素性事频繁，嗜好烟酒。于1年前出现会阴部坠胀疼痛，且逐渐加重，伴尿频，性功能严重减退。曾多处求医，服用多种补肾壮阳药物均无效。诊断为慢性前列腺炎、阳痿。考虑患者喜嗜烟酒，素体湿热内盛，且平素性事过频，致残精败液滞于精道，蕴而化热，湿热互结，日久气滞血瘀，经脉瘀阻，酿生本病。治以清热利湿，活血祛瘀。方药为红藤30g，王不留行30g，蒲公英20g，黄柏20g，车前子15g（包煎），灯心草5g，穿山甲10g，皂角刺10g，玄参20g，牛膝20g，生甘草5g。每日1剂，水煎服。嘱其禁服烟酒及辛辣刺激之品，避免久坐，多泡热水浴。上方连服21剂后，会阴部疼痛坠胀、尿频等症状消失，性功能明显恢复，但阴茎勃起不能持久，腰膝酸软，手足心热，舌红苔薄黄，脉弦细数。予上方去穿山甲、皂角刺、灯心草，加生地黄、知母、牡丹皮各20g，山茱萸、山药、菟丝子、枸杞子、五味子各15g，续服20剂，症状消失，性功能恢复正常。肛门指检见前列腺大小正常，结节消失，无触痛。前列腺液检查正常。随访2年未复发。（张忠奎.《中医杂志》2007；10：914）

编者按：上述治例为本虚标实，先治实祛邪，后标本兼顾收功。

5. **胸痹心痛** 临床中根据不同证型配伍，重用红藤治疗胸痹心痛，每获良效。如治刘某某，男，58岁……中医辨证属气滞血瘀，心脉痹阻。治宜活血化瘀，理气通络。处方用红藤40g，瓜蒌15g，薤白15g，丹参15g，郁金15g，枳壳15g，红花15g，降香12g，五灵脂12g。水煎，分2次温服，服药3剂后，心前区憋闷疼痛消失，余症减轻，效不更方，再进15剂，复查心电图恢复正常。继续按此方加减出入，又服20余剂后诸症悉除。随访半年，未见复发。（邓存国.《中医杂志》2008；2：147）

原按：《素问·痹论》中云："心痹者，脉不通。"胸痹心痛病机为血脉瘀滞，心脉痹阻，不通则痛。《本草图经》谓红藤"攻血，治血块"，具有活血散瘀，行气止痛之功效，据现代药理研究，红藤可扩张冠状动脉，增加冠脉流量，缩小心肌梗死范围，提高耐缺氧能力，且能抑制血小板聚集，防止瘀血形成，故治疗本病效佳。

（二）妇科病

1. **免疫性不孕** 红藤为治肠痈腹痛之要药，亦用于治疗跌打损伤、关节疼痛和妇女绝经。据其特性，在治疗免疫性不孕的处方中加红藤20g，获得良效。（邓志厚，杨宪云.《中医杂志》2007；7：625）

原按：一般认为，免疫性不孕发病多与生殖道感染、损伤、出血时性生活和自身免疫功能紊乱等因素有关，临床常与生殖系统炎症和子宫内膜异位症合并出现。中医辨证多属肾虚、血瘀、湿热为病，治疗在辨证施治的基础上多配以清热解毒、活血化瘀之品。红藤味苦性平，色赤入血，归大肠经，苦主降泄，能泄湿热，去瘀血，具有清热解毒、活血散瘀之功效，药性平和，又为茎藤之属，质地重着，尤宜治下部之热壅瘀滞，清血中之热，通血中之滞，清中寓通，清热不伤正，活血不动血，用之为最佳选择。对于抗精子抗体阳性者，常与忍冬藤配伍，侧重于清热解毒；对于抗子宫内膜抗体阳性者，常与鸡血藤配伍，侧重于活血化瘀；对于抗心磷脂抗体阳性者，与忍冬藤、鸡血藤合用，为清热解毒与活血化瘀并举。结合辨证，分期用药。一般月经期用少腹逐瘀汤或益母生化汤；经后期用归芍地黄汤；经间期用桃红四物汤合六味地黄汤；经前期用归肾丸合五子衍宗丸。

2. **痛经（子宫腺肌病）** 红藤善散肠中瘀滞，为肠痈要药。临床中用此治疗子宫腺肌病取得了较好效果。如治何某，女，43 岁，2000 年 5 月 10 日初诊。自诉自月经初潮即出现痛经现象，于第 1 天来经时疼痛难忍，症状逐年加重，口服吲哚美辛可暂时缓解。近半年来，症状进行性加重，经行 1~3 天内皆出现疼痛难忍，经服吲哚美辛及肌内注射解痉止痛药也难以缓解，须用麻醉药物方可缓解。经血量少色暗有血块，伴腰酸腹胀、肛门坠胀，舌淡暗、边尖有瘀点，脉沉细涩。证属气滞血瘀，方用红藤 40g，水蛭 10g（冲服），艾叶 10g，败酱草 20g，当归 20g，香附 10g，牛膝 20g，川楝子 10g，三棱 10g。于第 1 个月经前 15 日开始服至来经第 4 天，共服 19 剂，来经时疼痛较前缓解。自第 2 个月始经前 7 天至经期 4 天，服 11 剂，每日 1 剂。共服 5 个月。疼痛缓解。为巩固疗效，原方再进 3 个月，病愈。子宫腺肌病属妇科疑难病症。其发生与经期或产后生活不洁、多次分娩、流产等因素有关。此病不但有瘀血又有炎症存在，热毒瘀内。治之应给予活血通络清热解毒之品方能奏效。上述治例即采取了此方法。（张翠贞.《中医杂志》2007；7：625）

编者按：子宫腺肌病的主症是痛经剧烈且难以忍耐。上述以红藤为主药的验方疗效难得，其服药时间应记取。

3. **泌尿系感染** 在临床工作中，常用红藤治疗尿路感染，尤其是慢性迁延难愈者，收到良好效果。如治李某，女，37 岁。因尿频、尿急、尿中灼热涩痛 10 天，伴尿液浑浊、尿道口不适及小腹隐痛而来诊。自诉在诊所已静脉滴注左氧氟沙星注射液 5 天，尿涩痛稍减轻。尿常规示白细胞 61 个 /HP，红细胞 47 个 /HP，细菌数 14311 个 /HP，上皮细胞 26 个 /HP。症见如前述，舌红、苔薄黄，脉滑数。证属淋证（湿热下注膀胱）。治以清热解毒，利湿通淋。处方用红藤 50g，白茅根 25g，白花蛇舌草 20g，土茯苓 20g，蒲公英 25g，鱼腥草 20g，马鞭草 20g，鹿衔草 15g，生甘草 20g。每日 1 剂，水煎服，用药 1 周，症状基本恢复，尿常规复查正常，再投 3 剂善后。（崔俊起.《中医杂志》2007；10：914）

原按：临床体会到红藤除具有清热解毒作用外，还有通淋之功，常配伍白茅根、白花蛇舌草等药治疗泌尿系感染，作用显著。据现代药理研究报道，该药对大肠埃希菌、铜绿假单胞菌、奈瑟球菌、金黄色葡萄球菌及乙型溶血性链球菌均有抑制作用，并能提高机体耐缺氧能力。

编者按：上述治例验方，治疗淋证不落“俗套”，值得学习。

4. **盆腔炎**

（1）于 1998~2003 年，以红藤 30g 为主治疗慢性盆腔炎 38 例，收到较好的疗效。余在临床上发现，红藤对慢性盆腔炎患者腹、腰部症状改善明显，并能使炎性包块迅速消散。临证以红藤为主药，伍以败酱草、忍冬藤、牡丹皮清热凉血，解毒散瘀，皂角刺、冬瓜子祛痰消肿排胀，薏苡仁、黄柏、土茯苓健脾清热利湿，甘草泻火解毒，调和诸药。便秘者加大黄，气虚者加黄芪，痛剧者加延胡索，诸药共奏清热解毒，活血散瘀，理气渗湿，化痰散结之功效。（张建明.《中医杂志》2007；10：914）

（2）以红藤为主药，以一藤二花三草（红藤 30g，金银花 20g，败酱草、车前草、金钱草各 15~20g）为主方，治疗急、慢性盆腔炎取得满意疗效。（单保杰，姜金耀.《中医杂志》2008；2：148）

编者按：上述治疗盆腔炎之方法，为经验之谈，符合中医理论，值得参考。

5. **盆腔包块** 辨证处方，并重用红藤 30g 治疗妇科盆腔包块 15 例，取得满意疗效。（张颖.《中医杂志》2008；2：148）

6. **产后无乳** 治李某，女，36 岁。产后无乳，辨证属虚寒而瘀血阻滞。遂投红藤 50g，阳雀花根 30g，白术 15g，附子 8g，肉桂 5g。水煎炖猪蹄煨汤，趁热温服，每日 1 剂，每日 3 次，连服 7 天。10 天后复诊，产妇已神态自如，面色红润，喜颜相告知药服至第 4 天即有乳汁分泌，现乳泌如泉，女婴饱食尚有丰余。随访 1 年，母女安康。（马原野.《中医杂志》2007；10：915）

原按：红藤善于“活血通络”，故有大活血、血通之别称。临床上重用红藤治疗产后无乳症，确有良效，配益气补肾的阳雀花根，补血通乳的猪蹄，更是相得益彰，收效甚捷。

编者按：阳雀花根载于《西藏常用中草药》。味甘微苦性平。功能祛风活血，止痛，利尿，补气益肾。主治风湿性关节炎、跌打损伤、乳汁分泌不足、浮肿、痛经。

（三）皮肤病、虫病

1. **带状疱疹** 带状疱疹的发生，或为郁怒伤肝，肝气郁结，气郁化火，触动脾土，火动湿生，或为忧思伤脾，脾失运化，湿邪内生，蕴久化热，壅滞肝脉。湿热不解，酿久成毒，迫及血分，循经而行，下注旁流，外渗肌肤，成为带状疱疹，或于眶上，或于颈旁，或于股间，然多在胁肋。此病之治，初期宜清透开郁，中期宜清解邪毒，后期宜清化瘀滞。否则，邪毒不解，要么深入肌肉成为坏疽，要么着而不去留下后遗症神经痛。近几年来，以红藤为主药，治疗诸般疱疹，取得了满意疗效。

如治李某，男，73 岁，2000 年 7 月 16 日初诊。患者 7 天前不明原因地出现左肋胁胀痛，第 2 天即在左胁肋部出现大片粟粒样红色丘疹，高出皮肤，晶莹透明，呈条索样分布，灼热剧痛。急赴当地医院，诊断为“带状疱疹”，并予抗病毒治疗3天，效果不显，疼痛依然。改服中药治疗，予龙胆泻肝汤。方为龙胆草、木通、黄芩、柴胡、车前子（包煎）各10g，生地黄20g，当归、泽泻各15g，甘草5g，水煎服。服药3剂，诸症依然。遂于上方中加入红藤30g，服药1剂，疼痛大减，继服3剂，疱疹变淡塌软，疼痛基本消失。连服5剂，诸症消失，唯遗留色素沉着。嘱以龙胆泻肝丸配服血府逐瘀丸以资巩固。

又治邢某，女，65岁，2001年3月14日初诊。患者1年前患肋间带状疱疹，经静脉滴注利巴韦林，肌内注射干扰素，口服龙胆泻肝汤等治疗，病情稳定，疱疹消失，但遗留胁肋部灼热刺痛、久治不愈。诊见患者胁肋灼痛，口干心烦，夜难安眠，舌红苔薄，脉沉细微弦，诊为带状疱疹后遗症，证属余毒未尽，瘀血阻络，药用红藤60g，瓜蒌30g，赤芍15g，红花10g，炮穿山甲、甘草各6g，水煎服。服药5剂，疼痛大减，继服10剂，诸症消失。停药随访年余，未见复发。（朱树宽.《中医杂志》2007；7：624）

原按： 红藤味苦性平，归肝与大肠经，既善于清热解毒，又长于祛瘀止痛，不失为治疗带状疱疹的有效良药。唯在使用时应注意，治疗带状疱疹初期，应以清透为主，红藤取小量10g以透解郁毒，中期应以清热解毒为主，红藤取中等量30g以败毒清热，后期应以逐瘀为主，重用红藤60g以逐瘀止痛。

编者按： 带状疱疹之病位在肝经循行路线上，结合病性，用龙胆泻肝汤为切合良方。上述经验，该方增加入肝经的红藤疗效更好。其“三期”用量应效法。

2. **丹毒**　红藤，性味苦平，归大肠经，具有清热解毒，活血化瘀之功用，临床上常为治疗肠痈、腹痛、跌打损伤、妇女经痛、风湿关节痛的要药。在皮肤科临床上，常以红藤为主方外用治疗丹毒，效果颇佳。药物组成及方法如下。方用红藤40g，牛膝20g，丹参20g，牡丹皮20g，土茯苓20g，黄柏20g。水煎后熏洗泡脚，每日2~3次，每次25~30分钟。如治胡某某，女，56岁，因足癣感染继发丹毒……用上方3剂，每日1剂，每日2次熏洗患处，嘱其平日抬高患肢。第4日复诊，患处红肿明显消退，体温正常，续用上方3剂，症状消失，查血常规正常，病告痊愈。（王晓霞.《中医杂志》2007；7：624）

编者按： 丹毒俗称“流火”，是一种细菌感染性皮肤病。上述外治熏洗方若与适当内治法合用，内外兼治，会疗效更好。当然，亦可中西医结合治疗，以增强疗效。

3. **燥痒　湿疹**　红藤用于清热解毒、消肿散结。在辨证处方基础上，加红藤重用至50g，治疗全身干燥而痒30年、湿疹5年等皮肤病患者多例，取得满意疗效。（高广元，马勇.《中医杂志》2008；2：147）

4. **肠道寄生虫病**　红藤性味苦平，归大肠经。功能清热解毒，活血止痛。重用红藤60g为主药治疗痛经、肠痈及肠道寄生虫病，屡验屡效。举例如下。患肠道寄生虫病，症见绕脐腹痛，呕吐涎沫，不思饮食，或善饥多食、嗜食异物，耳、鼻、肛门瘙痒，久则出现面黄肌瘦，形瘦腹大，或浮肿乏力等。用红藤煎液冲服红糖治疗。成人用红藤 60g，煎 2 次药液合并，加红糖 60g 溶化，早晚各服一半。7~12 岁儿童红藤、红糖用量减半，3~6 岁儿童用红藤 15~20g、红糖 20g，煎服法同上。用此法治疗 30 例，均收到较好的效果。（金家顺.《中医杂志》2008；2：147）

5. **胆道蛔虫病**　以红藤 1 两，加黄酒 4 两，煎至 60ml 为 1 剂。成人每日服 2 次，每次 1 剂。小儿用量酌减。初步观察 5 例患者，分别于服药 1~4 日后腹痛消失，治疗期间有 4 例患者排出蛔虫。(《中华外科》1960；8（4）：406）

编者按：红藤治虫病，前面概述几家文献皆有记载。

结　语

红藤为攻邪之药，如热毒（炎症、脓肿等）、瘀血（包块）、虫病等，皆可攻治。红藤虽然记载于上千年前的《本草图经》，但古人用之不广。现代临床重视之，多用于治疗邪实证候，如急性阑尾炎及其他内科疾病的保守治疗中。内科病之冠心病心绞痛、消化性溃疡及前列腺炎；妇科病之子宫腺肌病、泌尿系感染、急慢性盆腔炎、产后无乳及免疫性不孕；皮肤病之带状疱疹、丹毒、燥痒、湿疹；肠道与胆道虫病。红藤治疗上述病证，皆取其攻邪逐实之功，以之为主药，重用至 30~60g。

马齿苋

马齿苋，又名马齿草（《雷公炮炙论》）、长命菜（《本草纲目》）、长寿菜（《中国药植图鉴》）等。为植物的全草，我国大部分地区都有分布。夏、秋两季当茎叶茂盛时采收，割取全草，用沸水略烫后晒干（编者家乡的田野及路边地面上到处可见。割取日晒长久不干，生命力极强，故必沸水烫后才能晒干）。其药材气微弱，味微酸而有黏性，以质嫩、叶多、青绿色者为佳（后文治疗结肠炎的经验中说，马齿苋红色者治病为好，而青色者药用差，宜食用）。编者在河北老家看到的马齿苋，其叶为绿色，枝茎或偏于暗红色，或偏于青色。即如《正义》所言，其叶多为"面青而背红紫，茎亦作紫色"。童年时生活艰苦，取马齿苋以开水煮后，加点调料食用，黏滑可口。性味酸而寒，入大肠、肝、脾经。功能清热解毒，凉血止血消肿。

《新修本草》中说："主诸肿瘘疣目，捣揩之；饮汁主反胃，诸淋，金疮血流，破血癖癥瘕，小儿尤良；用汁洗紧唇、面疱、马汗、射工毒，涂之瘥。"

《正义》中说："此草叶似苜蓿而肥厚异常，其茎亦最肥硕，曝于烈日之中，不易干燥，其禀性阴寒，已可概见，故善解痈肿热毒，亦可作敷药。蜀本草称其酸寒。寇宗奭谓其寒滑。陈藏器治诸肿，破痃癖，止消渴，皆寒凉解热之正治。苏恭亦谓饮汁治反胃，金疮流血，诸淋，破血癖癥瘕，则不独治痈肿，兼能消痞。盖此草之叶，面青而背红紫，茎亦作紫色，故入血分而破血滞诸证。苏颂治女人赤白带下，则此症多由湿热凝滞，寒滑以利导之，而湿热可泄，又兼能入血破瘀，故亦治赤带。濒湖谓散血消肿，利肠滑胎，解毒通淋，又无一非寒滑二字之成绩也。"

老中医谢海洲（中国中医研究院广安门医院）说："马齿苋是我国北方夏秋季易采到的野菜，经开水烫后晒干，食用时用开水泡软，凉拌炒炖皆宜。鲜品水煮后加佐料是一道酸滑爽口提味的凉菜。在农村巡回医疗时，每天夏秋遇腹泻患者，可告其自采一把约 30g（多一点也无妨），功能清热祛湿解毒，止泻止痢，好采好用。对内科多种疾病，皆有辅助作用，如对高血压、动脉硬化、糖尿病、前列腺肥大性尿潴留、阑尾炎、痢疾、尿路感染等既可入药，也可制菜、煮粥饭。例如与鱼腥草同用，或与绿豆同煮粥，或与田螺共制菜，也可与薏苡仁同用。过去巡回医疗到山区，村民们争先约吃野菜玉米饼，野菜中最常见的就是马齿苋。其有解毒、利咽、消火、润肠之效。无怪乎明代《救荒本草》将其列入。昔日救荒充饥，今已成为时尚，可以改善生活，调节食欲。"（谢海洲《中医杂志》2005；8：575）马齿苋是一味药食两用之良品，广泛用于治疗内科、妇科、皮肤科等多种疾病。

朱良春老认为马齿苋清热解毒，凉血活血之功，能治多病，举凡实热便秘、热淋、血淋（急性肾盂肾炎）、肠痈（急性阑尾炎及腹腔脓肿）、丹毒、疮肿、瘰疬、妇女湿热带下以及消化系统恶性肿瘤等疾病，均可用之。此药内服、外治咸宜，外科之丹毒、疮疡、湿疹、肛周脓肿、急性乳腺炎、暑令疮等，用鲜药一握，洗净，捣烂外敷，干则易之，1 日 6~8 次，可收捷效。如同时以马齿苋为主药，煎汤剂内服，其效更佳。朱良春治疗急性肾盂肾炎，常以马齿苋为主药，伍入石韦、白花蛇舌草、滑石、生地黄榆、黄柏等；肠痈多用马齿苋伍入红藤、忍冬藤、赤芍、败酱草、制乳香、酒炒大黄、桃仁；急性乳腺炎常用鲜马齿苋与鲜蒲公英相伍，称为“二鲜汤”，其疗效较单用鲜蒲公英更好。此外，马齿苋配鱼腥草、赤小豆治盆腔炎，伍王不留行、泽兰治前列腺炎；合清胃和中之品治湿热中阻型之萎缩性胃炎、幽门螺杆菌阳性者均有良效。马齿苋入药，用量宜大，一般干者用 30~60g，鲜者可用至 200g。此药可当一般菜蔬食用，且春夏季于庭园中极易大量采集，实热便秘患者，常用马齿苋做菜，大便即可通畅，并且还可防治痔疮和肛裂之疼痛出血。(《朱良春医集》)

马齿苋是一味药食两用之良品，广泛用于治疗内科、妇科、皮肤科等多种疾病。

古今医家运用马齿苋的经验摘要如下。

一、临床验方

1. **血痢** 马齿苋二大握（切），粳米三合。上以水煮粥，不着盐醋，空腹淡食。(《太平圣惠方》马齿粥)

2. **产后血痢，小便不通，脐腹痛** 生马齿菜，捣，取汁三大合，煎一沸，下蜜一合调，顿服。(《经效产宝》)

3. **小便热淋** 马齿苋汁服之。(《太平圣惠方》)

4. **赤白带下，不问老、稚、孕妇悉可服** 马齿苋捣绞汁三大合，和鸡子白一枚，先温令热，乃下苋汁，微温取顿饮之。(《海上集验方》)

5. **痈久不瘥** 马齿苋捣汁，煎以敷之。(《千金要方》)

6. **多年恶疮** 马齿苋捣敷之。(《滇南本草》)

7. **蛀脚臁疮** 干马齿苋研末，蜜调敷上，一宿，其虫自出。(《海上方》)

8. **翻花疮** 马齿苋一斤烧为灰，细研，以猪脂调敷之。(《太平圣惠方》)

9. **耳有恶疮** 马齿苋一两（干者），黄柏半两（锉）。捣罗为末，每取少许，绵裹纳耳中。(《太平圣惠方》)

10. **小儿白秃** 马齿苋煎膏涂之，或烧灰猪脂和涂。(《太平圣惠方》)

11. **小儿火丹，热如火，绕腰即损** 杵马齿苋敷之，日二。(《贞元集要广利方》)

12. **瘰疬** 马齿苋阴干烧灰，腊月猪膏和之，以暖泔清洗疮，拭干敷之，日

三。(《救急方》)

13. **瘰疬未破**　马齿苋同靛花（即青黛）捣掺，日三次。(《简便良方》)

14. **肛门肿痛**　马齿苋叶、三叶酸草等份。煎汤熏洗，一日二次有效。(《濒湖集简方》)

15. **蜈蚣咬伤**　马齿苋汁涂之。(《肘后备急方》)

16. **阑尾炎**　生马齿苋一握。洗净捣绞汁 30ml，加冷开水 100ml，白糖适量，每日服三次，每次 100ml。（晋江市医院外科.《福建中医药》1961；6：113）

二、临床应用

（一）内科病

1. **预防菌痢**　取鲜马齿苋茎叶，洗净切碎，1 斤马齿苋加水 3 斤，煎取 1 斤，过滤。成人日服 3 次，每次 70ml，连服 2~7 天。儿童服 50% 马齿苋煎液，或把马齿苋切细做成馄饨、馒头馅，或煮粥吃。每斤鲜马齿苋可分给 15 个儿童服用，隔日吃 1 次。有些地区也作为副食品食用，连续 10 天。经数千例观察，在菌痢流行季节服用，发病率明显下降。(《中药大辞典》)

2. **菌痢、肠炎及痢疾带菌者**　马齿苋对急、慢性菌痢的疗效，与其他治痢药物如磺胺胍、合霉素等相仿，对急性病例的有效率在 90% 以上，对慢性病例的有效率亦在 60% 左右。马齿苋有效剂量的安全范围较大，虽大量服用，亦无毒性。但亦有报告 1 例服用 100% 马齿苋煎液后引起过敏性皮疹。有人主张鲜草每日服 1 斤，干草减半。临床上常用 50% 煎剂（干草），每次 50~100ml，或 100% 煎剂（鲜草），每次 40~70ml，日服 3~4 次，小儿酌减，连续 7~10 天为一个疗程。慢性病例连服 4 周亦未见毒性反应。对顽固性病例可用马齿苋煎液稀释后行保留灌肠，每次 200ml，每日 1 次。又有用马齿苋、铁苋菜等量制成注射剂（每毫升相当于生药各 1g），成人每次肌内注射 2ml，每日 2~3 次，连续 3 天为一个疗程。此外，又可用马齿苋与白头翁、黄柏按 3 ∶ 1 ∶ 1 的比例制成合剂，治疗效果亦满意。在马齿苋治疗过程中，对严重失水患者须按常规补液，腹痛者可给颠茄合剂。急性病例绝大多数在服药后能迅速控制临床症状，1~2 天内体温恢复正常，3~5 天内排便次数转为正常，3~4 天内腹痛及里急后重消失，最迟 11 天内大便培养转为阴性。又马齿苋对痢疾带菌者、肠炎、消化不良性腹泻，也有同样的效果。(《中药大辞典》)

编者按：马齿苋为治菌痢的要药。上述文献是对 60 年前多篇报道之综述，说明一味马齿苋对预防痢疾，治疗痢疾带菌者，急、慢性菌痢者，肠炎与消化不良性腹泻者，都有良好而可靠的疗效。真是大自然赐予人类药食同源之佳品，足应珍惜。

马齿苋含有大量去甲肾上腺素和多量钾盐，含有不少二羟乙胺、苹果酸、维生素 B_1、维生素 B_2 等营养成分，实验证实，它对志贺菌属、大肠埃希菌、金黄色葡萄球菌等多种细菌都有强力抑制作用，有“天然抗生素”的美称。

3. **急性阑尾炎**　干马齿苋、蒲公英各 100g（亦可用鲜草，剂量加倍），水煎 2 次，煎液合并再浓煎成 200ml，上、下午各服 100ml。经治疗 31 例，除 1 例疗效不佳而改用手术治疗外，其余均痊愈出院。其中绝大多数在 3~8 天内体温及白细胞恢复正常，腹痛、反跳痛、腹肌紧张消失，压痛消失或尚有轻微深压痛。另法取马齿苋洗净捣碎，以纱布包裹压榨过滤，取原汁 30ml，加适量白糖及冷开水成 100ml，为 1 次量，日服 3 次，也有疗效。(《中药大辞典》)

编者按：上述具有清热解毒，抗炎杀菌的两味药协同增效，疗效良好。当今富有了，亦应发扬用中药少花钱、治好病的传统。

4. **阑尾脓肿**　芦某某，男，54 岁，工人。入院前 9 天开始腹痛，检查右下腹有 6cm×10cm 一肿块，压痛反跳痛明显，右脚不能伸直，精神软弱，脱水。白细胞 5.6×10^9/L，中性粒细胞 0.8，经服马齿苋煎液（干马齿苋叶 500g，煎成 600ml，每 4 小时服 100ml）1 小时后，腹痛消失，压痛减轻，肿块亦略缩小，右脚能伸直，白细胞 5.15×10^9/L，中性粒细胞 0.77，第 2 天上午压痛不明显，下午能起床行走，镜检白细胞 3.4×10^9/L，中性粒细胞 0.62，第 3 天肿块缩小至 3cm×5cm，第 4 天缩至橄榄大，第 5 天肿块基本消失，于第 6 天出院。在治疗开始 3 天中，每天腹泻 2~6 次不等。（徐水明.《浙江医学》1961；1：23）

原按：阑尾周围脓肿是指急性阑尾炎未及时治疗而发生穿孔。在穿孔前，阑尾已为大网膜所包裹，穿孔后化脓性感染，局限于阑尾周围，因而形成阑尾周围脓肿。阑尾周围脓肿有多种治疗方法，全身应用抗生素但多因药物难以透过较厚的脓腔壁而疗效欠佳，单纯手术引流不能根治，徒增患者痛苦。阑尾周围脓肿在中医学属肠痈范畴。马齿苋具有清热解毒，凉血止血，止痢，散血消肿等功效。该药对于阑尾周围脓肿的治疗，临床也有较多报道，值得临床推广使用。

编者按：一味马齿苋对阑尾脓肿有上述之疗效，很值得重视应用之。

5. **糖尿病**　根据《本草拾遗》《正义》及《本草经疏》记载马齿苋有“止消渴”的作用，多年来用之治疗糖尿病，取得很好疗效。治疗方法如下。①割取鲜嫩的马齿苋全草，洗净，当小菜炒食，每天 1 次，每次 100~150g。②割取马齿苋全草，洗净泥沙，切碎，每次 300g 鲜草，加水 1000ml 煎取 300ml，每日 3 次，每次口服 100ml。③夏秋割取马齿苋全草，洗净，沸水略烫后晒干备用，每次 15~30g 水煎服，每日 1~2 次。以上方法任选一种，一般应连用 1 个月左右，检查血糖、尿糖情况，若已恢复正常，应每周或每月服用 1 次，以保证疗效，防止复发。如治黄某某，男，56 岁。1999 年夏，因全身皮肤瘙痒，汗多口渴，善饥多食，在某医院诊断为糖尿病，当时空腹血糖为8.4mmol/L，尿糖呈强阳性，经服用降糖西药2个多月疗效不佳，寻求中医治疗。采集马齿苋鲜草150g，嘱其每天按平常炒菜方法服食，每天服用100~150g。患者坚持每天服用，1个月后经医院实验室检查，空腹血糖为5.26mmol/L，尿糖阴性。几年来，患者除采野生马齿苋每月服用1次外，还移植园地栽培。2002年7月随访，得知患者每年都到医院实验室检查3~4次，几年来血糖、尿糖均正常。（曾清井.《中医杂志》2005；6：414）

编者按：马齿苋为药食两用之品，食之口感好，药源丰富，可自行采取，便于推广。

6. 痰湿壅阻型高血压 在临床上发现马齿苋治疗痰湿壅阻型高血压确有良效。如治李某，男，58岁。2年前患有腔隙性脑梗死，治疗后留有语言謇涩后遗症，于1个月前无明显诱因出现血压居高不下，波动在180~200/100~120mmHg，曾在某医院诊治，因治疗20天效果不佳出院。于出院后第2天求治于余。诊见肥胖、头闷痛如裹、流有痰涎，平时素好肥甘之品，舌苔白腻，脉滑，血压190/100mmHg，诊为高血压，痰湿壅阻型，给予建瓴汤合二陈汤加白芥子、白豆蔻、佩兰叶，禁食肥甘之品，进药7剂，无济于事。为改变患者口味，家人制作马齿苋包，进食后顿觉头目清亮，当时测血压160/100mmHg，嘱其继续用鲜马齿苋约100g水煎服，每日3次，7天后测血压160/90mmHg，患者头不痛、痰涎无，嘱其继续服用，1个月后，测血压150/80mmHg。随访半年，血压无升高。（范联芳.《中医杂志》2005；6：414）

原按：用马齿苋治疗痰湿壅阻型高血压，为偶然所得。在以后治疗此型高血压时常加用本品，鲜者100g以上或干品50g以上，每获良效。然而对气滞血瘀、肝阳上亢等类型的高血压则无效。

编者按：痰浊壅阻日久，必致瘀血阻滞。马齿苋“寒滑”之性，既治痰，又治瘀，对“高血压动脉硬化”疗效确切，故有上述案例之疗效。如此简便灵验之经验，对辨证论治疗效不佳的患者，不妨一试。现代研究马齿苋含有某些生物活性物质，这些物质对心脏病、原发性高血压、糖尿病及中风等心血管病有较好的防治功效，具有延缓衰老作用。

7. 胃窦炎 临证运用马齿苋治疗胃窦炎，疗效甚佳。如治李某，男，46岁，干部。1998年12月6日初诊。平素嗜烟酒，过食肥甘厚味，加之工作繁忙，胃脘部隐痛不适3年余，饮食欠佳，时嗳气，无反酸，大便时秘，小便黄，舌红苔腻，脉弦滑，胃镜检查提示“胃窦炎，幽门螺杆菌检查阳性”。多次服用中西药未见明显好转，证属湿热蕴结中焦，治以清热利湿兼健脾胃。处方为鱼腥草15g，蒲公英15g，党参15g，白术15g，薏苡仁20g，败酱草15g，茯苓10g，枳壳10g，山药12g，延胡索10g，神曲10g，3剂。二诊后自诉症状无明显改善，前方加马齿苋

50g，服4剂后症状明显改善，胃脘痛大减，因患者病程久，三诊加用活血祛瘀之品制乳香10g，随访2年未发。此后根据临床辨证施治胃窦炎，实证、虚证均加用马齿苋30~50g煎服，多次治疗均取得满意疗效。胃窦炎多有幽门螺杆菌感染，炎性水肿常缠绵难愈，故加用该药常能取得佳效。（杨红明.《中医杂志》2005；6：414）

8. **慢性非特异性结肠炎** 马齿苋，我国南北各地均产。四川老中医李浩儒对马齿苋治疗慢性非特异性结肠炎有独到之处。如治李某某，男，24岁，学生，反复腹泻黏液便5个月，加重1个月。患者平素喜食辛辣厚味，常感左下腹不适。在春节期间食肥腊肉等物过多，当晚便觉腹部不适，嗳气频作，胁痛，大便黑色。第2天腹痛，腹泻黏液便，每日2~3次，经中药、针刺缓解。1个月后因食辣椒炒扁豆，腹泻发作，日渐加重，大便日10~15次，为黏液便。到某医院消化科做乙状结肠镜检发现，结肠下段有红疹样小点，肠黏膜脱落，部分结肠轻度颗粒样变。X线钡餐摄片，见黏膜水肿，未见肿块，诊断为“非特异性结肠炎”。大便常规见黄黏液便，白细胞3~5个/HP，红细胞少许，舌质红、苔黄白腻，脉弦。以湿热郁结大肠而治之。用新鲜马齿苋500g，取尖嫩部分做菜，放少许食盐及酱油，每天晚上食用。其余部分煎汤，代茶饮。加强饮食护理，禁食辛辣之品，1周后大便成形，1个月后，大便正常。随访5年未复发。（李观荣.《中医杂志》2005；6：415）

编者按：对难治的结肠炎，重用一味马齿苋，食用与煎汤代茶饮，一个月治愈，真良药也。夏、秋季节采集，多地可以获得。

9. **鼻衄** 在临床实践中，用民间验方治疗鼻衄，效果良好。用马齿苋30g，白茅根30g，煎汤200ml，每日分3次口服。如治张某，男，40岁，1997年4月10日初诊。患鼻衄半年余，时断时续，经多医治疗无效。X线摄片检查未见异常。血常规检查仅见轻度贫血。症见鼻塞微痒，时流浊涕，稍用力呼吸或用力排便即见衄血，量时少时多，时有眩晕头痛，头胀，神疲乏力，舌淡苔黄，脉滑数。经用上述方法治疗3天，病情痊愈，1年后随访，未见复发。以马齿苋散血清热，白茅根凉血止血，二药共用，火降热清，血凉归经，鼻衄遂除。（赵秀君.《中医杂志》2005；6：415）

10. **血小板减少性紫癜** 患者李某某，女，36岁。患原发性血小板减少性紫癜10余年。病情呈反复发作性，开始服归脾汤有效。1994年3月22日病情复发，自觉心烦、乏力，频繁齿衄、鼻衄，四肢皮肤出现散在的瘀点，舌质淡红、苔薄白，脉细。给予归脾汤，水煎服，连服12剂，病情不减，血小板计数36×10^9/L。三诊时正值月经来潮2天，量多如崩。忆山东中医药大学附属医院妇科李秀珍教授善重用马齿苋治疗妇女崩漏，即于上方中加马齿苋30g，药后疗效颇佳，6剂后经血止，症状、体征消失。基于上述经验，凡遇血小板减少性紫癜均在辨证施治的基础上加用马齿苋30~60g，能明显提高疗效。究其机制，盖因马齿苋性味酸寒而滑利，既能清热解毒，又能凉血活血，血小板减少性紫癜以血不循经，瘀阻脉外为患，用之正合中医“祛瘀生新”之理。（王玉平，郭杰.《中医杂志》2005；7：494）

编者按：偶然性存在着必然性。从偶然疗效吸取经验，分析医理，推而广之。

11. 胃痛　肺痈　李有伟主任医师常以马齿苋30g为药治疗胃痛、肺痈等杂病，疗效显著。对于胃病的治疗，有人曾提出应按痈疡论治，马齿苋最善消痈肿，且有助于杀灭幽门螺杆菌，提高胃病的治愈率，并“兼能消痞、润肠、消积滞”（《正义》），与胃病病机甚合，故对脾胃病证有较好的疗效。

肺痈之治疗以清热解毒，化瘀排脓为主。李师常用马齿苋30g，鱼腥草20g为主药，佐以清热化痰之品，多获良效。用马齿苋是取其解毒消痈破瘀之性，《本草经疏》言其“能散肺家之热”，《正义》称其“兼能入血破瘀”，且其性酸寒，主入大肠经，肺与大肠相表里，大肠的传导变化与肺的肃降有关，故马齿苋治大肠有助于肺气的肃降。现代研究也证明，马齿苋有良好的抗感染消炎之功，因此，对肺痈有较好的疗效。另外，马齿苋还可广泛应用于其他肺系病证属痰热壅肺者，如肺炎、急慢性支气管炎等。（焦庆华，李有伟.《中医杂志》2005；7：494）

12. 便血　赖某，女，51岁。间歇性大便带血15年，每于过度劳累或饮食不当时加剧。曾服药治疗，效差，近5天又便后滴血，色鲜红，量较多，大便秘结，肛门坠胀，有灼热感。取新鲜马齿苋100g，水煎服，1天即便软血止，服药3天，诸症悉平。（邹桃生.《浙江中医杂志》1989；5：210）

原按：马齿苋具有止血效果，对于小便尿血，大便出血，可以用鲜马齿苋绞汁，取藕汁等量，每次半杯，约60ml，以米汤送服，一日2~3次。

13. 慢性前列腺炎　先母曾授一方，专治慢性前列腺炎，其方法是每天取干马齿苋10g，干玉米须5g，用开水冲泡代茶饮。取用此方，常获良效。如治程某，53岁，近5年来小便常未能畅解，解出则分叉。近2年来常尿频、尿急，滴沥难尽，尿道口有白色分泌物，大便干结。前列腺液检查见白细胞20~25个/HP，卵磷脂小体少许。服上方2个月后症状减轻。续服1个月后诸症皆除，再查前列腺液，白细胞2~3个/HP，卵磷脂小体（+++）。前列腺炎病机为下焦水湿与瘀热相结，马齿苋酸寒，能散瘀消肿，玉米须甘淡，善利尿化湿，两药相伍，治此症正相切合，故获良效。（陈寿永.《中医杂志》2005；6：416）

编者按：上述验方，服用方法口感不错。其疗效在于坚持服用。

14. 急性肾盂肾炎　张某某，女，31岁。1977年3月18日初诊。自诉7天前恶寒发热，周身酸痛，腰痛，小便浑浊量少，尿频，尿痛，有时排尿困难，尿道口灼热。经县医院做尿常规检查示白细胞（++），红细胞（++），脓细胞（+），蛋白（+）。诊断为急性肾盂肾炎，应用青霉素、链霉素肌内注射，口服消炎、利尿药，4 日后，因畏怕打针，转用中药治疗。现症状如前，舌灰红，苔黄腻，脉滑数，辨证为湿热下注，蕴结膀胱。用后方水煎温服，每日 4 次，每次 1 剂。2 天后热退症减，4 天后自觉症状消失，10 天后尿常规检查正常。治疗用马齿苋干品 150g（鲜品 300g），加红糖 50g 为 1 剂，砂锅内水煎，煎沸半小时后，取汁温服，每天 4 次，每次 1 剂。经连续治疗，4~7 天内治愈。肾盂肾炎为细菌感染所致，无论急性与慢性，在辨证基础上都应配合清热解毒之品。（饶宏孝.《菏泽医药》1982；3：62）

编者按：一味马齿苋重用治愈“急性肾盂肾炎”，甚妙！即使不用单味药治之，亦可在辨证复方中加用之，以提高疗效。

15. 特发性血尿 王某某，男，25 岁，农民。1977 年 2 月 11 日初诊。自诉 1976 年秋季农民体育运动会上，患者连续参加赛跑，赛后觉腰部酸胀，疲乏，小便见血，西医诊治予维生素 K 及止血药，两周后休息时可缓解，运动后又出现。当地医院做尿常规检查示白细胞（++），红细胞（+++），尿结核菌培养阴性，诊断为特发性血尿。住院 2 个月，完全卧床，予消炎止血药，仍无效，持续血尿 7 个月。自觉腰脊酸胀，腿软，神倦食少，头晕耳鸣，请余诊治。现面色微黄，舌质淡红，脉细，辨证为脾肾两亏，用补中益气汤加减，服药 4 剂，疗效亦差。二诊时，试用马齿苋加红糖方，法如下述，连续治疗，7 天后尿色稍有好转，30 天后尿黄色透明，尿常规恢复正常。再嘱治疗 7 天，巩固疗效。追踪观察完全恢复正常。治疗用马齿苋干品 60g（鲜品 120g），洗净切碎，加红糖 30g 为 1 剂，砂锅内水煎，煎沸半小时后，取汁温服。每日服 3 次，每次 1 剂。连续治疗，直至症状消失和查尿常规恢复正常。马齿苋治疗实热证较适宜，对于虚证，特别是中焦脾胃虚寒证则不宜。另外，马齿苋捣敷或绞汁服用还可以治疗多种痈肿、疖及外伤出血等，以鲜品疗效更佳，但用量应加倍。（饶宏孝.《菏泽医药》1982；3：62）

编者按：临床上有的病证，西医疗效不佳，中医辨证论治亦疗效不好。如此情况下，使用单方、验方或有意想不到的良效。上述案例即如此。这也是本册与前面第 3 册之价值所在。

16. 淋病 李某，男，28 岁，工人。1991 年 8 月 3 日就诊。自诉尿频急、尿痛，尿道口红肿有脓性分泌物半个月。半个月前，因在南方某地出差，与旅社服务员发生不洁性交史后返乡即见上述诸症。经某医生治疗无效，遂来本院。查尿道口分泌物培养发现淋球菌。舌红苔薄黄，脉弦滑数。嘱服马齿苋煎剂如下法，连服 10 天，诸症消失，尿培养 3 次均为阴性。治疗方法用马齿苋 150g（鲜者加倍），每天 1 剂，水煎，早晚分服。连服 10 天为 1 个疗程，可服用 1~3 个疗程。淋病是一种淋病奈瑟球菌引起的泌尿生殖系统的传染病，多由不洁性交引起。运用马齿苋治愈淋病多例，多能取得良效。（邹世光.《浙江中医杂志》1992；6：277）

编者按：上述经验，重用一味马齿苋治疗淋病有良效，值得学习。但马齿苋为“寒滑”之品，辨证用之会疗效更好。上述治例舌脉所见为热证，适宜用之，若为虚寒证，则不宜单味用之。

（二）妇科病

1. **出血症** 用于收缩子宫。经500余例临床观察，马齿苋注射液可以代替麦角新碱，使子宫平滑肌收缩，其作用甚至较麦角新碱更强。注射液每毫升相当于生药0.5~1.0钱。对产后流血、功能失调性子宫出血，可肌内注射2ml；对剖宫产、刮宫取胎可直接注射于子宫底两侧或注入宫颈。(《中药大辞典》)

2. **功能失调性子宫失血** 功能失调性子宫出血（简称功血）的病因有多种，但多因于子宫周围炎症引起，中医从热、从瘀论治，无论功血色红色淡，有瘀块无瘀块，均可重用马齿苋30~50g。现代药理研究认为，马齿苋有兴奋子宫的作用。该药既可凉血又可除湿散瘀，还无燥伤阴血之弊。本人在治疗妇科功血中，对于经血色红无块者多配黄芩、生地黄、侧柏叶炭、牡蛎，色暗有块者多配没药、五灵脂、三七、牡蛎。（牟慧琴.《中医杂志》2005；8：575）

3. **月经过多 经期延长** 受北京中医医院妇科刘琨老师的启发，对月经过多，经期延长辨证为湿热内蕴为主者，在相应处方中加马齿苋30g，治之疗效更好。马齿苋除能清热利湿外，还有凉血止血之功。《本草纲目》中云：“马齿苋消血消肿，利肠滑胎，解毒通淋，治产后虚汗。”现代药理研究证实，马齿苋有收缩子宫血管的作用，此种收缩作用兼有中枢及末梢性。此外，马齿苋还可用于治疗带下病、崩漏、多囊卵巢综合征等，不妨一试。（李海滨，田哲，贺涛.《中医杂志》2005；8：577）

编者按：上述相距几十年的三篇报道，马齿苋注射液与水煎剂，均对子宫出血有肯定的疗效，且现代药理研究也证实了，故可在辨证论治的处方中用之。

4. **乳腺炎** 用大剂量鲜马齿苋500g捣烂，鹅管石50g研细，拌匀后，外敷治疗急慢性乳腺炎，每日换药1次，3天为1个疗程。举例如下。

例1：廖某某，女，26岁。患者于4天前给小孩喂乳后乳房胀痛，渐次局部红肿发热，浑身恶寒。翌日经当地医院肌内注射青霉素80万U，每日2次，治疗3日乏效，肿痛加重，伴发热。采鲜马齿苋500g，洗净，捣成泥，加入鹅管石粉50g拌匀外敷患处，3日乃愈。

例2：刘某某，女，32岁。患者初因左侧乳房急性炎症，在当地医务室用抗生素治疗好转，逾半年，左乳房肿块增大，伴疼痛，又用抗生素及小金丸、乳癖消等药治疗，效不显。检查见左乳房外侧有一3.5cm×3cm包块，按之压痛，推之可移动，右腋前线及腋窝、锁骨窝、锁骨中线未扪及结节。面色少华，舌淡苔薄白，脉弦细。诊断为乳癖。鲜马齿苋捣成泥合鹅管石粉外敷肿块处，每日换药1次。内服逍遥丸，每次9g，加党参20g煎水吞服，每日3次。服治5日，肿消大半，疼痛减轻，继续敷治7日，病乃获愈。（刘宇富.《中医杂志》2005；7：496）

编者按：马齿苋清热解毒、凉血消肿的功效，对于乳腺炎患者，可取之单味捣烂外敷与凉拌服食，内外兼治，疗效可靠。当然，为了疗效更好、更快，可与其他中药或西药并用。

5. **盆腔炎　宫颈炎**　盆腔炎、宫颈炎病情缠绵，且易反复。在辨证用药中加入马齿苋一味，能获佳效。中医认为，盆腔炎、宫颈炎属“赤白带下”“癥瘕”“疮疡”等范畴，以湿热为多见。苏颂谓马齿苋能“治女人赤白带下，则此症多由湿热凝滞，以寒滑利导之，而湿热可泄，又兼能入血破瘀，故亦治赤带”。据现代药理研究，马齿苋对大肠埃希菌，金黄色葡萄球菌有一定的抑制作用。观察马齿苋合清热利湿药能增强清热利湿作用，入活血散结药能提高活血散结疗效，配淡渗利湿之品能导湿热从二便而去。用量干品以15~30g为宜，鲜品用100g绞汁兑入汤剂内服，疗效尤佳。（何良新.《中医杂志》2005；8：577）

编者按：上述经验与苏颂（北宋天文学家、药物学家）所述，提示治疗盆腔炎、宫颈炎，可在辨证论治处方中加入马齿苋，或重用之为主药，或为辅助药。

6. **药物流产不全**　以马齿苋60g为主药，治疗药物流产不全，疗效甚佳。药物流产由于其安全、有效、方便、痛苦小，临床上已被广泛应用，但伴有不完全流产及流产后阴道流血时间长等弊端。马齿苋长于清热解毒，凉血止血。《本草纲目》云其“散血消肿，利肠滑胎，解毒通淋”。现代药理研究则提示其内含有去甲肾上腺素、维生素及多量钾盐等，对血管有显著收缩作用，有增强子宫平滑肌收缩的作用。在治疗药物流产不全时，重用马齿苋，配伍活血化瘀的生化汤（当归、川芎、桃仁、炮姜、甘草）、益母草、川牛膝，适当加益气的黄芪等，可增强子宫的兴奋性，加大宫缩力，促进子宫内残留组织的排出，效果明显，无副作用，易被患者接受。（卢宪梅，孙凤兰.《中医杂志》2005；8：577）

7. **外阴白斑**　西医学认为外阴白斑属于局部营养不良。症状为阴部干涩，痒痛难耐，局部皲裂，溃破。病因多属虚实夹杂，治疗非常棘手，当用扶正祛邪之法。重用马齿苋为主药，结合辨证配伍相应方药，具有不错疗效。（牟慧琴.《中医杂志》2005；8：575）

（三）小儿科病

1. **小儿急性扁桃体炎**　家乡湖南湘潭一带常用马齿苋治疗小儿急性扁桃体炎，临床验之，亦每获良效，现简要介绍其用法。在8~9月间连根收集全草，洗净泥土，除去杂质，加水稍蒸，取出晒干，备用。临用时，取马齿苋50g，加开水

300ml，浸泡 10 分钟，再煎煮 10 分钟，滤渣浓缩至 100ml，加白糖适量，以微甜为度。分早、中、晚及睡前 4 次服用，频频含服。如治张某，男，8 岁，因发热、咽痛、不欲进食前来就诊。查患儿面红，呼吸急促，体温 38.4℃，双侧扁桃体中度肿大，右侧有脓性渗出物，两侧颌下淋巴结肿大并伴有轻压痛，诊断为急性扁桃体炎。遵上法服药，嘱进稀粥、忌辛辣油腻，第 2 天症状明显减轻，可进食，继服 2 天，第 4 天痊愈。（周水平.《中医杂志》2005；6：415）

原按：急性扁桃体炎属中医“乳蛾”范畴，依病因病机虽有实热和阴虚之分，但临床以实热证为多见，主要因为外感风热之邪入侵肺系或肺胃热盛上蒸，结聚于咽喉所致。马齿苋具有清热解毒、凉血消肿之功，故治疗本病，疗效满意。本法简单易行，患儿也易于接受，不失为治疗急性扁桃体炎实热证的一种有效方法。

2. 小儿单纯性腹泻 取新马齿苋 0.5~1.0 斤，煎汤，加适量白糖调味，分次服下，1 天服完，连服 2~3 天。或取鲜马齿苋洗净焙干研末，每次 3g，温开水送服，每日 3 次。(《中药大辞典》)

3. 小儿百日咳

（1）取 50% 马齿苋糖浆 100ml，每日 4 次，3 天分服。一般服药 3 天后，即见咳嗽减少，发作时间缩短，症状减轻。(《上海中医药杂志》1959；3：40）

（2）陈某某，男，6 岁，1988 年 10 月 6 日就诊。痉咳夜甚一旬日，诊断为百日咳。曾肌内注射链霉素等药治疗，收效不显。刻诊见痉咳夜甚，眼睑浮肿，眼结膜下出血，舌红，苔薄黄微腻，脉弦稍数。嘱用马齿苋煎服，4 剂痉咳缓，眼结膜瘀血可见消退吸收，7 剂后症状体征消失。治疗取鲜马齿苋 200~300g，水煎 2 次，合并滤液浓缩至 100~150ml，1 天分 3 次口服（年幼者酌减）。每天 1 剂，7 天为 1 个疗程。马齿苋既能清热解毒，又兼能利湿化痰，敛肺止咳，故用之奏效。（庄无平.《四川中医》1990；11：12）

4. 小儿疰夏 马齿苋，味酸、性寒、无毒，能防治疰夏。据当地民间方法用于防治小儿疰夏，取得满意效果，现介绍其采制及使用方法介绍如下。夏季采鲜马齿苋，洗净切碎晒干，每初春取本品 50~100g，用温水泡透，捞出用纱布挤去水分，加入适量佐料做菜食，每周 1~2 次，疗程 2~3 个月。平时也可间断按上法做汤、茶服用。治例陈某，女，12 岁。患疰夏 4~5 年，每逢夏季则嗜卧懒言，精神倦怠，饮食少思，食或泛恶，身热不畅，大便不调，多兼小便黄，舌苔白腻或微黄，脉濡数。每至夏季以西瓜为主食，或服中西药物治之，但其效不甚显著。用上法治疗，当年显效，2 年病愈，随访 6 年未复发。（孙桂芳，孙振涛.《中医杂志》2005；6：416）

原按：疰夏主要以全身倦怠，饮食不振，大便不调，身热不扬为特征。其发病多在春末夏初，至秋凉后可逐渐好转。《杂病源流犀烛·疰夏》中说：“疰夏，脾胃薄弱病也，然虽由脾胃薄弱，亦必因胃有湿热及留饮所致。”因本病多由患者体虚娇嫩，脾胃虚弱，元气不足，又受暑令之气，湿热困于脾胃而致。马齿苋具有健脾益气，清热利湿、解毒之功用，故防治疰夏有效。

编者按：上述报道，以单味马齿苋适量，鲜者好，干品亦可，煎煮服食之，对小儿扁桃体炎、腹泻、百日咳、疰夏等，皆有可靠疗效。对如此简便廉验的药食两用之良药，怎能忽视之？特别是农村、山区，更切合实用。

（四）皮肤病等

1. 疮疖及化脓性疾患 取鲜马齿苋4~6两，洗净捣碎，加水2~3斤，煮沸（不宜久煎），待水温降至40℃左右时，用毛巾蘸药液溻洗患处，每日2~4次。或用4~6层纱布浸药液湿敷于患处，每日2~4次，每次20~60分钟，亦可用马齿苋捣成泥糊状敷于创面，外加敷料固定，每日换药4~6次。溻洗和捣敷适用于化脓性皮肤病和外科感染，如暑令疮毒、疖肿、乳痈、丹毒、蜂窝织炎、肛周脓肿、甲沟炎等。溻洗还可用于黄水疮、臁疮、足癣感染等，湿敷法主要用于糜烂渗出性皮损，如湿疹、漆疮、婴儿湿疹、接触性皮炎等。上述疾患用马齿苋外治，并适当配合内服药，一般可在1~2周痊愈。对糜烂渗出的皮损用马齿苋湿敷，平均3~5天渗出停止，上皮新生。(《中药大辞典》)

2. 淋巴结核溃烂 取全草6两洗净晒干，加工成细粉，放入熬熟的8两猪板油中，趁热用铁勺不断搅拌，待冒白烟，将锅端下，放入蜂蜜8两，搅拌成糊状，冷却后即成软膏。用药前先将患处用淘米水（冷开水）洗净，按疮口大小摊成小膏药敷于患处，纱布覆盖，胶布固定，每2天换药1次，以痊愈为度，不可间断。治疗期间忌食无鳞鱼、鳖，忌房事。此膏对其他骨结核溃烂也有同样疗效。同时，此膏又可用于内服治疗多种结核病。服用时每次1~3钱，每日服3次。临床观察118例，其中淋巴结核42例，肺结核3例，其他结核（包括脊柱结核、骨结核、肠结核、肾结核等）4例，均有不同程度的疗效。又有用鲜马齿苋洗净煮烂挤出原汁，熬成膏状，用于治疗寒性脓肿，按常规清创后，将药膏涂于患处，上盖敷料固定，亦能取得一定疗效。(《中药大辞典》)

编者按：上述半个多世纪以前的文献，用鲜马齿苋捣碎溻洗和捣敷治疗“疮疖及化脓性疾患”，用其晒干为末与猪油制成软膏外敷法治疗“淋巴结核溃烂”等多种结核病，都取得了疗效。以如此方法治病，在缺医少药的环境中切合实用，现今亦不可忽视。

3. 激素依赖性皮炎 用马齿苋外敷治疗激素依赖性皮炎6例，均取得良效。如治王某某，女，25岁，2001年9月6日就诊。1年多前因面部少量丘疹，乡村医生以“皮炎平”外用，皮疹一度好转，以后每有皮疹发生，就自购“皮炎平”等激素类药外用。反复使用半年后面部出现烧灼感、红斑。每停用激素类药，上述症状更严重。近半个月来面部红斑、烧灼感加重并有紧绷感、瘙痒、脓疱、毛细血管扩张，外院多次治疗无效。诊断为面部激素依赖性皮炎。嘱其取鲜马齿苋捣汁外敷，每日 5~6 次，连用 10 天。佐以少量的抗组胺药。10 天后复诊，瘙痒、脓疱、丘疹消失，烧灼感、红斑减轻。嘱其继续外敷 1 个月后，面部仅有少量毛细血管扩张，其余症状消失。（樊浩东.《中医杂志》2005；6：416）

4. 足癣

（1）张某某，男，32 岁，司机。两足患湿烂性足癣 10 余年，1979 年 6 月加重而住职工医院治疗。经用中西药物治疗，不见好转。查见两足各趾间、趾背、足底糜烂红肿，渗出严重，右足甚于左足，患者不能穿鞋，腹股沟淋巴结肿大疼痛，用鲜马齿苋 500g 煮水后洗足，并用马齿苋轻擦脚趾后晒太阳 10 分钟。用药 1 周后明显见效，浸洗 3 个疗程后，临床症状全部消失，至今 10 余年追访未复发。治疗方法用鲜马齿苋 500g，加水 2000ml，煮沸 15~20 分钟后，倒入盆中，待温浸洗患足，并用马齿苋轻擦患处，每日 1 次浸泡 60~90 分钟，浸洗后不用布擦干，可在阳光下晒 10 分钟或自行晾干，浸洗 7 日为 1 个疗程。（王选圣.《中国乡村医生》1991；4：27）

（2）用马齿苋鲜品绞汁，或干品水煎制成 3%~5% 溶液，浸泡足癣患处，每日早晚各 1 小时，疗效显著。如治一对夫妇及其子 3 人，同患足癣多年，多方求治未愈，逢夏季加重，冬季减轻，瘙痒难忍。患者均见双足 4~5 趾和（或）3~4 趾间角质层浸渍发白，剥脱松离的角质层后露出鲜红色的糜烂面，渗液明显，异臭，经真菌镜检均发现菌丝与孢子，诊断为足癣糜烂型。给予鲜马齿苋汁适量浸泡患处，每次 1 小时，连用 1 周，病告痊愈。（李德收.《中医杂志》2005；6：416）

原按：据药理研究，马齿苋含有丰富的维生素 A 样物质，能促进上皮细胞的再生，并能促进溃疡的愈合，且对常见致病性皮肤真菌有抑制作用。马齿苋药源广泛，价廉实用，值得推广。

编者按：古人用马齿苋治疗“湿癣”（孟诜）。上述治例验证了古人之经验。足癣在临床常见之，马齿苋在农村易得之，其在中药店为常备药，故上述疗法切实可行。

5. 红丝疔　在临床实践中应用马齿苋为主药治疗红丝疔（急性淋巴管炎）50 例，全部治愈，无一例走黄，用药后一般当日止痛，3 天红肿消退。药物组成及用法如下。马齿苋 60g，苍术 10g，加水 600ml，煎成 300ml，一次顿服，药渣捣碎敷患处，每日 1 剂，连服 2 剂。如治苏某某，女，26 岁。3 天前劳动时，右足底部扎伤，至昨日晚上足底疼痛难忍，足背红肿，且有一条红丝迅速上走腘窝，腹股沟淋巴结红肿疼痛，行走困难，恶寒发热，体温 38.1℃，舌红苔薄黄，脉弦数。诊为红丝疔。予马齿苋煎如前法，用药当天疼痛止，第 2 天肿消热退。（兰友明，兰义明，鲍雪娇.《中医杂志》2005；7：495）

编者按：清代《生草药性备要》中说马齿苋“清热毒，洗痔疮疳疔”。上述疗效验证了古人经验。

6. **寻常疣　带状疱疹**　马齿苋药源丰富，民间流传外用治疗寻常疣和带状疱疹等。举例如下。

例 1：杜某，男，15 岁，半年前发现左手背生长寻常疣，此乃外感毒邪，蕴结肌肤，治以清热解毒，祛风通络。处方为马齿苋 60g，露蜂房 9g，板蓝根 15g，生薏苡 30g，水煎服，每日 1 剂。外用鲜马齿苋 90g，苦参、黄柏、红花、丹参、赤芍、牛膝、威灵仙各 15g，每 2 日 1 剂，水煎外洗赘疣，揉搓至皮肤发红但不出血为度，每日 3 次，5 天后赘疣开始变小松动，7 天后全部脱落。

例 2：周某，男，45 岁，1999 年 9 月 15 日初诊，患者 1 周前左胁及腰部散在有成群小水疱如绿豆大小，逐渐增多，刺痛，烧灼痛，甚则剧痛难忍，寝食不安，皮损成带形排列，溲黄便干，体温 37.8℃，舌边尖红、苔薄黄腻，脉弦数，证属肝胆湿热，蕴蒸皮肤。外用鲜马齿苋适量，捣烂外敷患处，每日 2 次。内服龙胆泻肝汤加减，服用 10 剂后热退疹消，痊愈出院。（张增海.《中医杂志》2005；7：496）

7. **痤疮**　以马齿苋 200~300g 水煎 30 分钟后，滤出液 2000~3000ml 代茶频服，亦可浓缩后早晚分服，若用鲜者效果更佳，且可取汁涂患处，或捣烂敷于患处，每日数次，用药期间嘱患者忌食辛辣肥腻食物及海鲜，并停用化妆品及香皂，以清水洗脸为宜。曾以此法治疗数例痤疮均取得较好疗效。如治周某，女，29 岁，2000 年 5 月 16 日初诊。自诉面部痤疮 5 年余，反复发作，色红发痒，多有脓点，愈后形成瘢痕，皮肤增厚、粗糙，甚则连及背部。曾多方治疗未见明显疗效，素嗜油炸食品及海鲜，舌苔黄厚而腻，脉滑数。治如上法，用马齿苋 300g 水煎服，药后大便溏，每日 2~3 次，10 天后面部痤疮及脓点均明显减少。继服 10 天后，痤疮已不焮红且脓点消失，背部痤疮未起，舌苔变为薄黄，脉仍滑数，大便已不溏，每日 1~2 次，嘱其严格忌口。又服 20 天后痤疮已基本控制，面部未再出现新的皮损，减马齿苋量为 100g，继服 30 天以巩固疗效。随访 2 年未再复发。（杨丁友.《中医杂志》2005；7：496）

原按：现代药理研究认为，马齿苋含有活性很强的去甲肾上腺素及一定量的多巴胺，从而减少了黑色素及褪黑素的形成。临床观察，在治疗痤疮的同时又有去除黄褐斑的作用。痤疮在青春期常见，上述一味马齿苋内服与外涂兼治取效。这与忌口去除病因亦有关。

8. **丹毒**　马齿苋功能清热解毒，散血消肿。外敷治疗丹毒亦有显著疗效。如治患者王某，男，45 岁，近 3 年来常于春秋季节在右下肢腿胫部发丹毒，局部暗紫、麻木胀痛、行走不适，持续一个月余。每次发病，就肌内注射青霉素，内服清热解毒利湿中药，但屡治乏效。最后用马齿苋外敷治愈。方法是按患部大小以鲜马齿苋200~500g，洗净，切碎，捣烂如糊状，涂敷于患处，厚约0.5cm，每天换药2次，5天内症状即可消失。（封银曼.《中医杂志》2005；8：575）

原按：现代药理研究表明，马齿苋乙醇提取物对金黄色葡萄球菌、真菌、结核分枝杆菌均有不同程度的抑制作用，对铜绿假单胞菌有轻度抑制作用。马齿苋对血管有显著的收缩作用，也能促进上皮细胞的生长，有利于溃疡愈合。

9. **湿疹** 有一妇人脐下腹上、二阴，遍生湿疮，他处并无，热痒而痛，大小便涩，身面微肿。前医误以恶疮治，用鳗鲡鱼、松脂、黄丹之类药涂上，疮遇热痛甚。问之，此人嗜酒贪食，喜鱼蟹等物。急令用温水洗去药膏，研烂马齿苋，入青黛，匀涂疮上，顿感热减痛痒皆去，仍服八正散。如此五日，减三分之二，自此二十日愈。（王毓.《历代无名医家验案》第191页）

10. **急性荨麻疹** 卓某，女，18岁，护士。1982年9月中旬患急性荨麻疹，服氯苯那敏等抗过敏药2天无明显好转，静脉滴注钙剂时又突然发生头昏，心悸，胸闷，全身冒汗，脉搏减弱，血压70/60mmHg（9.0/7.3kPa）。即按“过敏性休克”予以处理后，休克虽较快被纠正，但荨麻疹消退片刻后又发，全身瘙痒，后经单独采用马齿苋治疗2天而愈。治疗每天2次，每次取马齿苋鲜全草200~300g，加水约1500ml，煎沸浓缩至1000ml左右，即内服100ml（小儿酌减），余下药液再加水适量煎沸后滤弃药草，待汤液稍温，可用之频频擦洗患处，有止痒及消退荨麻疹的作用。因马齿苋药性滑利，故孕妇及脾胃虚寒者宜外用而不宜内服。采取上述方法，用马齿苋治疗急性荨麻疹56例，均取得明显疗效。（林伙水.《福建中医药》1989；4：52）

原按：急性荨麻疹多因接触过敏原导致变态反应性疾病。其病理变化为毛细血管扩张，渗出增加而成疹块（团）。马齿苋全草含大量去甲肾上腺素和多量钾盐，能明显地收缩毛细血管，使渗出液减少故能取效。

11. **白癜风** 屠某某，女，62岁，退休工人。右小腿先后患白癜风2处，已3年，其面积分别为5cm×3cm和6cm×2cm，经反复治疗未效，并不断扩大。采用下述方法治疗，3个月后痊愈，未见复发。用干马齿苋20g（鲜品加倍），红糖10g，醋70ml，混合后煮沸，过滤，置有色瓶内备用。以棉签（亦可用毛笔）蘸马齿苋液少许涂患部，每天1~2次（最好在晚上睡前涂1次）。同时，每天晒日光浴，患部晒太阳，从每天10分钟开始，逐渐增加至每天1~2小时为止。行日光浴时，要注意光感性皮炎的发生。除上述外涂法与日光浴外，还要将马齿苋做菜食之。（李志如.《广西中医药》1978；4：38）

编者按：以上收录了60多年来用单味马齿苋内服和外用治疗十几种皮肤病，

都取得了较好疗效。如此疗效验证了古人经验，也被现代药理研究所证实。综上所述，也可以总结出一个要点，即治疗多种皮肤病，马齿苋都为通治良药。

（五）其他

1. 蜈蚣蜇伤 王某，男，40岁。患者早晨起床穿衣服时，被蜈蚣蜇伤臂部，局部可见2个针尖大红点，刺痛。周围出现水肿性红斑，迅速扩大。疼痛剧烈难忍。立即采集鲜马齿苋500g，洗净捣烂后敷患处，约10分钟后疼痛缓解，1天后水肿红斑消失。以后每遇蜈蚣、蜂蜇伤，均以此方治疗，屡试屡验。（扈晓成，李素娟.《中医杂志》2005；7：495）

编者按：《肘后备急方》中说“马齿苋汁涂之，治蜈蚣咬伤”。上述治例验证了这一古人经验。

2. 软组织损伤 董雨亭老中医用马齿苋治疗跌打损伤之肌肉挫伤、关节扭伤每获良效。用鲜马齿苋500g，洗净捣汁，每日分3次服，如无鲜品，用干品60~120g煮汁亦可。

例1：刘某某，女，40岁。2001年7月25日初诊。昨日被高处落下的花盆砸伤左脚，肿痛不能着地。诊见左脚青紫肿胀，动则痛剧，经X线摄片未见骨折，诊为左脚软组织损伤。因患者为过敏体质，不能外敷跌打药，即嘱其采鲜马齿苋500g，捣汁分3次服，连服3日。7月28日复诊，疼痛大减，肿胀已消大半，已能缓慢行走，瘀血青紫已转淡，再连服6日而愈。

例2：米某某，男，36岁。2002年3月12日初诊。2天前被公共汽车车门夹伤右手腕，症见局部肿胀，压痛，活动受限，经X线摄片未见骨折和脱位，诊为右手腕关节软组织损伤。用马齿苋90g，水煎服，每日3次，连服3剂。3月15日复查，肿胀已消，稍有疼痛，活动时加重，再服3剂，肿消痛止而愈。（董映枢.《中医杂志》2005；7：495）

原按：《本草纲目》谓马齿苋“散血消肿，利肠滑胎，解毒通淋”。并在书中说：“马齿苋所主诸病，皆只取其散血消肿之功也。”《医宗金鉴·正骨心法要旨》中说：“夫皮不破而内损者，多有瘀血。”马齿苋除擅清热解毒外，还具有凉血活血的作用，故软组织损伤早期皮下毛细血管破裂，出现青紫肿胀发热之症，用之可以使血活瘀散，肿消痛止。

编者按：各种原因导致“软组织损伤”者常有之。上述用单味马齿苋捣汁或水煎内服，数日取效，确为简便灵验之良药。编者认为，若内服与外敷并用，会疗效更好。

3. 烧烫伤 近年来，以马齿苋为主药治疗烧烫伤，获得了满意的疗效，现介绍如下。治疗时取马齿苋40g，冰片10g。共研细末，用蜂蜜适量调成糊状，外敷患处，每日 3~4 次。方名马齿苋膏（兰友明医师经验方）。一般用药当日可见效，7~10 天可治愈。

如治陈某，男，8 岁，1999 年 10 月 20 日就诊。患儿左手不慎被热水烫伤，整个左手掌出现一个大水泡，手背部皮肤剥脱，患处灼热剧痛，哭叫不止。当即用消毒剪刀剪除手掌大水泡，用生理盐水清洗患处，然后用马齿苋膏外敷患处，每日 4 次。用药当天疼痛明显减轻，用药第 4 天患处结痂，用药第 8 天脱痂而愈，且未出现瘢痕挛缩，手指活动自如。（兰友明，兰义明，鲍雪娇.《中医杂志》2005；8：576）

编者按：上述验方虽有疗效，但不易制备。编者以为，如果在仓促之时不能购买到合适药物，可将新鲜马齿苋洗净，捣汁外涂，对烧烫伤之轻者，亦有疗效。

4. 钩虫病 成人 1 次量为鲜马齿苋 5~6 两，煎汁，加食醋 50ml，也可加适量白糖，每天 1 次或分 2 次空腹服，连服 3 天为一个疗程。如需行多疗程治疗，须间隔 10~14 天。临床观察 192 例，服药 1~3 个疗程后，粪检虫卵转阴率约 80%。(《中药大辞典》)

编者按：钩虫病主要是通过直接接触传播，即人体与土壤中的幼虫丝状蚴接触而导致感染。钩虫病的主要症状是患者出现缺铁性贫血以及消化道症状。编者生在农村，人们在潮湿的地里光着脚劳动，容易感染。记得少年时当地政府组织卫生人员在乡村里普查，发现钩虫病的发病率比较高。当时要是知道马齿苋有上述疗效多好啊！地里夏秋季可采食之。

结 语

马齿苋在我国分布很广，夏秋采集全草，为药食两用之良品，鲜品优于干品。该药味酸性寒，入口黏滑。其生命力极强，久晒不干，需沸水烫之或略蒸之才能晒干。上述特性值得研究。古今用之较广，内服、外敷皆有疗效。总结古今应用，其功用可归纳为以下四点。①清热解毒（杀菌消炎）。为治疗菌痢、肠痈（阑尾炎及其脓肿）之良药，还可治内科病之胃炎、结肠炎、肾盂肾炎、前列腺炎，妇人之乳腺炎、盆腔炎、宫颈炎，小儿之扁桃体炎，皮肤病之疮（痤疮、夏令疮毒）、疖（疖肿）、疔（红丝疔）、疹（湿疹、带状疱疹）、丹毒、寻常疣、激素依赖性皮炎、足癣等。②凉血止血。如鼻衄、便血、血尿及妇人出血症（月经过多、经期延长、产后出血多、功能失调性子宫出血）及药物流产不全。③化痰利湿。对痰湿阻滞型原发性高血压有良效，治小儿腹泻、疰夏等。④其他，如蜈蚣与蜂蜇伤、软组织损伤、烧烫伤等外敷也有效，还可治钩虫病。此外，马齿苋含有某些活性物质，对心血管病有防治功效。尚需说明，马齿苋寒滑之性，对脾胃虚寒者忌用，但与红糖佐之，可矫正其酸味，便可用之。

豨莶草

豨莶草为植物的全草，主产于我国中部及北部。夏季开花前割取全草。其药材气微，味微苦。以茎粗、叶多、花未开放、灰绿色者为佳。临床用之有生用与黄酒炮制两种。性味苦、寒，入肝、脾、肾经。功能祛风湿，利筋骨，降血压。《本草经疏》视为“祛风除湿，兼活血之要药”。

《本草正》中说：“豨莶，气味颇峻，善逐风湿诸毒，用蜜酒层层和洒，九蒸九曝，蜜丸，空心酒吞，多寡随宜。善治中风口眼歪斜，除湿痹，腰脚痿痛麻木。生者酒煎逐破伤风危急，散撒麻疔，恶毒恶疮，浮肿，虎伤狗咬，蜘蛛虫毒，或捣烂封之，或煎汤，或散敷并良。其扫荡功力若此，似于元气虚者非利。”

《正义》中说：“豨莶之草，微有臭味，故得豨名。豨者，豕也。言此草之气，其臭如豕。古人有猪膏母之别名，其义一也。《新修本草》始载之，言其气味苦寒，治热䘌，烦满不能食，生捣汁饮三合，多则令人吐。又谓猪膏母，气辛苦平，主金疮止痛，除诸恶疮，消浮肿，捣封之散敷，并良。藏器谓久疟、痰疟，捣汁服，取吐。又捣敷虎伤、狗咬、蜘蛛咬、蚕咬、蠼螋溺疮。苏颂谓蜀人单服豨莶，以五月五日，六月六日，九月九日，采叶净洗，入甑中，层层洒酒与蜜，蒸之又曝，凡九次。气味极香，捣末蜜丸，服之，云甚益元气。治肝肾风气，四肢痹，骨间冷，腰膝无力者。亦能行大肠气，安五脏，生毛发，兼主风湿疮，肌肉顽痹，妇人久冷尤宜。又江陵节度成讷，及知益州张咏，皆有进豨莶丸表，极言其治中风大效。寿颐按：此物生时，气臭味涩，多服引吐，盖性本寒凉，而气猛烈，长于走窜开泄，故能治热烦痈毒而吐痰疟。及其九次蜜酒蒸晒，和蜜为丸，则气味已驯，而通利机关，和调血脉，尤为纯粹，凡风寒湿热诸痹，多服均获其效，洵是微贱药中之良品也。”

古今医家应用豨莶草的经验如下。

一、临床验方

1. 风、寒、湿三气着而成痹，以致血脉凝涩，肢体麻木，腰膝酸痛，二便燥结，无论痛风，痛痹，湿痰，风热，宜于久服，预防中风痿痹之病 豨莶草不拘多寡，去梗取叶，晒干，陈酒拌透，蒸过晒干，再拌再蒸，如法九次，晒燥，为细末，贮用，蜜丸，早空心温酒吞服四五钱。(《活人方汇编》豨莶散)

2. 中风口眼㖞斜，手足不遂，语言謇涩，口角流涎，筋骨挛强，腰脚无力等 豨莶（酒蒸，晒九次）三斤，蕲蛇二条，人参、黄芪、枸杞子、川萆薢、白术、当归身各八两，苍耳子、川芎、威灵仙、半夏曲各四两（以上诸药，用酒拌

炒），沉香二两（不见火）。共十三味，俱为细末，炼蜜丸如梧桐子大。每早晚各服三钱，白汤送下。（《方氏脉症正宗》）

3. 肠风下血 豨莶叶，酒蒸为末，炼蜜丸。每服三钱，白汤下。（《方氏脉症正宗》）

4. 蜘蛛咬伤及狗咬、其他虫咬 豨莶草，捣烂敷患处。（石恩骏.《贵州省中医验方秘方》）

二、临床应用

（一）内科病

1. 中风 金棱银线，素根紫叶，对节而生，蜀号为火薟草（即豨莶草），茎叶颇同苍耳，不费登高历险，每常求少获多，急采非难，广收甚易，倘勤久服，旋见神功。谁知至贱之中，乃有殊常之效，微臣自吃至百服，眼目清明，即至千服，髭须乌黑，筋力轻健，效验多端。臣本州右都押衙罗守一，曾因中风坠马，失音不语。臣与十服，其病立愈。又大慈寺中和院僧司副正明教大师智严，年垂七十，忽患偏风，行履妨废，臣与十服，旬日并瘳。又有玉局化主道士皇甫，因上元日与合城奏醮，中风口眼㖞斜，时时吐瀑，臣与十服，立便得瘥。（陶御风，朱邦贤，洪丕谟.《历代笔记医事别录》）

编者按：上述三者反复验证，豨莶草是一味治疗中风的神奇之药，这有待进一步研究。

2. 痹证　半身不遂　小儿麻痹后遗症　周身麻木 豨莶草，生用祛风湿、利筋骨、化湿热、除风痒，经黄酒蒸制，具有补益之功。豨莶草常与海桐皮同用，前者祛风除湿，活血通络，后者祛风湿，通经脉。海桐皮善于走上，善治上半身疼痛；豨莶草长于走窜，为祛风湿要药，善治腰膝无力，四肢痿软。二药伍用，祛风湿，通血脉，利关节，强筋骨。除用于风湿痹证外，还常用于半身不遂及小儿麻痹后遗症。施今墨老师治疗小儿麻痹后遗症时将豨莶草与海桐皮同用，并可与丸药“全鹿丸”同用，效果更好。还将豨莶草、鸡血藤、乌梢蛇同用，治疗因气血不周流而出现的周身麻木，如病在上半身还可加羌活，下半身可加独活。若为皮肤病所致麻木者，可将上方中乌梢蛇换成小白花蛇效果更好。过去北京生产的中成药中有“豨莶丸”，是将生豨莶草用黄酒拌蒸，制成蜜丸，用于散风祛湿，活血通络，凡风寒湿邪引起的痹症，关节疼痛，游走不定，或腰膝痿软，手足麻木，步履不健等症，皆可用之。（谢海洲.《中医杂志》2001；4：201）

3. 急性炎症性脱髓鞘性多发性神经病 豨莶草汤（丸）源于明代张介宾的《景岳全书》，由单味豨莶草组成，用于治疗中风口眼歪斜，口吐涎沫，语言謇涩，手足痿弱。《全国中成药处方集》（天津方）中说可用于治疗风、寒、湿邪引起的痹证。以本方为主，加虎杖、泽泻、土鳖虫为辅，治疗因湿热浸淫、瘀血阻络所致的急性炎症性脱髓鞘性多发性神经病，每见良效。治疗用豨莶草30g，虎杖15g，泽泻10g，土鳖虫4g，生甘草6g。加水适量，浓煎3次后混合，分3次口服。每日服1剂，1个月为1个疗程。一般服药1个疗程后，肢体活动即有改善。（张菊兰.《中医杂志》2001；4：200）

编者按：急性炎症性脱髓鞘性多发性神经病亦名“格林－巴利综合征”，治之不当，预后不良。《金匮要略》第五篇附方之《古今录验》中用续命汤治该病，用之及时得当，有神效。详见编者《伤寒杂病论研究大成》一书中的相关内容。

4. 胸痹（冠心病心绞痛） 痹证 应用大剂量豨莶草为主药治疗冠心病之经验，系意外所得。1988年5月20日，曾治冯某某，男，56岁，患风湿性关节炎30余年，双膝、肘关节疼痛，时轻时重，久治乏效。10余年前又患冠心病，胸闷而痛，劳则气短，并常引发心绞痛。症见胸闷气短，劳则心痛，入夜为著，双肘、膝关节轻微疼痛，舌质暗苔白厚，脉弦，因胸痹为急，故先予治疗。处方见全瓜蒌15g，薤白10g，桂枝9g，葛根20g，山楂15g，丹参18g，麦冬12g，香附10g，炒枳壳12g，党参15g，甘草5g。该方加减连服20余剂，疗效平平。6月20日来诊，近因天气变化，连日阴雨，患者除有胸闷心痛、气短乏力外，还有四肢关节疼痛剧烈，彻夜难眠，心痛发作加剧，须每日含服数次硝酸甘油，考虑其风湿性关节炎急性发作，二病俱急，决定标本同治，但治二病之方药味过杂，恐有相互牵制，故仍以上方治疗冠心病，加入豨莶草50g，以祛风湿，止疼痛，6剂，水煎服。6月27日诊，患者服药后不但四肢关节疼痛减轻，胸闷痛亦大减，每日绞痛仅发作1次，入夜已可安睡，效不更方，上方续服60余剂，胸闷逐渐消失，疼痛未作，但剧烈活动、情绪激动时偶有心前区不适，舌中紫斑亦渐变淡，颇感意外。

翻阅古今文献，始知早有以本品用治中风者，以取其活瘀血，通经络之功，故对瘀血痰浊闭阻心脉之胸痹，有开痹活血，通络祛浊之效。自此，常于治疗冠心病时，随机加入大剂量的豨莶草，取效尤捷。对年老体弱者，常合生脉散化裁，以顾护正气；对邪实者，常以栝楼薤白白酒汤合之；若属阳虚水泛者，合真武汤，并随症加入葛根、山楂、香附、苏梗等，每有良效。对冠心病患者，因需长期服药，常以豨莶草20g，葛根20g，山楂20g，煎汤代茶，每日1剂，取效亦好。如1997年夏，曾遇7例冠心病患者，以上方长期代茶服用。至2000年2月春节随访，除1例因年高去世外，其余6例中4例症状消失，2例症状减轻，生活可以自理。（张喜奎.《中医杂志》2001；4：201）

编者按：上述治例从偶然取效，领悟到该药之专功特效从而推广用之。《正义》中寿颐按：“此物生时……长于走窜开泄。”酒蜜制后能“通利机关，和调血脉”。上述治验之用药，不明豨莶草是生用还是制用。但总为“通利”之药，实证宜之，虚证也可配伍应用。

5. 血沉快 现代药理研究表明豨莶草有显著镇痛、抗风湿及抗感染、消炎、降压、调整免疫功能等作用，是较好的抗风湿中药，有广泛的临床应用前景。有报道朱良春教授用豨莶草 100g 配当归 30g，治风湿性、类风湿关节炎效果颇佳，随着风湿活动迅速控制，风湿指标每见下降。临证重用单味豨莶草泡服降血沉，得益于师授，屡用屡效，未发现不良反应，兹介绍如下。用豨莶草 30~50g，温开水洗净，用保温杯开水泡 10 分钟饮用，不拘时，每日 1 剂，2 周为 1 个疗程，一般 1 个疗程可取效。如治李某，女，43 岁，工人。患者平素体健，于 1996 年 12 月 20 日体验时发现血沉 60mm/h，余无异常，甚为恐慌，后经外地医院多次检查，排除风湿、结核、肿瘤、心脏、肾脏等疾病。于 1997 年 3 月 10 日求治于余，即以豨莶草 50g，如法泡服 3 周，后经多次查血沉均正常，即告痊愈，随访 3 年余无恙。（马继明，尚志刚.《中医杂志》2001；5：263）

编者按：时至今日，发现实验室检查指标异常，由此求医，其西医治无良策者，转求于中医。对此类问题，虽然无症可辨，但可凭脉望舌等“三诊”合参辨证论治，又可采取专方专药治之。上述降血沉的经验及治例，就是例证。

6. 风湿性关节炎 类风湿关节炎 朱良春对豨莶草的应用有颇多发挥，常云：“考之于古，验之于今，豨莶草有解毒活血之功，勿以平易而忽之。”《外科正宗》中以“七星剑汤”用之，治疗疔疮、痈疡甚验，足以证实其有解毒之功。《本草经疏》誉其为“祛风湿，兼活血之要药”，可见古人早已认识到其有活血作用。朱良春经验，豨莶草重用至 100g，配合当归 30g，治风湿性、类风湿关节炎效果很好，大能减轻症状，消肿止痛。随着风湿活动迅速控制，抗“O”、血沉每见下降。（《朱良春医集》）

7. 黄疸性肝炎 陈某，女，48 岁，干部。患黄疸性肝炎已 2 年余，时轻时剧，缠绵不愈。近日黄染加深，眼周皮肤暗黄晦滞，神疲纳呆，胁痛腹胀，便溏溺赤。苔白腻、舌边有瘀斑，脉细濡。一派寒湿夹瘀内阻之证，阳气不宣，土壅木郁，胆腑疏泄不利，致黄疸久久不退。治宜温化寒湿，疏肝运脾，和瘀利胆。方用制附子 10g，炒白术 20g，豨莶草 30g，茯苓 15g，干姜、甘草各 6g。5 剂。药后，黄疸减退，精神较振，饮食渐香，此佳象也。原方续服 5 剂，诸症趋平，调理而安。（《朱良春医集》）

原按：此证多系湿热传毒于血分所致，若迁延时日，瘀热胶结难解，一般利湿退黄之剂，殊难中的，必须凉血活血、解毒护肝。凡黄疸缠绵不退，湿热疫毒稽留，朱良春每从血分取法，以豨莶草 30~45g 配合丹参、地耳草、石见穿等，多能应验，值得学习。

编者按： 仲景书《黄疸病》篇曰“脾色必黄，辨热以行”。故对于黄疸病的辨证论治，以注重血分为要。如治之主方茵陈蒿汤中的大黄，即取其治瘀，而非通腑的作用。上述治例，已是“阴黄”，古人以茵陈术附汤为主方。朱良春先生的独到经验是配伍豨莶草，取其活血以治血分。如此“从血分取法”，乃师法仲圣也。

8. 肠风下血 近几年在临床实践中，用豨莶草治疗肠风下血，疗效颇佳。如治王某，男，35 岁，患痔疮已 8 年。现大便时，先血后便，血色鲜红，滴注而出，有时呈喷射状。诊见舌质淡、苔中稍厚，脉弦数。此为肠风下血，属风热中于肠胃，宜祛风、清热、燥湿益脾。独取一味豨莶草 500g，在锅内用白酒 1000ml 在带箅锅内蒸 20 分钟取出晾干研成末，炼蜜为丸，每丸 9g，每日 3 次。服 3 天后来诊，症状基本消除。嘱再服 3 天以巩固疗效，随访月余，未见复发。《本草通玄》云：“豨莶，苦寒之品……生寒熟温……一经蒸煮，便有补益之功耶。”本品酒蒸后无毒，能燥湿益脾，统血止血。其治病标本兼顾，实为治肠风下血之良药。（段福明，段瑞芹.《中医杂志》2001；5：264）

编者按： 前面引录的验方有豨莶草以酒九蒸九晒，以蜜为丸之法。上述治例之酒蒸蜜丸法则更简便，可参考。

（二）妇科、外科、皮肤科病

1. 围绝经期综合征 已故山东名医刘献琳教授善用豨莶草治疗围绝经期综合征，每获良效。刘老认为，围绝经期综合征本在肾而标在肝。肝肾乙癸同源，肝肾同治亦即标本同治。妇人绝经前后，肾气渐衰，天癸渐竭，此本是正常生理现象，故肾虽为本而治疗重点还应在肝。豨莶草入肝肾二经，生用苦寒清肝经虚热而通络，制用取黄酒与蜂蜜等量烊化拌匀后合豨莶草置蒸笼内蒸闷后，苦寒之性则转为甘温，寓有补益肝肾之效，作用和缓，具有祛邪不伤正之特点。本病治疗应立足于调理阴阳，药须柔润，不宜刚燥，故主张豨莶草生制并用，合用酸枣仁汤治疗“虚劳虚烦不得眠”疗效好。

如治患者周某，女，51 岁，教师，1993 年 6 月 19 日初诊。自诉经停半年，渐感眩晕耳鸣，潮热汗出，烦躁易怒不能自制，失眠健忘，咽干口燥，倦怠乏力，多次测血压波动在 140~150/80~90mmHg（18.67~20/10.67~12kPa）之间，舌淡红，苔薄黄少津，脉沉细而弦。此乃肝肾阴亏，虚热灼蒸而致。治以生、制豨莶草各 30g，合酸枣仁汤。服 6 剂后头晕耳鸣、潮热减轻，夜眠改善，上方改生豨莶草 60g。继服 6 剂后，头晕耳鸣未作，余症亦减轻，遂改生豨莶草 30g，制豨莶草 60g，隔日 1 剂。继服 12 剂后，诸症消失，血压正常。继以生、制豨莶草各 15g，水泡代茶饮用 2 个月以巩固疗效，随访 2 年未复发。（杨丁友.《中医杂志》2001；4：201）

原按：西医学研究豨莶草含有血管紧张肽Ⅰ转化酶抑制活性成分，并能阻滞交感神经收缩血管，故可促进血液循环且有镇静作用。《本草图经》中载有豨莶草“治肝肾风气、腰膝无力者，服之补虚，安五脏，妇人久冷（热），尤宜服用之”。《新修本草》言“多则令人吐”，在临床未发现此副作用。

编者按：《正义》说豨莶草“九次蜜酒蒸晒……而通利机关，和调血脉”。该药炮制法应重视。上述经验是将“豨莶草生制并用”。

2. 外用消瘀肿 用豨莶草加大用量治疗软组织损伤或骨折术后引起的局部瘀血肿胀，疗效较好，现报告如下。治疗方法用豨莶草 50g，丹参 20g，红花 15g，苏木 15g，透骨草 10g。上肢肿胀者加桑枝 20g，下肢肿胀者加川牛膝 20g。上方煎水，局部熏洗每日 2 次，每次 30 分钟以上。如治程某，男，6 岁。两个月前摔伤造成右侧尺骨骨折，经外科手术石膏固定 1 个月后，右上肢不能屈伸，前臂及右手肿胀，经活血中药内服、外洗效果不明显。以上述方法，水煎局部外洗，每日 2 次，3 天后复诊，肿胀基本消失，关节活动疼痛明显减轻，继用上方 7 日痊愈。（冯仙荣.《中医杂志》2001；4：201）

原按：局部瘀血肿胀多由外伤引起，局部经络不通、营血离经阻塞络道、瘀滞于肌肤腠理所致。治疗以舒筋活血，消肿止痛为主。豨莶草味辛苦寒，归肝肾经，有“祛风除湿兼活血之要药”之称，常用量 9~12g，在临床上发现豨莶草小剂量运用时祛风除湿疗效较好，而大剂量运用时活血作用较强，重用此药可增加活血祛瘀、除湿消肿作用，使瘀去肿消，经络舒通，气血流畅。

3. 白癜风 豨莶草不拘多少，用黄酒拌，九蒸九晒，研细末，炼蜜为丸，每日 9g，分 2 次服，空腹陈酒或开水送下，可治白癜风。本病是一种常见的色素脱失性皮肤病，中医称之为白驳风。本病从病因分析比较复杂，起因多种，但其重要因素有气血失和，风邪外侵，经脉不利，肌肤失养，气血运行不畅，导致局部皮肤病变。治宜补血除湿，滋养肝肾。如治杨某某，男，36 岁，1996 年 12 月 16 日初诊，患白癜风 2 年。患者左侧颞顶部、后颈上及枕骨下各有 3 处形态不一的白斑，边缘清晰，大者 3cm×2cm，小者 1cm×0.5cm，舌质淡红、苔薄白，脉浮缓。证属血虚风袭肌表，致气血不和，皮肤失于滋养，形成局部白斑。治宜养血祛风除湿，补肝肾。服豨莶草丸后 69 天白斑逐渐变小，肤色趋于正常，疗效满意。（丁创业，丁晨旭.《中医杂志》2001；4：202）

编者按：上述以豨莶草酒蒸蜜丸治疗白癜风疗效满意。但一例不足以肯定其疗效，可验证之。若反复验证确有疗效，可谓治白癜风专方良药，应推广应用。

4. 药物性皮炎 以豨莶草为主药治疗多种中西药物所致的皮炎（如氨苄西林所致的猩红热样红斑，磺胺类所致湿疹样皮炎、固定性红斑等）10 多例，均治愈。药物性皮炎临床症状多样且复杂，但总以丘疹、红斑、水疱、渗液、瘙痒等为其共同表现。中医认为其病因病机为禀赋不耐，药毒损伤肺脾，郁而化为风湿热毒，外发腠理肌肤而成。豨莶草味苦性寒，具有祛风除湿，清热解毒止痒之功，正对药物性皮炎病机，故治之有效。（隋吉东，崔英先，隋冠华.《中医杂志》2001；5：265）

编者按：药物性皮炎在临床上时有发生，上述经验，值得参考。

结 语

豨莶草生用“长于走窜开泄”，为“祛风除湿，兼活血之要药”。其“九次蜜酒蒸晒”之后，生用苦寒之性则转为甘温，“通利机关，和调血脉”，具有补益肝肾之功效。古今用之治疗风寒湿痹证与中风，值得研究。现代用大剂量豨莶草治胸痹（冠心病）、血沉快、格林–巴利综合征与围绝经期综合征，以及外用消瘀肿等，都取得良效。此外，以豨莶草单味酒蒸蜜丸，治疗肠风下血与白癜风，有待验证。

郁　金

郁金为植物的块根。冬、春采挖，摘取块根，入沸水中煮或蒸至透心，取出，晒干。分布于我国南方、西南等地，主产于四川、浙江。性味辛、苦、凉，入心、肺、肝经。功能行气解郁，凉血破瘀。善“治郁遏不能散”（《本草衍义补遗》）病证，“破有形之瘀，散无形之郁”为其功效特点。

《本草经疏》中说：“郁金本入血分之气药，其治以上诸血证者，正谓血之上行，皆属于内热火炎，此药能降气，气降即是火降，而其性又入血分，故能降下火气，则血不妄行。”

《本草汇言》中说：“郁金，清气化痰，散瘀血之药也。其性轻扬，能散郁滞，顺逆气，上达高颠，善行下焦，心、肺、肝、胃气血火痰郁遏不行者最验，故治胸胃膈痛，两胁胀满，肚腹攻疼，饮食不思等证。又治经脉逆行，吐血衄血，唾血血腥。此药能降气，气降则火降，而痰与血，亦各循其所安之处而归原矣。”

《正义》中说：“郁金始见于《新修本草》，称其辛苦而寒。石顽《逢原》已改作辛平，谓安有辛香而寒之理。又谓蜀产体圆尾锐，如蝉腹状，发苗处有小孔，皮黄而带黑，通身粗皱，如梧桐子纹，每枚约重半钱，折开质坚色黄，中带紫黑，嗅之微香，不烈者真。如大小不等，折之中空质柔，内外皆黄，其气烈者，即片子姜黄也。寿颐按：今市肆郁金有二种，川产、广产，形颇相近。但川产者形扁，切片亦深黄褐色，中心则紫。广产形圆，切片则作淡黄色，中心略深，亦黄而不紫，时尚多用广产，实则质坚而洁，其性沉重，其色更微，嗅之亦无甚香味，二者皆然。若色深香烈而形较大，则姜黄也。惟其质坚性质，色黄赤如血，故专入血分，能行血中之气，下气行血，开结止痛，是其专长，古称解郁，义亦如是。《新修本草》谓治血积下气，破恶血，血淋，尿血。甄权谓治宿血气心痛，冷气结。濒湖谓治血气心腹痛，产后败血冲心欲死。丹溪谓治吐血，衄血，唾血，及经事逆行，并以郁金末加韭汁、姜汁、童尿同服，其血自清。痰中带血者，加竹沥，固无一非开泄沉降之功作。惟寿颐则谓血逆上行，姜、韭之辛必非所宜。”寿颐于后文进一步辨别说：“惟入血行气，亦能破坚散结。所谓开郁者，本以宣通解散为义。郁不能升一层，大是误会。”

古今医家运用郁金的经验摘录如下。

一、临床验方

1. 产后心痛，血气上冲欲死　郁金烧存性为末二钱，米醋一呷，调灌。（《袖珍方》）

2. **癫狂因忧郁而得，痰涎阻塞包络心窍者**　白矾三两，郁金七两。米糊为丸，梧子大。每服五十丸，水送下。(《普济本事方》白金丸)

3. **衄血吐血**　郁金为末，水服二钱，甚者再服。(《简易方论》)

4. **呕血**　用韭汁、姜汁、童便磨郁金，同饮之。(《丹溪心法》)

5. **血淋，心头烦，水道中涩痛，及治小肠积热，尿血出者**　生干地黄、郁金、蒲黄，上等份，为细末。每于食前，煎车前子叶汤调下一钱，酒调下亦得。(《普济方》郁金散)

6. **自汗不止**　郁金末，卧时调涂于乳上。(《濒湖集简方》)

7. **痔疮肿痛**　郁金末，水调涂之。(《医方摘要》)

二、临床应用

(一)内科病

1. **郁证**　《本草备要》中说郁金"行气，解郁；泄血，破瘀，凉心热，散肝郁"。在临床中发现，在辨证处方重用郁金20~30g，对郁证(抑郁性神经症、围绝经期综合征、强迫性神经症等)的治疗有较好的临床效果。如治王某，男，16岁，2006年4月3日初诊。患者学习成绩以往优异，发病时担心写错字和数学公式等，思考前因后果，常常纠缠于毫无意义的问题，已2个月。患者脘腹痞闷，精神萎靡不振，不思饮食，恶心，痰多，坐卧不宁，便溏，小便短黄，舌红、苔黄腻，脉滑数，西医诊断为强迫性神经症，中医诊断为郁证(湿热郁结)。处方用郁金30g，石菖蒲15g，陈皮15g，半夏15g，竹茹15g，枳实12g，厚朴12g。服5剂后饮食增加，痰少，烦躁减轻，小便正常，舌红苔黄，加茯苓12g，去陈皮、半夏，继服5剂，脘腹痞闷，便溏改善，再服5剂，强迫性思维程度减轻，内容减少，仍做事谨慎，去竹茹，连服10剂，症状明显改善，按上方制成丸剂，每丸9g，每日2次，巩固2个月，症状消失，随访1年未见复发。(刘茹.《中医杂志》2009；2：155)

原按：目前对于郁证中医证候类型的划分尚无统一标准，但总体而言，郁证是以气滞、气逆为主的多脏腑气机失调，直接伤及内脏，在体质禀赋因素的基础上，引起气机郁结，影响脏腑各种功能，主要是肝、脾、心三脏受累以及气血失调而成。病证复杂，虚实夹杂，实证以肝郁血瘀、气滞血瘀、湿热壅滞最为多见。临床在辨证的基础上，重用郁金以行气解郁，凉血破瘀，疗效较好。

编者按：上述经验在于重用郁金20~30g以行气解郁。"郁金本入血分之气药"，如此则善治气郁、血郁、化热之瘀热证候者。

2. **昏迷　癫痫　中风　气厥**　郁金不仅可以用于治疗气滞瘀痛诸疾，且有开窍醒神，通关复苏的功能。临床上常在辨证处方中加郁金 10~15g，治疗流行性乙型脑炎、中风、癫痫、气厥等，疗效较好。郁金不宜与丁香同用。另外对于阴虚火旺、血虚无瘀滞者以及孕妇忌用。（谢兆丰，谢建华.《中医杂志》2009；5：442）

3. 小便不利 父亲杨德明医师常在辨证的基础上加用郁金 20~30g 治疗小便不利，取得了较好效果。小便不利有淋病、水气病之分。淋病热结下焦，经络壅瘀，甚则伤及阴络而渗血。郁金，其性甚急，走而不守，能清热行血，通小便。水病者，每亦及血，血病者，则水益甚，水、血结于下焦。本品气味疏泄，善能行瘀通络。内达隧道，外达经脉，皆能周流无滞，血利则水亦利。肝为血脏，更司小水，本品入肝经主疏泄则水气通达。郁金实能利小便，若治淋病不可少用，治肿亦可选用。（杨媛.《中医杂志》2009；2：156）

编者按：上文小水即小便，郁金善治气血郁结、下焦膀胱气化不利所致的小便异常，有情志因素者最切合用郁金。

4. 咳嗽变异性哮喘 已故老中医张希文先生以善治内科顽疾，特别是顽固性咳喘闻名鲁西。整理其验案发现，于宣肺化痰、清泄肺热或敛肺止咳方中恒用郁金。曾侍诊其侧，见治一反复咳嗽 2 年余患者，干咳少痰，晨起及夜间加重，咳甚则胸胁疼痛，每年春季易发作，大便溏薄，食少纳呆，舌质红、苔薄黄，脉弦细。多处诊治，遍服清肺泄热、宣降肺气、滋阴润肺之剂，病情缠绵。先生于前方中加郁金 10g，余药稍作调整，5 剂后咳嗽明显减轻，继服 10 剂而愈。求教于先生："郁金乃活血止痛、行气解郁之品，入心肝胆经，何以治顽咳如此效验？"先生谓《本草汇言》载"郁金清气化痰……其性轻扬，能散郁滞，顺逆气，上达高颠，善行下焦，心肺肝胃气血痰郁遏不行者最验"。本例乃病程日久，精神怫郁，情志不畅，肝失条达，气郁化火，火循经上犯肺系所致。肺脏属金，最畏火烁。火邪烁金，阴伤气耗，肺失清肃，故见咳嗽。病位在肺，本虚标实。盖肺喜清润，脾喜温燥，补肺则碍脾，补脾则碍肺，唯郁金辛而能散，气郁解，火邪除则咳嗽愈。受先生启发，用郁金治疗咳嗽变异性哮喘颇多效验。

治王某某，男，42 岁，反复发作性咳嗽 3 年，此次发作 1 个月余，每年秋季发作，遇寒冷劳累及刺激性气味加重。曾就诊于某专科医院，诊断为"咳嗽变异性哮喘"，给予激素及平喘药缓解咳嗽，但因有"甲状腺功能亢进"病史，顾虑西药之副作用，要求服用中药治疗。症见咳嗽呈阵发性，长则十几分钟，气逆难降，咳甚则胸痛，干咳少痰，咽痒即咳，伴眼及鼻部发痒，舌红苔薄黄，脉弦。辨证属肺热气郁，治以清泄肺热、宣肺开郁。方中重用郁金 12g，1 周后咳嗽次数明显减少，咳嗽持续时间缩短，咽及眼鼻痒感减轻，继服 3 周后咳嗽停止，后以益气健脾固本方调理 2 个月而愈。（张子臻，李刚.《中医杂志》2009；3：240）

原按：咳嗽变异性哮喘是哮喘病的一种特殊表现形式，临床特点如下。①长期顽固性干咳。常在夜间或清晨发作性咳嗽，运动后加重，无痰或有少量白色黏痰，胸闷但无呼吸困难及喘鸣。②气道反应性增高。常因吸入刺激性气体、冷空气甚或深呼吸诱发。亦常见一次咳嗽后致剧烈咳嗽，持续数分钟。此种通过深吸气诱发的痉挛性咳嗽提示气道高反应性。③多数患者有较明确的个人过敏史或家族史，过敏原试验有不同程度的阳性反应。④部分患者有明显的季节性，以春秋为易发季节。⑤胸部X线片显示正常或者肺纹理增多，但无器质性改变，肺功能检查24小时呼气流速峰值变异率≥20%。⑥抗生素、止咳药治疗无效，但使用平喘药、抗过敏药、激素可缓解症状，但有一定副作用，部分病例不适合使用。中药对该病有较好疗效。在实验研究中还发现，与宣肺止咳方相比，郁金复方能明显延长氨水诱发豚鼠咳嗽的潜伏期，减少咳嗽次数，并能延长组胺所致豚鼠哮喘的潜伏期，明显抑制由组胺所致的毛细血管通透性增高。上述结果表明，郁金有镇咳、抗过敏和降低气道高反应性的作用，这些可能是其治疗咳嗽变异性哮喘取效的药理学基础。

编者按：郁金行气解郁，能“宣通解散”肺郁而止咳也。

5. 胃痛（胃黏膜颗粒状增生） 临床见胃痛兼口唇瘀紫、脉弦者，在辨证治疗的基础上重用郁金30g，疗效满意，往往收到良好的效果。郁金解郁入肝经，治疗肝气犯胃的胃痛正对其证。在疏肝理气、和胃止痛的基础上加用郁金一药，疗效满意。（甘莹.《中医杂志》2009；3：241）

6. 梅核气（慢性咽炎）《本草汇言》中云：“郁金清气化痰、散瘀血之药也。其性轻扬，能散郁滞，顺逆气，上达高巅。”以郁金治疗慢性咽炎，每收桴鼓之功。如治患者王某，45岁，咽部有异物感3年，西医诊断为慢性咽炎。曾服用多种抗生素等药无效。就诊时自述咽部有异物感，欲吞不下，欲吐不出，堵塞憋闷，时嗳气，舌质红、苔白腻，左脉弦沉、右脉弦滑。此属痰凝气郁，肺气不利之证。处方用郁金30g，半夏、厚朴各15g，生姜10g，茯苓15g，紫苏叶10g。服3剂后，异物感减轻，又服3剂，症状消失。（巩在顺.《中医杂志》2009；3：241）

编者按：上述治例之处方，即经方半夏厚朴汤加郁金并重用之。编者在临床上治疗慢性咽炎所致的咽部异物感，常以半夏厚朴汤为主方治之，有的患者疗效不佳。上述加郁金之经验颇有启发。

7. 呃逆 临证中对肝气犯胃、胃气上逆所致的呃逆，于辨证论治的处方中加入郁金治之，效果满意。（徐秀梅.《中医杂志》2009；5：442）

8. 瘀胀 学习吕宏生教授所授经验，以郁金为主药，取其“破有形之瘀，散无形之郁”的功效，组成开郁消胀汤治疗多例瘀胀，效果颇佳。（李为安，李运斋.《中医杂志》2009；5：442）

9. 肾结石 在排石方药的基础上，重用郁金45g，临床取得较好效果。肾结石，一般责之于湿热蕴结下焦。而临床所见痰瘀结石者为多，其病因病机为津液聚而为痰，痰复凝结则成石。郁金既能行气化痰，使气散痰化，津液精气复生，又能解郁活血，使瘀血破散。实有溶石、排石之功。但要重用郁金30g以上，方能获得显著效果。（李怀生，王希智.《中医杂志》2009；5：443）

10. 胆结石 叶橘泉先生在《现代实用中药》中云：“郁金含‘松油精’与‘姜黄素’是胆石醇的溶剂。”在临床探索治疗中，体会到郁金大剂量（80~100g）有溶石排石利胆的功效，中剂量（40~70g）有安石解痉止痛之效。故此，以郁金为主药组成了经验方安石方。方为郁金70g，白芍30g，延胡索20g，夏枯草15g，丹参15g，茵陈20g，海浮石30g。水煎服，每日1剂，分4次。若胆囊内多发性结石，则用经验方溶石方。方为郁金100g，延胡索15g，赤芍、白芍各15g，海浮石30g，夏枯草15g，鸡内金8g，硼砂30g（后下），金钱草30g，酒大黄8g，枳实10g，茵陈20g。水煎服，每日1剂，40剂为1个疗程，服1~2个疗程即可。

如治徐某，女，42岁，反复右上腹痛3个月，近1周来身发黄，加重3日。患者1周前因胆囊内多发性结石，最大一枚0.5cm×0.3cm，经某医用利胆下石法，药投40余日，胆汁已排空，结石未出，嵌于胆总管，导致阻塞性黄疸，经友人介绍，邀余治疗，予以溶石方治疗3个月，B超复查，胆囊及胆总管内未见结石影。随访3年，胆囊内未见异常。（刘宇富.《中医杂志》2009；5：443）

编者按：上述经验方郁金用量之大令人惊讶！“中医不传之秘在于剂量”，上述治疗肾结石、胆结石重用郁金之经验，可效法验证之，若疗效确实，可推广应用，使许多患者免除手术。

（二）妇、儿、眼科病及皮肤病

1. 不孕症 经多年临床实践，在辨证论治基础上加用郁金，治疗不孕症，收到较好疗效。不孕症多因肝失条达，痰湿内蕴，瘀血阻滞胞脉所致。《本草汇言》中云：“郁金清气化痰，散瘀血之药也。”故郁金善疏肝行气以解郁，活血祛瘀而通络。配祛痰药能增强导痰之功，配开窍药能增强辛香走窜之力，解除输卵管堵塞，切中病机而获佳效。（傅贵平.《中医杂志》2009；3：240）

2. 乳腺小叶增生 1992年一患者因双侧乳房乳腺小叶增生且经前乳房胀痛就诊。予疏肝理气通络止痛方治疗，药物有柴胡、郁金等。出乎意料的是1999年患者因他病再次就诊，自诉服上次所开中药6剂后经前乳房胀痛未再发作。此后每遇因小叶增生致经前乳房胀痛者多用柴胡12g，郁金9g，佛手6g，预知子6g，荔枝核9g，橘核、橘络各6g，丝瓜络6g，加减治疗。多数患者经前乳房胀痛症状服药后可以消失，且长期疗效巩固，但对结节变化情况未进行严谨的长期观察。本方药对月经持续时间较短，经量极少者无效。（丁敬远.《中医杂志》2009；4：334）

编者按：《罗元恺妇科学讲稿》中对乳癖（乳腺增生或乳腺纤维瘤）的治疗验

方“乳腺散结汤”是由12味药组成，主药即柴胡与郁金。近些年编者学以致用，验之临床，服用两三个月，确有疗效。

3. 小儿咳嗽 于处方中加入郁金治疗小儿急、慢性咳嗽，疗效明显。如治张某某，女，5岁，2006年5月23日初诊。患儿易感冒并咳嗽，咳吐黄痰或白痰，晨剧，常1个月发作1~3次，每次服用抗生素或可缓解，停药后稍有不慎又复发。咽喉、扁桃体红肿或化脓，咳嗽不断，患儿消食善饥，形体消瘦，大便干结，夜卧转侧，易发脾气，面色偏青黄，唇红如朱，舌偏红瘦，苔薄黄花剥，脉小滑偏数。处方用郁金80g，天竺黄60g，僵蚕50g，北柴胡30g，黄芩45g，半夏曲60g，谷芽、麦芽各70g，太子参60g，蜜炙紫菀45g，酒制大黄30g，生甘草30g，为1剂，共碾粗末，分作15包，每日1包，加水煎煮8分钟，取汁120ml，分2次服用，复诊时，咽喉已不红，扁桃体略缩小，咳嗽明显减少，唇红转淡，纳食基本恢复常态，夜卧安宁。予上方去北柴胡、黄芩、酒制大黄、紫菀，加山药50g、黄芪60g、陈皮30g，参照前法服用1剂，其后数月未曾发病，形体渐丰。（吕天贵.《中医杂志》2009；2：156）

原按：小儿咳嗽，除外邪侵袭、饮食不当致肺脾失和之外，尚与其心肝有余，火热怫郁有关。这类患儿多有咽喉、扁桃体肿大难消，烦躁性急，唇红，咳嗽时作时止，或运动出汗而咳剧，或夜被暖热而咳剧，或食用香燥而咳剧。郁金，《本草从新》言其“能开肺金之郁”。《本草汇言》云其能“清气化痰，其性轻扬，能散郁滞，顺逆气……心肺肝胃气血火痰郁遏不行者最验”。《本草述》直言其能“治发热，郁，咳嗽等证”。郁金色赤入心，微青入肝，最善清心凉肝，兼能消散脾胃郁结，顺降肺气，善治小儿杂证咳嗽，加之其药性平和，实为儿科良药。

编者按：以上治验学承先贤，指导临床。如此学以致用，是临床者不断进步的路径，理应发扬之。经曰：“五脏六腑皆令人咳，非独肺也。”具体分析，郁金治咳，对肝郁及肺，特别是木火刑金者更加切合。其处方“共碾粗末”，分次水煎服之法，方便可行。如此用法，可以追溯到宋代的《太平惠民和剂局方》。

4. 小儿肺炎喘嗽 治疗小儿肺炎咳嗽，常于宣肺清热方剂中伍用郁金以行气开郁，活血通络，可改善咳喘胸闷症状。（张雨.《中医杂志》2009；4：333）

5. 痤疮 荨麻疹 湿疹 临床治疗痤疮、瘾疹（荨麻疹）、湿疹等皮肤病时，在辨证基础上，每每加入郁金15~20g，可取得良好效果。（张波.《中医杂志》2009；4：333）

6. 视网膜中央静脉阻塞 治疗视网膜中央静脉阻塞，在辨证处方中用郁金15g能取得良好效果。《新修本草》中述：“郁金主血积，下气，生肌，止血，破恶血，血淋，尿血，金疮。”现代研究证实，郁金含挥发油、淀粉、脂肪油等，有镇痛及抗炎作用，对血小板凝集功能有抑制作用，并能增加纤溶活性，改善微循环，促进

瘀血吸收。（王福娟，赵景东.《中医杂志》2009；2：156）

结　语

郁金味辛苦而性寒凉，为“入血分之气药”，“能行血中之气”，善“治郁遏不能散”之病证，对“心、肺、肝、胃气血火痰郁遏不行者最验”，其功效特点为“破有形之瘀，散无形之郁”。据此特点，郁金为治疗五脏六腑、四肢百骸诸多“气、血、火、痰郁遏”病证之要药，酌情以之为主药，或为佐使之药也。有的学者根据郁金之现代研究，重用郁金 70~100g 为主药治胆结石之经验，以及有的医者重用郁金 45g 于排石方药中，治疗肾结石之经验，皆值得重视学习。

白花蛇舌草

白花蛇舌草为植物的带根全草，主产福建、广东、广西等地，夏、秋采收，晒干或鲜用。其药材气微，味淡。白花蛇舌草是现代发现的新药。其性味现代说法不一，最早记载该药的《广西中药志》中说其“味苦甘，性温，无毒”。还有“苦，平，无毒”“甘微酸，性寒”“辛涩，寒，无毒”等不同记载。

白花蛇舌草之功用主治，引述各家见解如下。《广西中药志》言其“治小儿疳积，毒蛇咬伤，癌肿。外治白泡疮，蛇癞疮”。《闽南民间草药》中说：“清热解毒，消炎止痛。”《泉州本草》中说：“清热散瘀，消痈解毒。治痈疽疮疡，瘰疬。又能清肺火，泻肺热。治肺热喘促、嗽逆胸闷。”《广西中草药》中说：“清热解毒，活血利尿。治扁桃体炎，咽喉炎，阑尾炎，肝炎，痢疾，尿路感染，小儿疳积。”《潮州志·物产志》中说：“茎叶榨汁饮服，治盲肠炎，又可治一切肠病。”

现代以白花蛇舌草治疗各科病证分述如下。

临床应用

（一）热性病

1. 肺卫郁热　治疗外感热咳，常用白花蛇舌草 30g，蒲公英 20g，鱼腥草 20g，黄芩 10g，组成清解合剂。临床根据患者兼症，辨证加减配伍，治疗肺及呼吸道各种感染、急慢性肺炎，无论热起于风热，或风寒日久郁而化热伤及肺卫，而成肺卫郁热证者皆可用之。（任爱民.《中医杂志》2008；8：723）

2. 温毒（传染性单核细胞增多症）　在临床中重用白花蛇舌草治疗传染性单核细胞增多症 10 余例，均获显效。方药组成为白花蛇舌草 60~90g，蝉蜕 20g，僵蚕 15g，浙贝母 15g，牡丹皮 15g，甘草 6g。水煎服，每日 1 剂。传染性单核细胞增多症有 30%~40% 的患者并发咽部溶血性链球菌感染，常易并发急性肾炎或心肌炎等疾病，属中医学“温毒”范畴。病机为热毒风邪侵袭机体、灼津成痰、痰凝血瘀，故见发热、咽痛，淋巴结肿大，或见肝脾肿大等症。重用白花蛇舌草除清热解毒外，尚可消瘀散结、利湿化痰。（张兴茂，张敬苹.《中医杂志》2007；2：154）

3. 炎症性疾病　在临床中，治疗扁桃体炎、乳腺炎、膀胱炎、附件炎等炎症性疾病，重用白花蛇舌草 60g 加入辨证处方中，获得较好疗效。白花蛇舌草，味甘、淡，性寒凉，功能清热解毒，散瘀消肿。据现代药理研究，本品能增强网状细胞、白细胞的吞噬能力而达到抗感染消炎，消除炎性组织水肿的作用。临床在辨证论治的基础上选用白花蛇舌草，除用于治疗上述病证外，还广泛用于治疗如鼻炎、淋巴结炎、肾盂肾炎等其他炎症性疾病，亦同样取得了较好疗效。临证宜大剂量使用，量轻则不效，一般用量在30~60g之间，经临床观察，大剂量使用后未见不良反应。（马帮义.《中医杂志》2007；4：341）

编者按：上述三家报道白花蛇舌草所治热病，多是取其清热解毒消炎功效，且用量较大，剂量在30~90g之间。

（二）心病

1. 烦躁　白花蛇舌草甘、淡，凉，有清热解毒消痈、通淋之功效，近年来较多用于治疗肿瘤及各种感染疾病。因其药性柔和，能清热解毒而不寒，除湿通淋而不伤正，余自20世纪70年代起临证多用之。个人经验，凡湿毒内盛，郁滞不解之证均可用之。对消化系统、泌尿系统肿瘤等疾病均有较好疗效。此外，其除烦作用较突出，每用每效。烦躁一症当责于心，白花蛇舌草之所以能除烦，是因为其清热解毒除湿的作用较好，湿毒去则脾气健运，胃气和顺，脾土旺则心火息矣。故此药虽不辛温却能醒脾，虽不苦寒却可平降心火，实为一味除烦之良药。（王磊，郝云.《中医杂志》2007；2：155）

2. 心包积液　曾重用白花蛇舌草30g为主药治愈心包积液1例。此患者经中医辨证属心气、心阴亏虚，水邪上乘，停于胸中，湿热瘀阻所致。本证属本虚标实之证，而标证为急，急则治其标，所以重用白花蛇舌草清热祛湿、解毒消肿，用生脉散补心气、育心阴以固本。然其利水之力不足，故加葶苈子、猪苓、茯苓、白茅根、车前子利水渗湿以助治标之力，丹参养血活血以祛其瘀，半枝莲助白花蛇舌草清热利湿解毒。全方共奏补气育阴、清热利湿、解毒消肿之功，方证相符，故能收到满意效果。（郭培军.《中医杂志》2007；3：248）

（三）肺病

1. 咳喘　在临床实践中偶遇一患者常易感外邪，处方时加一味白花蛇舌草既能治外感又能治咳喘，后每遇咳喘患者用之疗效较好。（李利，饶应萍.《中医杂志》2007；2：155）

2. 肺源性心脏病　近年来，在辨证论治的基础上，以白花蛇舌草为主药，治疗慢性肺源性心脏病多例，收效满意。如治胡某某，男，85岁。患有慢性支气管炎、慢性阻塞性肺病。今年立春以来，患者颜面虚浮，口唇紫暗，并出现心悸，胸闷喘憋，脘腹胀满，不欲饮食，小便短少，双下肢浮肿，脉虚弦滑涩，舌苔黑腻水滑、舌质显黄。某县人民医院诊断为肺源性心脏病伴感染。辨证为阳虚水泛、痰湿瘀阻。治宜温肾健脾、利水平喘，佐以活血化瘀。处方以白花蛇舌草为主药。方用白花蛇舌草60g，茯苓15g，炙甘草5g，桂枝6g，生姜5g，丹参15g。水煎服，每日 1 剂。服 3 剂后，上述症状明显减轻，胃口渐开，小便增多，守方又服 3 剂后，双下肢浮肿消失，诸症平和。继续用白花蛇舌草 30g，丹参 15g，煎汤送服香砂六君子丸、桂附地黄丸以巩固疗效。嘱患者清淡饮食，忌油腻煎炸之品，并注意保暖避免风寒，随访 5 个月，患者病情稳定。（胡善信，胡平.《中医杂志》2008；5：442）

（四）脾、胃、肠病

1. 胃痛（包括浅表性胃炎、糜烂性胃炎、萎缩性胃炎，胃与十二指肠溃疡）

（1）糜烂性胃炎。家父马山教授临床常用白花蛇舌草配蒲公英、生地黄、麻黄，治急、慢性糜烂性胃炎取得明显疗效。白花蛇舌草与蒲公英皆苦、甘、寒，均能清热解毒、利湿、消肿。生地黄甘、苦、寒，能清热凉血、养阴生津。三味药均为甘、寒药，配麻黄辛温发散，治各种急、慢性胃黏膜充血水肿、糜烂渗出、隆起结节等炎性病变，能在短期内（15 天左右）吸收，上腹胀痛、嗳气、嘈杂缓解，复发也减少。白花蛇舌草、蒲公英甘、苦、寒，久服也不伤胃，而黄芩、黄连、黄柏等久服易伤脾胃，只能短期（3~7 天）服用，尤其是对于胆汁反流性胃炎患者，虽有胃灼热、嘈杂、腹痛症状，亦不宜用“三黄”治疗。因胆汁酸呈弱碱性，再用苦寒碱性（小檗碱）药治疗，增加了胃腔内碱性浓度，加重了胃黏膜刺激，即苦寒伤胃之理。用白花蛇舌草配伍治急、慢性糜烂性胃炎多例，绝大多数患者症状改善或消失。（马健，马群.《中医杂志》2007；2：156）

编者按：上述治胃炎，以苦、甘、寒药与辛温发散之麻黄配伍成方，颇有巧思。

（2）浅表性胃炎、萎缩性胃炎。近年来重用白花蛇舌草 45g 为君药，治疗慢性浅表性胃炎、慢性萎缩性胃炎多例，收到显著疗效。临证发现，白花蛇舌草对慢性萎缩性胃炎胃黏膜组织学的改变有修复功能，对增生有一定的抑制效果，且对幽门螺杆菌有一定的灭活作用。最大剂量可用至 60g。（张建明，张瑞娟.《中医杂志》2007；3：249）

编者按：现今“碳 14 尿素呼气实验”检测出“幽门螺杆菌”的阳性率较高，西医常以“四联药物”控制，效果不一，且有副作用。上述白花蛇舌草对其有“灭活”作用，且药性平和，可重用以水煎代茶饮，观察疗效，若效果好，值得推广。

（3）胃与十二指肠溃疡。在辨证的基础上，重用白花蛇舌草治疗胃病，收效良好，兹举例如下。陶某某，男，30 岁。自述患胃病 2 年余，其疼痛多在饥饿时和夜间发作，进食则疼痛减轻，喜按。时有泛酸，近 1 个月以来病情加重。症见体瘦、贫血面容、头晕、乏力、精神较差、食欲尚可，大便黑色，干稀交替。查上腹压痛（+），腹部柔软，未触及包块，舌质淡、苔薄白，脉沉细。胃镜检查提示十二指肠球部溃疡。证属中焦虚寒、统血失司、气血双亏，治宜温中散寒、益气养血。处方以黄芪建中汤，加白花蛇舌草30g，蒲公英20g，（炒）地榆15g，炒蒲黄10g，瓦楞子20g（先煎），白及10g。水煎服，每日1剂。服2剂后疼痛减轻，服5剂以后，疼痛大减，大便颜色转为正常，将原方汤剂改为粉剂，冲服，每日3次，每次9g，连服5个月，病告痊愈。（田常文.《中医杂志》2008；11：1006）

原按：浅表性胃炎、出血性胃炎、糜烂性胃炎、胃溃疡、十二指肠球部溃疡，在胃镜下均可见到病灶区黏膜充血，水肿或糜烂、渗出，属中医“内痈”范畴。重用白花蛇舌草治胃病，一则取其清热解毒，消肿散结之功，以消除黏膜水肿，渗出，糜烂，二则取其调节免疫能力之功效。白花蛇舌草能调节人体的免疫功能，且有增强肾上腺皮质功能的作用，抑制炎症反应和免疫反应，并有明显抗溃疡的作用。在辨证的基础上重用白花蛇舌草治胃病，获良效。

编者按：上述报道表明，白花蛇舌草对胃肠病之胃炎、溃疡都有疗效。该药药性平和，口感较好，不像经方中治胃病常用的黄连、黄芩，味苦难咽，性寒伤中。因此，临床治胃病，辨证用经方时，可师其方法，变通用药，以白花蛇舌草及蒲公英等药物代替黄芩、黄连。学术的发展，既需要继承，又需要创新，二者缺一不可。

2. 肠痈（阑尾炎）

（1）急性阑尾炎脓肿。林某某，女，38岁。因畏寒发热，伴持续性右下腹痛7天，于1970年6月13日入院。患者呻吟不止，屈曲体位，体温40℃，腹部较胀，右下腹肌明显紧张，并可扪及约6cm×7cm大小包块，有明显的压痛及反跳痛，实验室检查示白细胞14.2×10^9/L，入院诊断为阑尾脓肿。给予白花蛇舌草60g，水煎服，第2天症状、体征明显减轻，第4天体温正常，白细胞下降为8.9×10^9/L，右下腹包块明显缩小，6月21日症状体征消失，痊愈出院。（贾生.《新医学》1971；6：51）

编者按：按50多年前报道，取鲜白花蛇舌草1两（干品5钱），水煎服，每日2次。小儿酌减。症状较重者可增至2~3两。个别腹胀严重者加用水针或新针治疗，中毒症状较重者兼补液并禁食。治疗19例均愈，其中急性阑尾炎12例和阑尾脓肿3例，服药8~9天，平均在1.9天和3.3天退热，3.2天和6天症状体征消失。1例治愈患者4个月后复发，仍以同样方法治愈。有报告用鲜全草4两（干品1~2两），每日1~2剂煎服，或制成100%的白花蛇舌草注射剂行肌内注射，每次2ml，每日2次，重症患者6小时1次。治疗各种类型阑尾炎（包括急性、恶急性及阑尾穿孔并发腹膜炎）50余例，一般服药2~3天临床症状消失，1周痊愈出院。其中以治疗急性阑尾炎的疗效最好。煎剂疗效优于注射剂。又有报告以煎剂内服治疗急慢性阑尾炎30例，对单纯性、症状较轻、发病1~2天入院的患者单用白花蛇舌草。

对症状较重，有明显全身和局部症状者，配用海金砂、野菊花。除2例慢性阑尾炎患者重新入院行手术治疗外，均获痊愈。平均住院4.2天。(《中药大辞典》)

（2）慢性阑尾炎。慢性阑尾炎属于中医“肠痈”“腹痛”范畴。用白花蛇舌草20g泡茶内服治疗慢性阑尾炎，取得满意疗效。如治患者张某某，男，52岁。曾因急性阑尾炎住院治疗，B超检查示阑尾脓肿较大，拟暂时保守治疗，经抗感染治疗，待脓肿缩小后再考虑手术治疗。经抗感染治疗1周之后，脓肿明显缩小，但患者拒绝手术治疗，要求出院。出院后，继服中药调胃承气汤加减治疗1周好转，腹痛渐除。4个月后，右下腹又现隐痛，麦氏点压痛（+），改用白花蛇舌草20g泡茶，每日1次，随访2年，未再复发。以后每遇慢性阑尾炎患者，均用白花蛇舌草20g泡茶，每日1次，治疗2~3周，均收到满意疗效。(朱淑琴.《中医杂志》2008；5：442)

编者按：临床许多案例表明，急性阑尾炎治疗不彻底会转为慢性阑尾炎反复发作。上述以白花蛇舌草20g泡水代茶饮，简便易行。

3. 湿热痢　在多年的临床实践中重用白花蛇舌草治疗湿热痢，每收良效。如治张某某，男，36岁。3日前因饮食不洁而致腹痛、腹泻，大便日行10余次，为黏液脓血便，伴有里急后重，肛门灼热坠胀，小便短赤，口干，舌红、苔黄腻，脉滑数。大便化验示脓细胞（++），红细胞（+++），白细胞（+++），辨证为湿热痢疾。治宜清热利湿解毒。予白头翁汤加白花蛇舌草60g，5剂后诸症减轻，再服3剂病告痊愈。白花蛇舌草清热燥湿，泻火解毒。现代药理研究证实，白花蛇舌草对金黄色葡萄球菌、铜绿假单胞菌、志贺菌属、大肠埃希菌等均有较强的抑制和杀灭作用，故为治疗湿热痢疾之良药。(邓存国.《中医杂志》2007；5：434)

4. 结肠炎　应用白花蛇舌草治疗慢性非特异性溃疡性结肠炎，多获良效。如治刘某某，男，42岁，反复大便不规律2年，腹泻与便秘交替出现，大便混有白色黏液，伴有左下腹部阵发性疼痛，时有腹胀肠鸣，矢气则舒，常疲倦乏力，纤维肠镜检查示直肠、乙状结肠黏膜充血水肿，黏膜下血管模糊欠清，诊断为慢性非特异性溃疡性结肠炎，多方治疗无效，舌淡、舌黄厚腻，脉弦。处方用白花蛇舌草100g，槐花15g，大黄10g，金银花15g，黄连10g，当归尾10g，红花10g，赤芍10g。上药加水1000ml，煎至150ml，每晚睡前保留灌肠1次，嘱忌吃油腻燥热食品，多吃蔬菜瓜果，反复灌肠30余天，大便成形，无黏液，每日一行，左下腹痛症状消失，随访2年未复发。(黄时浩.《中医杂志》2007；6：535)

原按：慢性非特异性溃疡性结肠炎属于中医“肠澼”等范畴，病程长，治疗尚缺乏特效疗法。据现代药理研究，白花蛇舌草能刺激网状内皮细胞的增生，增强网状细胞及白细胞的吞噬能力，有抗感染消炎的作用，故以白花蛇舌草为主药。用槐花、金银花、黄连清热解毒；大黄、当归尾、红花、赤芍凉血活血，祛瘀消肿。保留灌肠，直中病所，作用于病变部位，能改善局部血液循环，消除水肿及炎症，改变肠黏膜的病理状态，起到良好的作用，白花蛇舌草干鲜品均可入药，鲜药要加量，方可有效。

编者按：结肠炎为难治之病。上述案例重用白花蛇舌草为主药，水煎保留灌肠，一个月治愈，若疗效确实，值得推广。

5. **痔疮** 用白花蛇舌草加入复方中治疗痔疮，取得了较好疗效。（王兰英.《中医杂志》2008；8：723）

（五）肝胆病

1. **胆石症** 用白花蛇舌草、茵陈、金钱草各1两制成“利胆合剂”，治疗胆石症等胆道疾患共10例，多数患者腹痛、黄疸、发热等症状在平均2.2天能够缓解，3例胆总管造瘘术后的患者，服药后胆汁量成倍增加，胆汁沉渣排出很多，黄疸指数逐渐下降，提示“利胆合剂”具有明显的利胆与排石作用。（《湖南科技情报（医药卫生）》1972；13：27）

2. **胆囊炎** 本人在中医临床辨证中，加用白花蛇舌草30g治疗胆囊炎，取得比较满意的疗效。（王昶之.《中医杂志》2007；3：249）

3. **慢性肝炎等**

（1）以白花蛇舌草60g，连翘15g，半枝莲15g为基本方，治疗乙型肝炎病毒携带者、慢性活动性肝炎、慢性迁延性肝炎、丙型肝炎、肝硬化腹水等所致的血清转氨酶升高，疗效颇佳。现举例介绍如下。

例1：方某某，男，52岁。患慢性乙型肝炎、肝硬化10余年，慢性胆囊炎伴有胆囊多发结石，在脾动脉栓塞术后，肝功能反复异常，有肝癌家族史。2005年3月，因神疲乏力，右胁及胃脘胀满不适，纳食不振，尿黄，口苦就诊。肝功能检查示丙氨酸氨基转移酶（ALT）110.4U/L，天门冬氨酸氨基转移酶（AST）146U/L。γ－谷氨酰转肽酶（GGT）141U/L，总胆红素（TBiL）48.1μmol/L，直接胆红素（DBiL）17.6μmol/L，乙型肝炎病毒标志物HBsAg、HBeAb、HBcAb均阳性。B超检查示肝硬化，慢性胆囊炎伴多发结石。症见面色晦暗，口苦，纳差，腹胀，舌质红，苔薄黄，脉细弦。方用白花蛇舌草60g，连翘15g，半枝莲15g，郁金15g，柴胡6g，猪苓、茯苓各15g，泽泻15g，虎杖15g，薏苡仁30g，炙鸡内金15g，炒山楂20g。患者未服其他药物，一直服用本方。3个月后复查肝功能，除总胆汁酸、GGT偏高外，余均正常。随访至2007年1月，肝功能指标未见异常。

例2：缪某某，女，47岁。2004年7月体检发现ALT 78.6U/L，AST 62U/L，乙型肝炎病毒标志物HBsAg阳性。纳可，便调，身体无明显不适。患者要求服中药。投以基本方加甘草6g，连服半个月后复查肝功能恢复正常。（许建华.《中医杂志》2007；5：434）

原按：临床所见，部分病毒性肝炎、乙型肝炎病毒携带者，ALT、AST 指标升高，但临床症状不明显。常以基本方为主投用，屡获效验。现代药理研究表明，白花蛇舌草含有的齐墩果酸能降低实验动物肝 ALT 指标，减轻肝细胞变性、坏死及肝组织的炎性反应和纤维化过程，促进肝细胞再生，加速坏死组织的修复，同时白花蛇舌草还有较强的抑制乙型肝炎病毒复制作用。民间常用白花蛇舌草抗肿瘤，单味力欠宏，故用量宜大，多配伍使用。其应用指征为中医临床辨证属脾虚湿困或湿热内盛、肝病患者 ALT 升高、自身免疫力低下及肝硬化。

（2）近年来在临床中以白花蛇舌草为主，配合丹参、黄芪代茶饮治疗慢性乙型肝炎取得了较为满意的疗效。曾治 12 例患者，均为 HBsAg（+），抗 –HBc（+），肝功能无明显异常。服药后，其中 8 例患者 HBsAg 和抗 –HBc 均转阴，2 例患者抗 –HBc 转阴，2 例患者除自觉症状减轻外化验结果无变化。如治陈某，女，48 岁，慢性乙型肝炎 6 年，食少乏力，胁肋隐痛，乙型肝炎病毒标志物 HBsAg（+），抗 –HBc（+），余无异常。以白花蛇舌草 10g，丹参 5g，黄芪 5g 代茶饮，每 2 天 1 剂。坚持服用 1 年，复查肝功能及乙型肝炎病毒标志物均无异常，食少乏力、胁肋隐痛等症状消失。（徐利民.《中医杂志》2007；6：535）

原按：现代药理研究证实，白花蛇舌草能刺激网状内皮细胞的增生，表现为网状细胞显著增生，细胞体增大，胞质丰富。还能明显增强网状细胞及白细胞的吞噬能力。能刺激嗜银细胞向致密化变化，提高机体防御性。白花蛇舌草可以提高机体免疫力，对治疗乙型肝炎起到了重要作用。

编者按：上述经验、现代药理研究及报道均表明，白花蛇舌草是值得重视的治疗多种肝病的新药。

4. 脂肪肝伴肝损害（转移酶升高） 高尿酸血症 在观察中医药防治代谢综合征中发现，白花蛇舌草治疗脂肪肝伴肝损害，高尿酸血症效果可靠。兹介绍如下。

例 1：杨某，男，42 岁。1 年前，发现患重度脂肪肝，丙氨酸氨基转移酶（ALT）87 IU/L、天门冬氨酸氨基转移酶（AST）78 IU/L，γ – 谷氨酰转移酶（GGT）138 IU/L。1 年后复查，仍在此范围内波动（排除其他原因肝损害）。患者身体肥胖，喜食肥甘厚味，嗜好烟酒，多静少动，身高 172cm，体重 96kg，腹围 104cm，皮下可触及多个脂肪瘤，面部油脂分泌较多，眼周及口唇晦暗，自感精神困顿，身体沉重，倦怠懒动，头重如裹，思维迟钝，舌体胖有齿痕，色淡红，有瘀点，舌根部青筋显露，苔白厚腻，脉沉。辨证属脾虚、浊毒、瘀血，治宜健脾祛浊，解毒化瘀，处方用白花蛇舌草 50g，生薏苡仁 50g，泽泻 30g，生山楂 50g，水煎服，每日 1 剂。并嘱戒烟酒，合理饮食，适当运动。半个月后症状明显减轻。1 个月复查 ALT、AST 降至正常而停药。半年后复查 GGT 亦降至正常。

例 2：朱某，男，51 岁。痛风性关节炎发作 1 次，经生活调摄，关节炎未再发作，但高尿酸血症状态持续3年余，多波动在460~500μmol/L，耳后及趾关节处可触及数个黄豆大小结石。B超示左肾盏处可见一个0.4cm×0.3cm大小结石。自述无明显不适，舌脉如常。患者向心性肥胖体型，此次化验血尿酸487μmol/L，甘油三酯3.2mmol/L，低密度脂蛋白4.88mmol/L，载脂蛋白B 2.3g/L。给予白花蛇舌草50g、生薏苡仁50g代茶饮，并嘱坚持低脂、低嘌呤饮食。3个月后复查，尿酸已降至正常。嘱坚持间断服用中药以巩固疗效，随访2年未复发。（张子臻，李刚，郭中恒.《中医杂志》2008；6：531）

原按：脂肪肝伴肝损害、高尿酸血症是代谢综合征中最常见的，它与超重肥胖、高血压、血脂异常、糖耐量异常、高血凝和低纤溶、高同型半胱氨酸血症、内皮功能异常及微量蛋白尿等有密切联系。高尿酸血症是导致动脉硬化和心脑血管事件发生的独立危险因素，对高尿酸血症早期干预的意义，不单单局限于防止痛风性关节炎、痛风性结石、痛风性心脏病的形成，更重要的是消除上述危险因素。本病属中医“痰浊”“血瘀”“浊毒”等范畴，先天禀赋不足，后天调摄失当，嗜欲无节，过食膏粱厚味，导致脾失健运，水谷不归正化，浊毒随之而生，滞留脉络，毒邪久羁，流于关节、皮肤、内脏形成痰核、瘰疬。若为外邪引动，浊毒阻络，则关节红肿疼痛。

白花蛇舌草苦、甘，性寒，入心肝脾经，能清热解毒、化瘀散结、除湿利尿，切中病机。现代药理研究证实，其有效成分能显著抑制四氯化碳引起的ALT升高，促进损伤肝细胞的修复。能使胆汁流量增加，胆汁中固形物有所降低而呈现保肝利胆和降低胆固醇作用；能刺激网状内皮细胞增生，使吞噬细胞活跃，使淋巴结、脾、肝等组织中嗜银细胞呈致密化改变；能提高某些酶的活性，清除氧自由基，抗氧化，从而减轻血管内皮的损伤，有利于损伤血管内皮的修复，改善脂质嘌呤等物质的代谢；能促进抗体形成，提高机体免疫力；能对中枢神经和胃肠道有调节作用，呈现镇痛、镇静、催眠的效果。

编者按：上述治验，处方精简，切中病情，值得效法。论述白花蛇舌草之药理，值得学习。

5. 肝功能异常　对肝功能异常的患者，在辨证论治处方中加白花蛇舌草20~30g，收到满意疗效。据现代药理研究，白花蛇舌草有保肝利胆的作用，临床上无论是用其治疗急性、慢性肝炎，还是治疗因药物或其他原因引起的肝功能异常均有效。白花蛇舌草特别适用于治疗急性、慢性乙型肝炎，不仅可以恢复异常肝功能，还可以消退黄疸，其功能发挥可能与调节机体免疫功能有关。故临床上在治疗慢性肝炎患者时喜用本品，此外，除阴疸、肠胃虚寒者及孕妇慎用外，长期使用本品，甚为安全。本品适用于肝功能轻微损害的患者，单用本品即可奏效。若肝功损害严重者，应以西药降酶护肝为主，本品为辅，若单用本品效果欠佳。（章伟明.

《中医杂志》2008；11：1006）

（六）肾病

1. 急性肾炎 以大剂量白花蛇舌草为主药治疗急性肾炎疗效颇佳，且疗程短，无副作用。如治黄某，女，7岁。因皮肤生疖1周出现眼睑浮肿，小便不利，经某医院确诊为急性肾炎，予青霉素等药物治疗半个月之久，未获疗效，后辗转数家医院中西医诊治，病情加剧。邀余诊治时，患者眼睑四肢浮肿，小便短少，发热恶寒，尿常规示尿蛋白（+++），尿红细胞（++），舌质偏红、苔薄黄、舌根微腻，脉滑数。此乃阳水，属湿毒浸淫之证，给予宣肺解毒、疏风利湿退肿之法。处方用白花蛇舌草20g，桑白皮6g，麻黄5g，黄芩5g，赤小豆10g，桔梗6g，芦根10g，白茅根10g，薏苡仁10g，3剂。二诊后诸症大减，予上方去麻黄，改用白术9g，再进7剂，水肿消退，诸症皆除，蛋白尿、血尿转阴，病告痊愈。（傅贵平.《中医杂志》2008；6：532）

原按： 急性肾炎病因病机多为外邪（风寒热毒）侵袭，内舍于肺脾，肺脾功能失调，水液代谢受阻而发生水肿。白花蛇舌草治疗急性肾炎能获佳效有两个原因。其一，该药能消除病因，据现代药理分析，白花蛇舌草能增强白细胞的吞噬能力，促进抗体形成，具有抗炎作用，故能清除咽喉炎症，控制疮毒感染，切断邪毒犯肾途径。其二，白花蛇舌草具有利湿退肿之功，因而能控制并改善急性肾炎的水肿症状，故用之有效。

编者按： 上述治例之所以取得此前“中西医诊治”未能取得的良好疗效，一是加用白花蛇舌草之功，二是师法经方麻黄连轺赤小豆汤之故。

2. 肾小球肾炎及尿路感染 在跟随江苏省中医院孙伟教授学习过程中，应用白花蛇舌草为主药治疗多种肾脏疾病，疗效确切。特别是治疗原发性肾小球肾炎表现为肾病综合征和老年性复发尿路感染的患者，对于缩短患者病程，减少复发，疗效确切。（魏明刚.《中医杂志》2008；5：442）

3. 肾炎蛋白尿 近年来在治疗慢性肾炎过程中，发现重用白花蛇舌草能较好地消除蛋白尿。治用白花蛇舌草30~60g，煎服或代茶饮，每日1剂，1个月为1个疗程，连服3个疗程。可致使蛋白尿逐渐减少，乃至转阴。如治李某，男，26岁，患者2年前因颜面浮肿，尿常规示尿蛋白（+++），尿红细胞（++），当地医院诊断为慢性肾小球肾炎。近半年来，每于劳累或感冒后，症状加重，时有浮肿、咽痛、小便不利、腰痛乏力等症状，舌质微红、苔薄黄微腻，脉弦细。曾先后服用益气健脾、滋肾固精等中药及西药均无明显效果，尿常规同前，来求诊。药用白花蛇舌草60g，煎汤代茶饮。连服2个月后，复查尿蛋白（+），尿红细胞消失，继用上法治疗1个月后诸症若失，尿常规阴性。长期服用白花蛇舌草若出现脾虚纳差，加用大

枣 30g，可防止苦寒伤胃。（彭暾，刘向明.《中医杂志》2007；4：342）

编者按：慢性肾炎所致的蛋白尿很难消除。西医治疗以激素为主，蛋白尿消失后，若减量或停药多又出现蛋白尿。中医药也无特效良方。上述一味白花蛇舌草连服 3 个月有如此之良效，值得验证之。长期服之，加大枣为宜，一是口感好，二是防止久服伤中。

4. 肾病综合征 学习叶传蕙老中医经验，应用白花蛇舌草为主药（白花蛇舌草 30g，黄芪 20g，白术 10g，制半夏 10g，丹参 10g，太子参 15g，茯苓 10g，甘草 6g），中西医结合治疗原发性肾小球肾炎表现为肾病综合征的患者 12 例，对于缩短患者病程，减少复发，疗效确切。白花蛇舌草具有调节机体免疫功能的作用，还能抑制免疫细胞的表达，减少免疫复合物的形成。（魏明刚.《中医杂志》2008；11：1007）

5. 骨髓增生异常综合征 骨髓增生异常综合征（MDS）是一种造血干细胞增殖分化异常，以贫血伴有感染或出血为主要症状，血常规可呈全血细胞减少，或任何一系及二系血细胞减少为临床特征的综合征。属于中医学的“虚劳”“血虚”“瘕积”“热劳”等范畴。导师周永明采用健脾补肾、解毒活血中药治疗 MDS，临床疗效颇佳。对于部分患者，在辨证基础上重用白花蛇舌草 45g，获得较好效果。MDS 之病因病机具有虚、毒、瘀的 3 个病理阶段。而毒、瘀是促进疾病演化发展，从低危型向高危型转化的关键因素，也是其缠绵难愈，虚补无效的障碍。白花蛇舌草之性味苦、甘、寒，不仅能清热解毒，还善于活血化瘀，正合 MDS“毒、瘀”的病机特点，能截断病势，祛顽解痼。现代药理研究证实，白花蛇舌草有增强免疫功能，抗化学诱变，抗肿瘤等作用，也适用于 MDS 的治疗。（田胜利.《中医杂志》2007；2：154）

6. 淋病（淋证） 在临床用白花蛇舌草治疗淋病取得了良好效果。如治张某，男，35 岁。2000 年 2 月 12 日初诊。自诉有不洁性交史，近半个月来出现尿频，尿急，尿痛，龟头红肿，尿道口痒痛，阴茎痛性勃起，分泌物增多、有异味，小腹坠胀不适。曾肌内注射青霉素、头孢曲松、诺氟沙星等，病情有所改善，但症状反复。分泌物涂片镜检可见革兰阴性双球菌。尿常规检查示尿白细胞（+），尿蛋白（+），尿红细胞（+）。尿道口分泌物聚合酶链反应（PCR）示淋球菌阳性、沙眼衣原体阳性、解脲支原体阳性。舌淡红、苔腻略黄，脉沉滑无力。处方用白花蛇舌草 50g，车前草 20g，石韦 15g，黄芪 20g，甘草 10g，栀子 10g，茯苓 15g，服上药 7 剂，诸症消失，为巩固疗效继服 10 剂，各项检查均为阴性。（张翠贞.《中医杂志》2007；4：342）

原按：淋病治当清热解毒、利湿通淋。白花蛇舌草除具有清热解毒作用外，尚有利湿通淋作用，配合他药治疗泌尿系感染作用显著。根据现代药理研究，白花蛇舌草能刺激体内网状内皮系统增生，促进抗体形成，使网状细胞、白细胞的吞噬能力增强。因此，治疗淋病当为首选，以此为君药辨证用药，能起到立竿见影的效果。

编者按：以上所述的病证以白花蛇舌草为主药治之，取得了满意的疗效，并且有现代药理研究依据。从前后所列 8 种肾病的临床疗效，可以总结出一个要点，即白花蛇舌草对多种泌尿系统病变都是值得重视应用的。

7. 前列腺炎 在临床中重用白花蛇舌草 100g 为主药，治疗前列腺炎有较好的效果。白花蛇舌草除了具有清热解毒作用，还有利湿通淋之功，现代药理研究证实其有抑菌作用。（崔俊起，李慧萍.《中医杂志》2008；5：443）

8. 肾结石 肾结石是因湿热蕴结膀胱，煎熬尿液，尿中杂质结为砂石所致。在治疗肾结石小便涩痛、血尿时，常在利尿排石的药物中，加清热利湿的白花蛇舌草以通淋，可使小便通畅，血尿好转，尿量增多，排出结石。后以白花蛇舌草 30g 为主，组成化湿排石汤治疗肾结石多例，可以达到排石功效。（饶和平.《中医杂志》2007；3：250）

（七）妇科、男科病

1. 盆腔炎　附件炎

（1）用白花蛇舌草 1.5 两，配以两面针 3 钱，或再加穿破石 3 钱，水煎服，每日 1 剂。77 例患者治疗后，有 4 例无效，余均痊愈。（全展选编.《计划生育·妇产科疾病》1970；33）

（2）白花蛇舌草具有清热解毒、利湿之功效。在临床上取其清热解毒作用，单味或稍佐他药，治疗盆腔炎效果颇著。介绍如下。盆腔炎是妇科常见病，由于其特殊的生理结构，决定了其易于感染又不易治愈的特点，特别是当急性转为慢性时，更是临床医生为之棘手之病证。常用的治疗方法如下。对症状轻、病程短者，用白花蛇舌草单味大剂量水煎服，每日剂量在 50~75g，连用 15 天；稍重者加蒲公英 25~50g，佩兰 15~25g，每日 1 剂，水煎服，15 天为 1 个疗程，必要时停药 1 周，再用 1 个疗程；对症状重、病程长者，以白花蛇舌草为主药，根据辨证情况，按照君臣佐使，选药配方，亦可同时配用西药替硝唑、左氧氟沙星，或口服，或静脉滴注，此法屡验屡效，优于单用西药治疗。（宫润珍.《中医杂志》2008；8：724）

编者按：上述经验表明，白花舌草重用为主药，是治疗盆腔炎的可靠药物。

2. 外阴瘙痒 运用白花蛇舌草配伍其他药物水煎外洗治疗外阴瘙痒，取得满意疗效。（袁靖.《中医杂志》2007；4：342）

编者按：治疗外阴瘙痒，编者学仲景书，以“苦参汤洗之”与“蛇床子散方”之法，处方用苦参 60g，蛇床子 30g，二味水煎先熏后洗或坐浴，疗效可靠。还有一方介绍如下。方为苦参 60g，蛇床子 30g，地肤子 30g，蒲公英 20g，大黄 20g，黄柏 20g，威灵仙、白鲜皮、薄荷各 10g，或加枯矾 5g，水煎熏洗，待温坐浴更好。对顽固阴痒、服西药难控制者，有较好疗效。上述白花蛇舌草治阴痒，可酌情加之。

3. 滴虫性阴道炎 以白花蛇舌草为主药，辅以其他药物治疗滴虫性阴道炎，疗效较佳。如治李某，女，34 岁，已婚。患滴虫性阴道炎，在某医院诊治，口服甲硝唑未见好转，要求增加中药外洗。药物组成与用法如下。方用白花蛇舌草 30g，蛇床子 20g，苦参 20g，乌梅 20g，石榴皮 15g，黄柏 15g，黄连 15g。水煎外洗，每日 1 剂，洗 2 次，7 天为 1 个疗程，嘱夫妇同时治疗。7 剂后患者症状减轻，继用 7 剂症状消失，复查阴道滴虫（–），为巩固疗效再用 7 剂，诸症告愈。白花蛇舌草能增强白细胞的吞噬功能，且有抗感染消炎作用，配以解毒杀虫，利湿止痒之中药治疗滴虫性阴道炎，疗效满意。（彭菲，左永昌.《中医杂志》2008；11：1007）

4. 卵巢囊肿 近年来根据白花蛇舌草清热解毒通淋作用，重用白花蛇舌草治疗卵巢囊肿多例，取得良好疗效。（谢亚莉.《中医杂志》2007；5：435）

5. 乳腺病 白花蛇舌草有清热解毒，活血消肿作用。乳腺病是以乳房肿块疼痛为主，多发于育龄期妇女。在治疗乳腺病时常重用白花蛇舌草 30~40g 为主药（并以该药 60~90g 浓煎外敷患处），在辨证论治基础上，配合其他药物，依法处方，效果良好。（胡守萍.《中医杂志》2007；6：536）

6. 乳腺癌术后辅助治疗 乳腺癌术后患者配合中医药辨证施治，应用扶正与祛邪的中药，可增强机体免疫功能，减轻放疗、化疗毒副作用，减少复发和转移，提高乳腺癌患者的生存率和生存质量。对于乳腺癌术后及化疗期间的患者，于辨证处方中重用白花蛇舌草，取得了较满意的疗效。如治李某，女，40 岁。2003 年 3 月行左侧浸润性乳腺癌根治术后，化疗了 4 个疗程。在化疗期间周身乏力、纳呆、恶心。白细胞降至 2.3×10^9/L，舌质暗、苔薄黄。处方用白花蛇舌草 30g，白术 15g，黄芪 30g，薏苡仁 15g，太子参 15g，鸡内金 10g，山药 20g。服 10 剂后以上症状明显好转，继原方加墨旱莲 15g，生龟甲 15g，西洋参 10g，继服 1 个月，舌质转淡红，血常规检测示白细胞升至 4.1×10^9/L。（张俐鹃.《中医杂志》2007；5：435）

7. 带下病 在治疗带下病时，不论何种证型，在辨证论治的基础上，加入白花蛇舌草，收效更佳。（郑文少.《中医杂志》2008；7：635）

编者按： 上述几项报道表明，白花蛇舌草对妇人病之盆腔炎、附件病变、外阴痒、乳腺病及带下者皆有疗效，多重用至 30~75g。

8. 输精管结扎术后附睾郁积症 在常用的精索封闭及中西药物治疗的基础上，

加用白花蛇舌草（每日1两煎服，一般3~4周为一个疗程，最长者服10周以上），可提高疗效，特别是对于单纯性附睾郁积症效果更为明显。初步观察19例，均经过多种治疗，如精索封闭、理疗、糜蛋白酶肌内注射、止痛剂、新针、中药、抗生素、激素等，其中6例曾做过输精管吻合术，1例曾做过一侧附睾切除，2例曾做过痛性结节切除，效果都不理想。经加用白花蛇舌草后，10例单纯性郁积症中有3例主要症状基本消失，附睾变软，触痛减轻或消失，7例症状好转，附睾触痛减轻，9例合并有精索、附睾炎症者有6例好转，3例无效。白花蛇舌草有抑制生精作用，能减轻附睾郁积，又能消除炎症，故能收到治疗效果。但对精索粘连及附睾有肉芽肿形成等病例，疗效不佳。(《浙江·科技简报（医药卫生部分）增刊》1972；3：98）

9. **男性不育（白细胞精子症）** 多年来，临床以白花蛇舌草60g为主药，配菟丝子、覆盆子、车前子、女贞子、枸杞子、蛇床子各15~20g，治疗白细胞精子症所致的不育症，效果良好。白细胞精子症是男性不育的主要原因之一。在一般情况下，精子白细胞小于5个/HP，增多可见于睾丸炎、附睾炎、前列腺炎及尿道炎。睾丸炎影响精子的产生，附睾炎影响精子的成熟，前列腺炎影响精浆的成分、精子的存活和活动，尿道炎可杀灭精子，致使不育。临床多属精室伏热和阴虚火旺所致。白花蛇舌草能清热解毒利湿，清除生殖道炎症，使热毒之邪从小便而解，配合菟丝子等填精育子。使用本方可以收到满意的疗效。(张润民.《中医杂志》2007;6:536）

编者按：上述报道提示，某些男科病也应重视白花蛇舌草的应用。

（八）儿科病

1. **小儿肺炎** 用白花蛇舌草注射剂，每次肌内注射2ml（含4g生药的有效成分），婴儿减半，每日2次，疗程5~7日。治疗112例，痊愈52例，近愈25例，好转17例，无效12例，死亡6例，平均住院天数7.98天。(《湖南·中草药新医疗法展览资料新编》1970；248）

编者按：现今不能只用"白花蛇舌草注射液"治小儿肺炎，宜在复方中适当用之。

2. **小儿夜啼** 运用白花蛇舌草治疗小儿夜啼，疗效满意（案例略）。受广东《中草药处方选编》中"用鲜白花蛇舌草汁，治小儿惊热，不能入睡"的启发，用干品加入辨证处方中治疗小儿夜啼，效果奇佳。(何正远.《中医杂志》2007；2：156）

编者按：上述经验，应明理用之，所谓"治小儿惊热"，即辨证为因"热"致"惊"者，用之效果才好。

（九）皮肤病、疮痈、外伤、肿瘤、毒蛇咬伤

1. 皮肤瘙痒症

（1）在临证中重用白花蛇舌草，治疗顽固性皮肤瘙痒症取得了满意疗效。如治顾某，男，45 岁，反复身痒 2 年，症见搔痕累累，血痂成片，经皮肤科诊断为慢性荨麻疹，先后经抗组胺西药及凉血消风止痒中药治疗无效。重用白花蛇舌草 60g 配以精瘦猪肉 250g，醋 250ml，煎服汤肉。每日服食 2 次，3 日后身痒去半，继服 4 日身痒全消，随访 2 年，病未再发。（王学林.《中医杂志》2007；2：155）

原按：上法治疗顽固性皮肤瘙痒症，方简效佳，用药独到之处是用猪肉的引、补作用，再加上醋的酸透，使药能入血肉直达病所。此方对毛囊炎的治疗也疗效确切，且经济、简便，易于掌握推广应用。

编者按：上述治验构思巧妙，体现了中医治病理念。

（2）白花蛇舌草治疗荨麻疹，为临证偶得。余曾治一荨麻疹患者，用维生素 C 片口服，静脉滴注葡萄糖酸钙，外涂炉甘石洗剂及激素治疗，均未见效果。又口服蝉蜕、菊花、茵陈、板蓝根、防风、薄荷等中药 3 剂，效果仍不明显。试加用白花蛇舌草，投 1 剂后皮疹大部分消退，再投 1 剂，皮疹全消。后又用此方试治其他荨麻疹患者，大部分患者症状消失。（王秀芳.《中医杂志》2007；6：537）

2. 扁平疣

（1）临证以白花蛇舌草为主药，自拟消疣汤内服及外洗治疗扁平疣，疗效较佳。药物组成及用法如下。方用白花蛇舌草 30g，紫草 20g，莪术 6g，红花 6g。水煎 20 分钟，煎汁 250ml，取 200ml 分 2 次口服，50ml 煎液趁热擦洗患处至皮肤轻度发红，每日 4 次。如治郑某某，男，19 岁，患者额部及两手背患扁平疣 2 年余，皮疹呈灰褐色，用消疣汤 6 剂内服并外洗，皮疹大部分消退，再用 7 剂，病告痊愈。（王振华.《中医杂志》2007；4：342）

原按：据现代药理研究，白花蛇舌草、紫草具有广谱抗感染、抗病毒的作用，莪术有免疫保护作用，红花能促进淋巴细胞转化，增强细胞的吞噬功能，促进组织修复，诸药合用可以提高机体的免疫功能，用以治疗扁平疣能取得较好的治疗效果。

（2）在重用白花蛇舌草治疗有化脓性疾病的患者时，其长期不愈的面部扁平疣竟获愈。此后，治疗疣疾时重用白花蛇舌草 50~60g，取得了满意效果（案例两则，一是扁平疣，一是阴唇疣如黄豆大）。疣是常见的表皮赘生物，由人类乳头瘤病毒感染所致。白花蛇舌草具有清热、利湿、解毒、消痈的功效，能除诸疣。（马森发，林贵功.《中医杂志》2007；5：434）

编者按：中医自古至今积累了难以计数的治病良药、良方，都是有心人在长

期临床实践中发现、总结而保留下来的。这些宝贵的经验是无价之宝，理应学以致用，解除天下苍生之疾苦。上述案例中治此愈彼发现了白花蛇舌草能治愈扁平疣，就是难得的经验之谈。

3. 痤疮

（1）在临床上以白花蛇舌草为主治疗痤疮，疗效显著。药物组成为白花蛇舌草30~60g，丹参15~30g，牡丹皮12~15g，生薏苡仁15~30g，生山楂30~60g，白芷12~15g。并随不同证候，适当加味。（侯树德.《中医杂志》2007；6：536）

（2）近年来以白花蛇舌草60g为主药，通过适当的配伍治疗痤疮，收效甚捷。中医称痤疮为粉刺，此病多与肺脾二脏有关。《外科正宗》中说："粉刺属肺，渣鼻属脾，总皆血热郁滞不散所致。"据此，治疗以清宣肺胃之热为主，白花蛇舌草功擅清热利湿，解毒消痈，配合清热凉血、软坚散结之药，可使肺胃热清、气血调和而使皮疹消退。（马晓勇，丁玉梅.《中医杂志》2008；8：724）

4. 尖锐湿疣　近年来应用白花蛇舌草治疗尖锐湿疣，取得满意疗效。如治张某，男，36岁。3个月前无明显诱因肛门周围潮湿瘙痒，未做任何治疗。10天前发现肛门异物突起，肛门部奇痒，分泌物多，黏稠而臭，轻微刺痛。患者舌质淡红、苔黄厚腻，脉滑数。肛门周围满布灰白色米粒状物，其中3~6点位有黄豆粒大小的菜花状突起物，分泌物多，呈红黄色，恶臭。病理检查示良性乳头状瘤，诊断为肛周尖锐湿疣。证属下焦湿热，浊瘀壅滞，治以清热解毒、化浊利湿、活血化瘀。中药处方用白花蛇舌草30g，黄柏15g，虎杖15g，败酱草15g，桃仁15g，山慈菇10g，白术10g，甘草6g，每日1剂，水煎服。并用白花蛇舌草30g煎汤外洗，每日1次。7天后肛周米粒物脱落，菜花状物明显缩小，20天后疣体消失，临床痊愈。随访1年未复发。（王秀芳.《中医杂志》2008；5：443）

原按：肛周尖锐湿疣是发生于肛门周围表浅皮肤的小赘生物，其病因主要是湿热毒邪壅滞，浊瘀互结于肛门所致。方中白花蛇舌草清热利湿解毒，辅以黄柏、虎杖、败酱草清热燥湿，泻火解毒；山慈菇消肿、散结、化毒疾，治痈肿疔毒；桃仁活血化瘀，白术、甘草健脾益气，燥湿解毒。诸药合用有清热解毒，化浊利湿，活血化瘀之功效。

编者按：尖锐湿疣由人乳头瘤病毒（HPV）感染引起，是肛门和外生殖器的皮肤黏膜赘生物，主要通过性行为感染。上述用白花蛇舌草为主药内服外洗治之，20天而愈。如此验方值得学习。

5. 湿疹　临床上以白花蛇舌草30~90g为主药，并辨证处方治疗湿疹收到很好的疗效。湿疹是由多种内外因素引起的渗出性瘙痒性炎症性皮肤病，有多形损害，对称分布，剧烈瘙痒，反复发作，易演变成慢性等特点。湿热风邪蕴于肌肤是本病的基本病因，治疗应以疏风清热燥湿为基本原则。经过多年临床验证，白花蛇

舌草治疗湿疹效果满意，应在辨证方中用之。（曹爽，刘春波，吕明.《中医杂志》2008；6：531）

6. **顽固性脓疱疮**　以白花蛇舌草30~60g内服、外敷治疗顽固性脓疱疮，取得疗效。（任爱民.《中医杂志》2007；2：155）

7. **疖肿**　当地民间习俗用白花蛇舌草治疗疔疮疖痈，受此启发，多年来用此药治疗疖肿均获显效。治疗方法用白花蛇舌草200~250g，半边莲100~150g，加水至1000ml，煎至400ml口服，每日2次，剩余药渣捣烂敷患部（或第3次同煎至600ml，用毛巾蘸湿敷患部，以不滴水为度，约2分钟轮换1次，每次10分钟）。如治付某某，女，32岁。面部常起疖肿，初起之时，四周红肿，根部坚硬，突起如粟，疼痛麻痒，以跳痛为主，应用抗生素不能控制，体温37.5℃，颜面有数十个疖肿，小的如绿豆，大的直径达2cm，部分破溃流脓，部分为红肿硬块。按上述方法内服并湿敷面部，第2天体温降至正常，面部浮肿消退，只剩下三四颗绿豆大小之硬结，第4天肿胀消退。采用鲜药效果更佳。（刘学文.《中医杂志》2008；5：443）

编者按：上述治疖肿经验，在于重用白花蛇舌草和半边莲，内服与外敷并用。

8. **疔疮**　曾用白花蛇舌草为主药治一足疔患者，效果颇佳，介绍如下。李某某，男，52岁，教师。右足踇趾背内侧近趾甲处生一疔疮，脚趾麻木，红肿焮热，跳痛难忍，不能入睡，伴发热恶寒，食欲下降，口渴，便秘，舌红苔黄，脉数。体温39.5℃。采新鲜白花蛇舌草50g，田基黄15g，凤尾草15g，清水洗净捣烂，外敷患处，纱布包裹，患足抬高。3小时后，疼痛减轻，体温下降，能入睡，次日早晨肿消、皮皱、痛止。每天换药1次，连敷3天，诸症消失，1周后痊愈。（王如茂.《中医杂志》2008；8：724）

原按：疔疮是一种发病迅速的体表急性化脓性感染疾患。西医学认为多由金黄色葡萄球菌或链球菌等感染所致。中医认为是由于过食膏粱厚味、醇酒、辛辣炙煿之品，使脏腑蕴热，火毒结集肌肤而成。白花蛇舌草有清热解毒，利湿消肿，消痈止痛的作用，用于治疗热毒痈肿疗效肯定。

9. **急性关节扭伤**　在临证时重用白花蛇舌草配栀子、大黄、冰片及跌打药酒治疗急性关节扭伤充血肿胀患者，取得了满意疗效。如治陈某，男，30岁，因抬重物不慎扭伤左踝关节致疼痛肿胀1天，症见左脚活动受限，左踝关节充血肿胀，局部皮肤温度偏高。处方用白花蛇舌草80g，生栀子30g，生大黄30g，冰片5g，研细末，调以跌打药酒，分3次外敷，包绕整个踝关节，绷带包扎固定，每天换药1次，换药期间可适当配以推拿手法。次日换药时见左踝关节肿胀已消大半，疼痛明显减轻。3天后，肿胀基本消退，行走明显灵活。本方可研末密闭贮存备用，用时调以水或酒。适用于无开放性外伤的急性关节扭伤。（罗明生.《中医杂志》2008；7：

634）

编者按：《闽南民间草药》中说白花蛇舌草能“消炎止痛”。《泉州草药》说该药能“消热散瘀”。上述处方之疗效，是四味药协同增效的结果。因为栀子、大黄、冰片三味，外敷对外伤肿痛皆有良效。

10. 多种恶性肿瘤 海南民间广泛应用白花蛇舌草治疗各种恶性肿瘤。临床以白花蛇舌草为主药组方治疗恶性肿瘤，确有肯定疗效。基本方为白花蛇舌草30~100g，半枝莲30g，黄芪30g，灵芝10g，生地黄30g。便干难解者，加大黄10g、枳实10g、厚朴10g、玄参30g、麦冬30g。肺癌加鱼腥草20g、浙贝母20g；肝癌加延胡索15g、田基黄30g；食管癌、胃癌加山豆根12g、重楼30g、全瓜蒌30g、威灵仙30g；白血病、恶性淋巴瘤加青黛10g、雄黄0.5g；乳腺癌加天花粉10g、山慈菇10g、青皮10g。每日1剂。（罗忻.《中医杂志》2007；3：250）

原按：恶性肿瘤的发生与邪毒侵袭，留着不去有关。邪毒长期作用于人体，气血凝滞，日久成积，积久化热，耗气伤阴。白花蛇舌草有清热解毒之功，能使恶性肿瘤渐消缓散，并防止其复发。在治疗中酌情加入其他清热解毒之药，并辅以益气养阴之品，可以提高疗效，从而达到延长患者生命的效果。

编者按：药理研究表明，白花蛇舌草具有抗肿瘤作用。临床报道该药治疗子宫颈癌、胃癌、肝癌都有一定疗效。

11. 毒蛇咬伤 取本品5钱，以白酒半斤煮沸3~5分钟，去渣，以2/3口服（1日分2~3次服完），1/3外敷伤口。敷药时先吸出伤口毒血，清洗消毒后用消毒棉垫覆盖包扎，然后将药酒浇湿敷料（以保持湿润为度）。若不能饮酒者，可用清水煎煮，水沸后再加入适量白酒，但仍以白酒煮为佳。对水肿顽固不退，病情严重及伤口感染者，适当加用其他中草药及抗生素；对于轻型或中型病例，单用本法治疗即可。据治疗观察19例，一般用药3~6剂即获痊愈。（《广东医学（祖国医学报）》1965；4：14）

（十）五官科病

1. 口腔溃疡 取白花蛇舌草煎液后含漱，治疗口腔溃疡效果较佳。如治患者郝某，女，41岁。自诉口腔溃疡1年来频发，曾用中西药治疗效果不佳，易复发。就诊时见患者舌边、舌下、下唇多处溃烂点，灼痛，讲话、进食受限。伴口咽干燥，手足心发热，疲倦，舌暗苔薄黄腻、脉弦滑。现正值经期，恐内服凉药不利，取白花蛇舌草50g煎液待温漱口。半年后偶见患者询问得知，经上方治疗后未见复发。以后每遇同类患者，均以此方为主，配合内服药辅助治疗，收效满意。（杨竹琴.《中医杂志》2007；3：250）

编者按：口腔溃疡为常见病，上述经验简便易行。白花蛇舌草药材“气微，味淡”，便于漱口。

2. **鼻窦炎** 在重用白花蛇舌草治疗肝炎、阑尾炎患者的过程中，意外治愈了患者的鼻窦炎。受此启发，单用或在辨证论治的基础上重用白花蛇舌草 80g 治疗鼻窦炎，取得了良好的疗效。鼻窦炎属中医学鼻渊范畴，多由肺胃热毒熏鼻所致。白花蛇舌草具有很强的清热解毒，利湿消肿之功。现代药理研究表明，它能刺激网状内皮系统增生，增强吞噬细胞活力，达到灭菌消炎的目的。故重用白花蛇舌草（如用鲜品效更佳，剂量可用至 150~200g）治疗鼻窦炎，具有很好的效果。（王邦鼎.《中医杂志》2007；4：341）

3. **鼻咽癌** 在临床实践中，采用白花蛇舌草为主药组方治疗恶性肿瘤，取得了一定疗效。如患者男，64 岁，2001 年 1 月 7 日因流涕出血（此前也屡见），前往某医学院附属医院耳鼻喉科门诊就诊，镜下可见疑癌细胞（多系 NPC 低分化癌），遂作 CT 检查，诊断为左侧鼻咽癌（较早期）。取标本去某医科大学附属第一医院病理科会诊，诊断为中线恶性网织细胞增生症，淋巴造血系统肿瘤浸润。遂住院治疗。因目睹其他化疗患者严重不良反应，遂回家暂服中药治疗。癌之形成，不外乎热毒痰瘀积聚为患，在四川民间广泛采用白花蛇舌草治癌的启迪下，博采众方，拟白花蛇舌草为主药，配合金银花，共奏清热解毒之力以祛邪，再以人参补虚以扶正，更借助夏枯草散痰火治瘰疬之性以消坚。处方以白花蛇舌草 60g，金银花 30g，白参 5g，夏枯草 30g 为基础方，随病情变化辨证加味。每日 1 剂，水煎服。服药 280 余剂。迄今 7 年多，未见复发转移。（张崇武.《中医杂志》2008；8：723）

编者按：上述治例之疗效，值得深入研究，推广应用。其处方 4 味药，以清热解毒、化痰消坚为主，佐以扶正，方小药精，适当加味，符合中医理法。以白花蛇舌草治癌，民间有广泛的临床应用基础。治疗各种癌肿，皆以“三早”为原则，但化疗副作用大，易损伤正气，患者痛苦难耐！正因为如此，上述经验难能可贵。

4. **中耳炎** 家传用白花蛇舌草酒浸液治疗中耳炎有奇效。制作方法是先将 500ml 输液瓶清洗干净，白花蛇舌草剪成 1.5cm 长段，装入输液瓶内，装满，装实，然后用乙醇度为 55% 的白酒密封浸泡，置于室温下，冬季 7 日，夏季 5 日，再经 3 层纱布过滤后，置洁净密封容器内待用。先将患者耳道内的脓水清除干净，用棉签蘸绿茶水洗净耳内残留脓液，将浸液滴入耳内 2~3 滴，每日 1 次。（徐孟海，徐吉文，马春梅.《中医杂志》2008；11：1007）

编者按：上述浸液，制作不难，但治之是否有“奇效”，有待验证。若疗效确实，值得推广。

结 语

在整理白花蛇舌草文献之前，编者印象中该药是一味抗肿瘤的药物，治肿瘤也应以辨证论治为主，故在临床上很少用之。经过整理大量临床报道，才知道白花蛇舌草在临床应用很广泛，涉及内、妇、儿、外、五官科等人体内外上下多种病变之邪实热毒类病证，且虚实夹杂病证亦可治之。由于该药“气微、味淡”而无毒性，临床多重用之，一般20~30g，大剂量多则100g，最大剂用到250g（疖肿）。鲜者优于干品。单味用之即可取效，多为主药。其用法有内服、外用，内服以汤剂为多，还有代茶饮（肾炎蛋白尿）、含漱（口腔溃疡）、酒煎（毒蛇咬伤）等。外用有外洗、外敷（体表病变）以及滴耳法（中耳炎）等。

总之，白花蛇舌草具有清热、解毒、利湿、消痈、抗癌等多种功用。药理研究具有抗肿瘤、抗感染、消炎及调节机体免疫等作用。

附录

中医病症索引

（按笔画排序）

二画

刀箭伤疮…………………………………… 52

三画

大便下血…………………………………… 97
大便风秘…………………………………… 52
小儿下肢痿软……………………………… 58
小儿火丹……………………………………112
小儿白秃……………………………………112
小儿百日咳…………………………………121
小儿肺炎……………………………… 140、154
小儿夜啼……………………………………154
小儿咳嗽……………………………………140
小儿疳积…………………………………… 97
小儿疰夏…………………………………97、121
小儿剧烈痉咳………………………………101
小儿脱肛…………………………………… 77
小儿麻痹后遗症……………………………129
小儿脾疳…………………………………… 63
小儿撮口…………………………………… 38
小便不利……………………………………137
小便赤浊…………………………………… 12
小便热淋……………………………………112
口咽干燥……………………………………7
口疮………………………………………… 10
久泄………………………………………… 66
久咳………………………………………… 37
久咳虚喘…………………………………… 23

四画

木舌………………………………………… 39
五淋………………………………………… 28
不孕症…………………………15、84、139
不寐………………………………………… 50
牙痛（疼）……………9、21、52、65、73
中风…………………38、128、129、136
气厥…………………………………………136
风疹………………………………………… 46
风湿痹……………………………………… 28
风寒湿痹…………………………………… 71
丹毒…………………………………… 109、124
心悸………………………………………… 23

五画

打仆伤损…………………………………… 66
目昏生翳…………………………………… 21
甲癣………………………………………… 61
白秃疮……………………………………… 61
白带………………………………………… 98
半身不遂……………………………………129
头风………………………………………… 48

头痛……8、30、41、49、51、52、54、68
出血……75、98、119
皮肤瘙痒症……155

六画

耳有恶疮……112
耳鸣……30、65
耳聋……65
吐血……97、136
虫咬……129
舌上生疮……28
自汗……60、136
血虚经闭……104
血崩……98、104
血淋……136
血痢……112
血瘕……27
产后无乳……108
产后心痛……135
产后腰痛……76
阳事不举……23
红丝疔……123

七画

赤白痢……70
呕血……136
呃逆……95、138
肛门肿痛……113
肠风……52
肠风下血……38、98、129、132
肠痈……145
疔疮……157
疖肿……157
妊娠胎动不安……34

八画

郁证……136
齿牙浮动……65
金疮痛……28
乳痈……43、97
乳蛾……28
肺卫郁热……142
肺劳咳血……57
肺痈……117
肺痨……97
肢体麻木……95
肿毒热痛……52
周身麻木证……129
狗咬……129
疟疾……86、97
泄泻……53

九画

毒蛇咬伤……97、155、158
带下（病）……16、18、44、54、57、77、112、153
胃痈……144
胃脘胀痛……87
胃痛……23、117、138
咽痒咳嗽……39
咽痛……30
咳喘……143
骨鲠……87、91
钩虫病……127
重舌……39
便血……117
胆石症……147
胞衣不出……28

胎垢…………………………………… 44
急喉……………………………………2、38
疮疖……………………………………122
眉炼癣疮……………………………… 12
眉框痛………………………………… 51

十画

顽固性脓疱疮……………………………157
顽痹…………………………………… 23
顽癣…………………………………… 61
挫闪…………………………………… 66
恶疮……………………………………112
眩晕……………………………… 35、52
衄血……………………………………136
胸痹（心痛）………………… 106、130
痈久不瘥………………………………112
痈疽赤肿……………………………… 52
烦躁……………………………………143
消渴……………………………………5、12
通乳…………………………………… 90

十一画

接骨续筋……………………………… 66
黄疸…………………………………… 93
梦遗…………………………………… 12
梅核气…………………………………138
蛀脚臁疮………………………………112
崩漏…………………………………… 43
偏风…………………………………… 21
脚气…………………………………… 61
脱力…………………………………… 98
脱发…………………………………… 81
痔（疮）……………… 12、86、136、147
盗汗…………………………………… 99
淋证……………………………………151
淋病……………………………… 118、151

十二画

搭手…………………………………… 32
暑湿证………………………………… 37
跌打损伤………………………… 5、66、104
遗尿……………………………… 45、68、70
蛲虫病………………………………… 58
喉闭…………………………………… 38
喉痹…………………………………… 28
鹅口疮……………………………………7
鹅掌风………………………………… 61
痢疾……………………………………113
痛经……………………………77、84、107
痛证…………………………………… 52
湿热痢…………………………………146
温毒……………………………………142

十三画

蜈蚣咬（蛰）伤………………… 113、126
腰痛……………………………… 11、35
痹证……………………… 59、129、130
瘀胀……………………………………138
痰血…………………………………… 30
缠喉风………………………………… 38

十四画

蜘蛛咬伤………………………………129
鼻衄……………………………… 9、116
鼻渊…………………………………… 51
膈气……………………………… 34、86
膏淋…………………………………… 12

十五画及以上

暴癥…………………………………… 28
瘰疬………………………2、38、112、113
瘿病…………………………………… 60
瘾疹…………………………………… 38
燥痒……………………………………109
翻花疮…………………………………112
癫狂…………………………………23、136
癫痫……………………………………136

西医病症索引

（按笔画排序）

三画

三叉神经痛……7、48、52
上消化道出血……98
小儿厌食症……63
小儿抽动–秽语综合征……44
小儿呼吸系统感染……6
小儿鱼鳞病……84
小儿单纯性腹泻……121
小儿急性扁桃体炎……120
口腔溃疡……158
子宫内膜异位症……84
子宫发育不良……15
子宫腺肌症……107
习便性便秘……14、49

四画

无症状性蛋白尿……72
无精子症……93
支气管哮喘……40
不宁腿综合征……83
不孕症……15、84、139
不育症……18、154
牙周炎……49
牙痛（疼）……9、21、52、65、73
少精无精症……88
中耳炎……158
手癣……61
化脓性中耳炎……49
月经过多……119
风湿性心脏病……80
风湿性关节炎……131
心包积液……143
心律失常……35、99

五画

功能失调性子宫失血……24、31、43、119
甲亢……60
失眠……60
白细胞降低……72
白细胞减少症……83
白细胞精子症……154
白癜风……125、133
白癣……61
外伤性食管炎……91
外阴白斑……120
外阴营养不良……76
外阴瘙痒……152
头痛……8、30、41、49、51、52、54、68
丝虫病……92

六画

老年性白内障……50
老年性便秘……3
老年痴呆……66

耳鸣……………………………… 30、65
过敏性紫癜……………………………… 97
再生障碍性贫血……………… 13、72、99
灰指甲……………………………… 61
尖锐湿疣……………………………… 156
回乳……………………………… 31
舌下囊肿……………………………… 42
传染性单核细胞增多症……………… 142
传染性疣……………………………… 74
血小板减少……………………………… 83
血小板减少性紫癜……………………… 116
血友病……………………………… 80
血丝虫病……………………………… 91
血沉快……………………………… 131
血栓性外痔……………………………… 6
血管神经性头痛……………………… 41
血精症……………………………… 100
多发性疖肿……………………………… 46
多发性骨髓瘤……………………………… 99
闭经……………………………… 17
关节滑囊炎……………………………… 53
寻常疣……………………………… 124
阵发性室上性心动过速……………… 13
阴道干涩症……………………………… 17

七画

围绝经期综合征……………………75、132
足跟骨刺……………………………… 88
足跟痛……………………… 32、73、88
足癣……………………………61、123
男性乳腺增生……………………………… 4
低血压……………………………… 61、73
坐骨神经痛……………………………… 89
肝功能异常……………………………… 149
肝硬化……………………………… 87
肠炎……………………………… 113
肠道寄生虫病……………………………… 109
龟头炎……………………………… 92
免疫性不孕……………………………… 106
卵巢囊肿……………………………54、153
良性肿瘤……………………………… 46
尿血……………………………… 136
尿崩症……………………………… 21
尿路感染……………………………… 150
附件炎……………………………… 152
鸡眼……………………………… 69

八画

转移酶升高……………………………… 148
软组织损伤……………………………… 126
非淋菌性尿道炎……………………… 100
肾小球肾炎……………………………… 150
肾炎蛋白尿……………………………… 150
肾结石……………………………… 138、152
肾积水……………………………… 29
肾病综合征……………………………… 151
乳汁缺乏……………………………… 16
乳腺小叶增生……………………………… 139
乳腺炎……………………………… 119
乳腺病……………………………… 153
乳腺增生……………………………… 75
贫血……………………………… 80、97
肺心病……………………………… 143
肺结核……………………………… 58
股骨头坏死……………………………… 24
昏迷……………………………… 136
单纯疱疹……………………………… 63
炎症性疾病……………………………… 142

泌尿系结石…………………………… 30
泌尿系统肿瘤………………………… 99
泌尿系感染……………………………107
视网膜中央静脉阻塞…………………140
细菌性痢疾……………………………100
经期延长………………………………119

九画

带状疱疹……………5、46、63、108、124
荨麻疹…………………………………140
药物过敏性皮炎…………………………5
药物性皮炎……………………………133
药物流产不全…………………………120
面肌痉挛……………………………… 53
面神经炎……………………………… 53
面神经麻痹…………………………… 23
面神经麻痹…………………………… 82
胃与十二指肠溃疡……………………144
胃炎……………………………50、144
胃痛………………………… 23、117、138
胃窦炎…………………………………114
胃黏膜颗粒状增生……………………138
咽炎…………………………… 9、41、138
咳嗽变异性哮喘……………… 4、40、137
骨刺…………………………………… 93
骨质增生症…………………………… 68
骨髓抑制……………………………… 99
骨髓增生异常综合征…………13、151
重症肌无力…………………………… 79
便秘…………………………………… 81
盆腔包块………………………………108
盆腔炎……………24、107、120、152
胆结石……………………88、89、139
胆道蛔虫病……………………………110
胆囊炎…………………………89、94、147
急性关节扭伤…………………………157
急性肾盂肾炎…………………………117
急性肾炎………………………………150
急性乳腺炎…………………………… 43
急性炎症性脱髓鞘性多发神经病………129
急性荨麻疹……………………………125
急性结膜炎………………………………8
急性腰扭伤…………………… 31、68、92
急性鼻窦炎…………………………… 49
梅尼埃病……………………………… 67
类风湿关节炎……………………13、131
前列腺炎………………105、117、152
前列腺增生症……………………………6
宫颈炎…………………………………120
冠心病………………………………25、72
冠心病心绞痛……………………35、130
扁平疣……………………………74、155
扁桃体炎……………………………… 41
神经性皮炎…………………………… 61
神经损伤……………………………… 91
神经根型颈椎病眩晕………………… 49
结肠炎……………………… 89、116、146

十画

顽固性失眠…………………………… 81
恶性肿瘤………………………………158
真性红细胞增多症………………………2
破伤风………………………………… 86
原发性皮肌炎………………………… 28
哮喘…………………………………… 40
缺乳症………………………………… 54
特发性血尿……………………………118
息肉（宫颈、胆囊、结肠、声带）…… 41

脂肪肝伴肝损害……148
脑卒中后假性球麻痹……41
高血压……25、30、36、40、115
高血脂症……72
高尿酸血症……61、148
高胆红素血症……29
高胆固醇血症……60
病毒性皮肤病……63
病毒性感染……43
烧烫伤……126
消化性溃疡……105
流行性结膜炎……49
流行性腮腺炎……90

十一画

黄体功能障碍……15
黄疸性肝炎……131
黄褐斑……15、46、55
菌痢……113
眼底出血……7
银屑病……75
淋巴结核溃烂……122
颈椎病……74

十二画

紫癜……102
遗尿……45、68、70
遗精……59
痤疮……6、124、140、156
痛风……61
痛经……77、84、107
阑尾周围脓肿……104、105、114、145
阑尾炎……66、84、104、105、113、114、146
湿疹……109、125、140、156
强直性脊柱炎……36

十三画

输精管结扎术后附睾郁积症……153
跟骨骨刺……68
跟骨骨质增生……32
蜂窝组织炎……32
腰椎间盘突出症……101
腰痛……11、35
腮腺炎……41
鼻血……97

十四画

鼻咽癌……159
鼻窦炎……159
精神分裂症……23
精液异常……17
滴虫性阴道炎……153
慢性口腔糜烂……101
慢性阴道炎……76
慢性肝炎……147
慢性肾小球肾炎……40
慢性唇炎……8
慢性萎缩性胃炎……22、59、144
慢性隐匿性肾炎……72
慢性鼻窦炎……8

十五画及以上

糖尿病……39、89、114
糖尿病及其并发症……22
糖尿病周围神经病变……15、39
激素依赖性皮炎……122
糜烂性胃炎……144
癌肿……102
癣菌病……61